# Fundamentals of Cardiovascular Surgery

# 心臓血管外科手術の
# まずはここから

編集

**岡本一真**

明石医療センター
心臓血管低侵襲治療センター長

MEDICAL VIEW

本書では，厳密な指示・副作用・投薬スケジュール等について記載されていますが，これらは変更される可能性があります。本書で言及されている薬品については，製品に添付されている製造者による情報を十分にご参照ください。

**Fundamentals of Cardiovascular Surgery**
（ISBN978-4-7583-1955-3 C3047）

Editer : Kazuma Okamoto

2019. 2. 20　1st ed

©MEDICAL VIEW, 2019
Printed and Bound in Japan

**Medical View Co., Ltd.**
2-30 Ichigayahonmuracho, Shinjuku-ku, Tokyo, 162-0845, Japan
E-mail　ed@medicalview.co.jp

# 心臓血管外科へようこそ

　外科手術における患者からの低侵襲化・無痛化の希望，それに呼応する内科医の要求，医療デバイスの進歩，医療産業側からの圧力など，さまざまな要因が，手術の低侵襲化へ大きなうねりとなっている．冠動脈狭窄症，心弁膜症，大動脈瘤に対する治療体系においても経カテーテル治療，小切開手術が飛躍的に増加，古典的な外科手術が明瞭に減少傾向にある．しかしながら，従来の古典的治療が絶対的適応となる症例が消失するわけではない．また，低侵襲治療のみで患者の生涯治療を全うできるはずがなく，ひとたび合併症が発生すれば，迅速な開胸手術が必要となることもある．かかる手術は通常より複雑で手術死亡率も高い．

　このような背景で，外科医教育は，低侵襲治療の新たな外科医教育体系の確立と，少ない症例数で，より複雑化した手技と，重症化，高齢化した患者群で達成することを迫られている．本邦の心臓血管外科領域特有の問題として，年間総手術数・約80,000余例に対して施設数600弱，一施設，一外科医あたりの症例数が欧米のように十分ではなく，畢竟，後進外科医への症例数も少なくなる．本邦では心臓血管外科医教育に携わる先達，若い外科医達は二重苦，三重苦に苦悩しているのが現状である．

　かかる時勢に，岡本一真先生編による『心臓血管外科手術のまずはここから』が上梓された．タイトルはいかにも岡本先生らしいcatchyなコピーである．本書は，昨年南江堂から出版された『心臓血管外科専攻医・専門医必修Off the Job Trainingテキスト』(三学会構成 心臓血管外科専門医認定機構監修)と同工異曲か，と思われるかもしれないが，内容を垣間見れば自ずからその違いを体感できよう．また，執筆陣も一層，若手外科医にシフトしているので，読者から見ると，より親近感が湧くと思える．On the job trainingが十分できる海外には，教育コースはあっても，この手の入門書は存在せず，本書は本邦での心臓血管外科教育の辛さを体現しているかと思う．

　本邦における心臓外科専門医は"独立して手術ができる外科医"とは認識されておらず，"それぞれの診療領域における適切な教育を受けて，十分な知識・経験を持ち，患者から信頼される標準的な医療を提供できる医師(日本専門医機構)"，"与えられた手術の一部を責任を持って遂行できるレベル(心臓血管外科専門医認定機構)"と捉えられている．もちろん，志に燃えた若き学徒にとっては専門医がこの程度の目標とされるのは心外であろう．"高度技能医"制度の確立にはインセンティブなど医療制度の改変が必要であるが，諸君には目標を高く掲げて頑張っていただきたい．

　心臓血管外科諸術式は"本書を読めば一人でもできる"とは小生は毫も思わず，"小手先のスキル"で手術室の難所を突破できるとは考えないが，本書は幾ばくかの助けになることは間違いない．われわれの時代はoff the jobトレーニングは自分で編み出した方式で励むのみであり，on the jobトレーニングは，"見て盗んで学べ"であった．かかる教育法を現代に推奨する気持ちは毛頭ないが，それはそれで，想像力の涵養には随分役に立った．外科手術の会得には"闇の暗黙知"が必要である．タナトスとエロス，ロゴス，エトス，とパトス，そしてパンタシアが綾なす世界にようこそ．

2018年12月

日本胸部外科学会理事長  
高槻病院心臓・大血管センター長　　大北　裕

## ◆◆ 「心的イメージ」形成による修練のすすめ ◆◆

　快著である．何といってもわかりやすい．
　この本に出会った研修医は幸運である．臨床実習の医学生にも役立つであろう．同時に，研修医を教える指導医にもきわめて有用な内容となっている．

　William Halstedは，1889年にJohns Hopkins大学でレジデント制修練を開始した．ここで行われたOn the job training（実地訓練）とは，先輩医師から指導を受け，共に働きながらチームの一員として職能を高めていく，いわば"先輩の背中"を見て仕事を覚えていく流儀（屋根瓦方式）である．この伝統的トレーニングを端的に表した言葉が【See one, do one, teach one】である．これまで多くの外科医がこの方法で指導者・先輩医師から手術を学び，執刀し，後進を指導してきた．新しい手術も一度見て，あとは執刀を重ねて技術を習得していけばよいという考えかたである．

　しかし，頭脳と肉体を用いるスキルが必要な分野（例えばスポーツ）では，如何に効率的にスキルを向上させるかが研究され，現場に応用されている．エキスパートは，正しいと感じた直感で，素早く動いて対処ができる．ここでいう「直感」とは，膨大な経験，洗練された記憶力と判断力など脳の知的な活動すべてが総合された能力であり，認知心理学では「心的イメージ」と表現される．心的イメージとは事実，ルール，関係性などの情報がパターンとして長期記憶に保持されたものであり，特定の状況に迅速かつ的確に反応するのに役立つ．強調されているのは頭の中にプレー（または手術）のイメージを定着させるVisual imageの重要性である．手術では，エキスパート外科医は瞬時に何が起きているかと何をすべきかがわかり，卓越した技能で目的を達成できる．

　手術中の指導医は自分が今，何をイメージしながら手術を進めているかを若手助手に伝えるほうがよい．研修医は手を動かしながら指導医のイメージを共有することで，より学習効果が高まる．本著の大きな特徴は図解のわかりやすさである．加えて手術の各パートにおけるピットフォールと，その回避方法がこと細かく記載されている．読んでいると，熟練の外科医が頭に何をイメージしながら手術を進めているかが理解でき，定着するように工夫されている．研修医は手術の前に本著を読みながら手術をイメージし，また手術後に記憶を呼び起こしながら本著を再読すれば，より有効な心的イメージの形成に繋がるであろう．文字情報は定着しにくいが，イメージとともに記憶すれば長期記憶野に残る．

　本著は，基本の「き」を解説した初学者向けに一見見える．しかし，本著で用いられている手法は，最新のスキル獲得理論を土台としたものであり，高度に複雑な手技も同様の手法で心的イメージを作ることができる．「まずはここから」を卒業した中級者・上級者向けの続編を期待する．

2019年1月

　　　　　　　　　　　　　　　　　　　日本心臓血管外科学会理事長
　　　　　　　　　　　　　　　　福島県立医科大学心臓血管外科教授　　横山　斉

# 編集の序

　心臓血管外科専門医修練システムの不備が問題視され出してから相当な月日が経過している．さらに，問題は心臓血管外科だけにとどまらず，外科修練全体あるいは医師卒後教育全体に及び，従来の非近代的徒弟制度による医師教育は完全否定されるに至った．良質な医師の養成システムに再現性がほしいという社会からの切望が背景にあるが，医師にも働き方改革が迫られるという事情も無視できない．しかし，短期間に膨大な修練をシステマティックに修了できる本格的専門医教育カリキュラムの構築は本邦ではまだ道半ばである．

　一方で，心臓血管外科修練医の中では，「早く手術の経験を積みたい」「早く一人前にしてほしい」という意見が強まり，それを実現する修練医も散見される．そんな「成功例」が認知されるに従い，修練医にもっと手術執刀の機会を与えるべきという圧力は高まっている．しかし，指導者の視点で修練医を見ていると，手術やトラブル対処，術後管理などに対する知識不足が顕在化しているように感じる．

　一昔前なら，執刀の機会を得る頃には，助手，第二助手として手術に参加した経験を十分過ぎるほど持っていた．術者が行う手術操作や失敗の数々を目撃し続けた結果，やったことはないけれどイメージトレーニングはバッチリの「耳年増」な状態に到達しており，長い準備期間中に「ここは何故こうするのか」，「何故これをやってはいけないのか」，「こんなことが起こったらどう対処したらよいのか」などの重要ポイントが，論理的に整理されて頭に入っている状態で手術を執刀し始めていたのだが，今はそこまで知識が備わる前に実戦に臨むことが多い．以前と比べて，指導医と修練医の関係が希薄になったことも影響しているかもしれない．

　本書の役割は，そのギャップを埋めることである．修練医が執刀する機会を得た際に，さっと目を通して各種手術の要点やピットフォールを押さえられる実践的なテキストを目指して企画された．また，一人で緊急対応する時に役立つであろう内容も項目に含めた．各執筆者は素晴らしい外科医であると同時にacademic activityも非常に高い方ばかりだが，執筆を依頼する際，あえて極力practicalな内容での構成をお願いした．Evidence Based Medicineが王道であることに異論はないが，今回は，あえてExperienced Based Medicine，つまり，各自が実際にやっていることや経験上正しいと考えていることを存分に反映させた「実践マニュアル」を目指した．

　結果，本書は成書でも聖書（バイブル）でもない．また，手術方法や重点を置くポイントは外科医ごとに異なるため，各施設における指導者とは異なる方法や考え方に気づくだろう．しかし，いくつかの異なる流儀の比較から学べることはとても多い．心臓血管外科手術を深く考える契機としてもらいたい．加えて，本書を通読すると外科医に共通して流れる，心臓血管外科診療や修練に対する哲学のようなものが学べるに違いない．「上手な外科医」に共通する手術の組み立て方や失敗を最小限にするマネジメント法を学ぶ事も信頼できる外科医への近道である．

　最後に，素晴らしい仲間達で作り上げたこの本が，沢山の若者を育て，そして，沢山の患者さんを幸せにすることに役に立つことを期待している．

2019年1月

明石医療センター
心臓血管低侵襲治療センター長　　岡本一真

## 執筆者一覧

- **編 集**

  岡本一真　　明石医療センター心臓血管低侵襲治療センター長

- **執筆者**（掲載順）

  岡本一真　　明石医療センター心臓血管低侵襲治療センター長
  阿部恒平　　聖路加国際病院心血管センター心臓血管外科医長
  田端　実　　東京ベイ・浦安市川医療センター心臓血管外科部長
  松原健太郎　慶應義塾大学医学部外科学（一般・消化器）専任講師
  伊藤丈二　　東京ベイ・浦安市川医療センター心臓血管外科
  大川博永　　大川VA透析クリニック院長
  足立和正　　明石医療センター　心臓血管・不整脈センター長
  東　信良　　旭川医科大学外科学講座　血管・呼吸・腫瘍病態外科学分野教授
  小野滋司　　東京歯科大学市川総合病院外科
  鈴木友彰　　滋賀医科大学医学部心臓血管外科准教授
  畔柳智司　　岸和田徳洲会病院心臓血管外科主任部長
  榎本匡秀　　滋賀医科大学医学部心臓血管外科
  木下　武　　滋賀医科大学医学部心臓血管外科講師
  福井寿啓　　熊本大学大学院生命科学研究部心臓血管外科学教授
  田中裕史　　兵庫県立姫路循環器病センター心臓血管外科部長
  藤村直樹　　東京都済生会中央病院心臓血管外科
  山口雅人　　神戸大学医学部附属病院放射線診断・IVR科准教授
  堀之内宏樹　神戸大学医学部附属病院放射線診断・IVR科
  吉武明弘　　埼玉医科大学国際医療センター心臓血管外科准教授
  山岸正明　　京都府立医科大学外科学教室心臓血管・小児心臓血管外科学部門病院教授
  坂平英樹　　兵庫県立淡路医療センター外科部長・救急科部長
  小山忠明　　神戸市立医療センター中央市民病院心臓血管外科部長
  津久井宏行　北海道循環器病院理事長
  牛島智基　　九州大学病院心臓血管外科
  塩瀬　明　　九州大学大学院医学研究院循環器外科学教授

# Contents 心臓血管外科手術のまずはここから

いい心臓外科医になるために ———————————————————————— 中　好文　x

## I まずはここから－オール図解－ぼくのこだわり教えます！

1　開閉胸A to Z and pitfall　(1)開胸法
　　　　　　　　　　　　　　　　　　　　　　　　　　　　　岡本一真　2
2　開閉胸A to Z and pitfall　(2)閉胸法
　　　　　　　　　　　　　　　　　　　　　　　　　　　　　岡本一真　12
3　人工心肺着脱
　　　　　　　　　　　　　　　　　　　　　　　　　　　　　岡本一真　22
4　術中出血のコントロール
　　　　　　　　　　　　　　　　　　　　　　　　　　　　　阿部恒平　38
5　ドレーン留置のデザイン
　　　　　　　　　　　　　　　　　　　　　　　　　　　　　田端　実　45

## II 基本の基本をマスター

1　下肢静脈瘤手術
　　　　　　　　　　　　　　　　　　　　　　　　　　　　　松原健太郎　58
2　動脈血栓除去術
　　　　　　　　　　　　　　　　　　　　　　　　　　　　　伊藤丈二　68
3　シャント造設術
　　　　　　　　　　　　　　　　　　　　　　　　　　　　　大川博永　79
4　永久ペースメーカ植込み術
　　　　　　　　　　　　　　　　　　　　　　　　　　　　　足立和正　92
5　足背動脈バイパス術
　　　　　　　　　　　　　　　　　　　　　　　　　　　　　東　信良　104
6　ターゲット血管の出し方
　　　　　　　　　　　　　　　　　　　　　　　　　　　　　小野滋司　116

## 心臓血管外科手術のまずはここから

### 7　バイパスグラフト採取　（1）内胸動脈
　　　　　　　　　　　　　　　　　　　　　　　　　鈴木友彰　126

### 8　バイパスグラフト採取　（2）大伏在静脈
　　　　　　　　　　　　　　　　　　　　　　　　　畔柳智司　135

### 9　心臓血管外科周術期の投薬
　　　　　　　　　　　　　　　　　　　榎本匡秀・木下　武　143

## III　術式を一通り押さえよう

### 1　大動脈弁置換術
　　　　　　　　　　　　　　　　　　　　　　　　　岡本一真　152

### 2　冠動脈バイパス術
　　　　　　　　　　　　　　　　　　　　　　　　　福井寿啓　166

### 3　僧帽弁置換術
　　　　　　　　　　　　　　　　　　　　　　　　　岡本一真　176

### 4　僧帽弁形成術
　　　　　　　　　　　　　　　　　　　　　　　　　岡本一真　190

### 5　三尖弁形成術
　　　　　　　　　　　　　　　　　　　　　　　　　岡本一真　200

### 6　上行大動脈置換術
　　　　　　　　　　　　　　　　　　　　　　　　　田中裕史　206

### 7　標準的な腹部大動脈瘤手術
　　　　　　　　　　　　　　　　　　　　　　　　　藤村直樹　212

### 8　ステントグラフト内挿術　（1）腹部
　　　　　　　　　　　　　　　　　　山口雅人・堀之内宏樹　224

### 9　ステントグラフト内挿術　（2）胸部
　　　　　　　　　　　　　　　　　　　　　　　　　吉武明弘　234

### 10　心房中隔欠損閉鎖術
　　　　　　　　　　　　　　　　　　　　　　　　　山岸正明　245

## Ⅳ 緊急対応

1 腹部大動脈瘤破裂 ......................................................... 坂平英樹　254
2 A型急性大動脈解離に対する人工血管置換術 ......................................................... 小山忠明　261
3 術後急変（集中治療室における外科的対応） ......................................................... 津久井宏行　273
4 経皮的補助循環装置（ECMO・IABP）の導入 ......................................................... 牛島智基・塩瀬　明　279

索　引 .......................... 289

## ◆◆ いい心臓外科医になるために ◆◆

Yoshifumi Naka, M.D., Ph.D.
Morris and Rose Milstein Professor of Surgery
College of Physicians and Surgeons of Columbia University
Director, Cardiac Transplantation and Mechanical Circulatory Support Programs
New York Presbyterian Hospital

　この度は長年の友人の岡本一真先生から依頼をいただき，寄稿させていただくことになりました．日本を離れて25年以上も経っているので，皆様のお役に立てるかどうか心配ですが，最善を尽くす所存です．
　ニューヨーク市のコロンビア大学での2年間の臨床フェローシップの経験と，その後の約20年のコロンビア大学でのレジデントやフェローの教育の経験から，いい心臓外科医になるための私なりの所感を気の向くまま述べさせていただきます．

　心臓外科手術は，いまだに多くの手技が外科医の技量に頼ってます．そこで，まず，教え子達にいつも言っている「いい心臓外科医」の定義から始めます．いい外科医は，手術の前には既に手術が終了している．禅問答のようですが，つまり，手術前に，手術の各行程のイメージが出来上がっており，それらのメンタルリハーサルを何度も行って，皮膚切開から最終の皮膚縫合までを明確に想起できることが重要です．
　修練の度合いが上がれば，各行程のイメージがより細かくなります．もう少し詳しく説明しますと，皮膚切開の位置や，その深度，その後の止血，それから胸骨縦切開までの過程，正確な胸骨縦切開位置の決定，胸骨鋸の感覚，その後の的確な胸骨の止血，等々，より細部にわたるようにイメージを構築することが重要です．
　大動脈弁置換の場合など，送脱血管のタバコ縫合の一針一針の角度や深度，その時の術者の体位，腕や肘の位置，大動脈遮断鉗子の位置，大動脈遮断の感触，大動脈切開の位置，弁の切除や弁輪のデブリードメント，弁輪への針の角度や深度，大動脈の縫合の一針一針までイメージできるようになると，時間の無駄なく手術が進行するようになります．
　これらのイメージを手術ごとに修正して，より正確に想起できるようになると，手術の精度が上がり，無駄なく進行するので時間が短縮でき，出血やpara-valvular leakなどの合併症がなくなります．手術前に当該症例の手術をできるだけ細部にわたるようにイメージリハーサルを繰り返し，術後には再度，イメージによる復習を繰り返します．これらの作業を各症例行うことにより，イメージトレーニングの精度が増して来ます．

　正確なイメージ作りの次に重要なのが，イメージと実際との乖離を埋める技量と知識です．100％イメージ通りにいく手術は皆無です．再び，大動脈弁置換術を例にとりますと，カニュレーション時に予定の位置にcalcified plaqueがあり，それを回避するために，例えばarchのlesser curvatureにタバコ縫合を置き，そこに正確にカニュレーションできる技術と，脳梗塞のリスクを最小にするために，どのようにして大動脈遮断を行うべきかの知識が要求されます．

では，どうすれば，これらの技術・技量や知識を集積することができるのか？　大部分は既に構築したイメージに修正を加える作業になりますので，それまでに多様なイメージが既に集積された状態であれば，その場に適したイメージを瞬時に選択でき，選択したイメージに適した，例えば，縫合針の角度などの正確なイメージを想起できるようになります。

　知識に関しては，新しいこと，つまり自分が知らないことを貪欲に吸収する姿勢が重要です。教科書や雑誌から貪欲に知識を吸収するとともに，指導医との手術中に，自分のイメージと異なることが起こっている場合は，どんどん質問しましょう。

　ただし，質問の仕方が重要です。単に「何故，？？？をしたのですか」といった質問は，自分の無知・浅慮を露呈するだけで，指導医の教える意欲を削ぐことになりかねません。こういった質問には，私は「じゃ，君だったら，どうしたのか，そしてその理由は？」と聞き返します。

　まずは自分の考えを述べて，それが正しいかどうかを指導医に聞くことで，たとえ自分の考えが間違っていても，指導医は，快く間違いを指摘し正解に導いてくれることと思います。また，手術中は何時も突発事故（イメージと実際との乖離以上の事象）を想定し，それへの対処（contingency plan）を絶えず考えながら手術を行いましょう。明確なイメージトレーニングができていれば，手術を遂行しながらも，こういったmultitaskingができるようになります。

　最後には，心臓手術の基本的な技術，すなわち血管の剥離，切開，吻合を習得することです。一般的には，これらの技術が「いい心臓外科医」になるための最重要事項と考えられがちですが，実は枝葉末節です。でも，枝葉末節も重要ですので，ご自分での日々の修練を怠ってはいけません。シミュレーターがあれば大いに活用してください。

　これらの技術はすべてバイパス手術に含まれています。内胸動脈の剥離，冠状動脈の同定および正確な動脈切開，そして血管吻合です。バイパス手術は指導医にとって最も教えやすい手術です。すなわち，すべての行程が指導医の眼前で行われるので，失敗が起こる前に修正できます。細かい作業は，高倍率のルーペを使用することで，克服できます。是非，皆さんも指導医にお願いしてみましょう。

　では，修練する上での心構えとして，皆さんに実践していただきたいことを述べましょう。それは，手術手技の上達には，自分で術者として行う以上に，よく観察して真似ることです。複数の指導医がいる場合は，それぞれの指導医の手技を観察し忠実に真似ることによって，例えば，大動脈弁置換の手術でも，微妙に異なる手技を習得できます。そして，修練終了後に習得した手技を取捨選択して，独自の大動脈弁置換を行えるようになります。これこそが，伸びる修練医の条件だと考えます。日本の職人さんの修業に似ていますね。今まで私が教えたレジデントやフェローの中で，際立って上達したのは，これができた人たちでした。

とにかく，手術中は指導医の一挙手一投足に集中してイメージを習得，構築，そして蓄積することが重要です。そうすることによって，指導医の動きを予見してスムーズに助手ができるようになります。また，こういった修練医は，もの覚えもよく，過去の手術中に指導した手順や手技を少なくとも実践しようとするものです。そうなれば，指導医も修練医に安心して手術をさせることができますし，また，修練医も指導医の期待に応えることができると思います。

逆に，習熟が遅い修練医は，指導医による過去の指導をまったく覚えてないのか，指導されたことをする気がないのか，同じことを繰り返しがちです。こういった修練医に出会うと本当にがっかりします。一度指導されたことは，次には必ずできるようにするぐらいの心構えが大切です。そのためには，日々のたゆまぬイメージトレーニングが非常に大切です。

新しい手術を学ぶ時に，教科書や雑誌を読むことは重要ですが，その時もイメージの構築が非常に大切です。行間をイメージできなければ，手術は習得できません。いくら細部にわたる記載があっても，イメージに勝る情報はありません。例えば，補助人工心臓の手術だと，「開胸して，人工心肺に載せ，心尖部と大動脈に人工心臓を装着したのち，人工心肺から離脱して，閉胸する」と短文で済みますが，実際は，million pieces of informationを想起して手術を行うわけです。手術は手で行うのではなく，脳で行うものと心得てください。

最後になりますが，「いい外科医」以上の外科医になるために必要なことを述べさせていただきます。

実は先に述べたのは「いい外科医」になるための心得ではなく，「優れた外科職人」になる方法論を私なりに述べたものでした。私は，皆さんが単なる外科職人になるために，辛く長い修練を積んでいるとは思いません。教科書に「外科学」と記載しているように，外科は科学です。皆さんには，科学者を目指してほしい。そのためには，どうすれば外科治療を向上させることができるのかを常時考え，そして，自分の考えを論文にして，外科学の進歩に貢献しましょう。そうすることによって，一人の「外科職人」によって救われる「命」を大幅に増やすことができます。そして，より多くの外科学者を育成する指導医になってください。

# I

## まずはここから
## －オール図解－
## ぼくのこだわり教えます！

# Ⅰ まずはここから－オール図解－ぼくのこだわり教えます！

## 1　開閉胸A to Z and pitfall
## （1）開胸法

明石医療センター心臓血管低侵襲治療センター　岡本一真

> ▶患者の年齢を問わず，心臓外科手術における標準的なアプローチは胸骨正中切開である。
>
> ▶若手心臓血管外科修練医がはじめに越えなければならない関門だが，この工程は非常に重要で，開胸の過程が確実に行われないと心臓手術の本体部分や長期予後にも影響する場合がある。このため，修練医が担当するパートだからといって綿密な準備，計画をおろそかにすることは許されない。
>
> ▶患者を仰臥位にし，麻酔の導入を終えると，患者の背部にロールを入れ，肩を挙上するようにする。
>
> ▶心臓外科手術の場合，ドレーピングは胸骨頸切痕の上部から鼠径部までを清潔野にして，緊急時に鼠径部の動静脈を用いて人工心肺を確立できるようにしておかなければならない。

### 胸骨正中切開の手技は

❶ 皮膚切開
❷ 皮下組織の切開
❸ 頸切痕上部の剥離
❹ 剣状突起背部の剥離
❺ Sternal sawによる胸骨縦割り
❻ 止血
❼ 開胸器の装着
❽ 胸腺の分離
❾ 心膜切開
❿ 心膜つり上げ

の順番で進める。

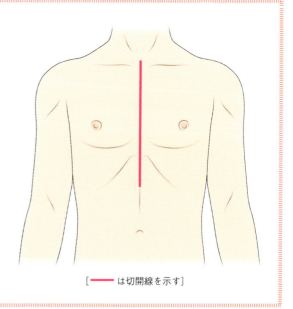

[ ─── は切開線を示す]

## 1 皮膚切開

- 皮膚切開は通常，頚切痕(suprasternal notch)の直下から剣状突起(xiphoid process)の直下に至る正中線上に置く。
- 美容的観点から切開線は正中かつ直線であるのが望ましいが，これを実現するためには，**加刀前に正しくドレーピングすることが重要**である。特に切開用ドレープ(Ioban™など)を皮膚に貼り付ける際に，できるだけ頭側から足側に向かって貼り付けることで皮膚が左右に偏位しないように最新の注意を払わなければ，皮膚切開時にいくら正中を切開することに腐心しても無駄である。
- 正しくドレープした上で，**想定される切開線上のいくつかのポイントをマーキングすることは有用**である。また，同じく，美容的観点から切開線を短くすることも試みられているが，切開線を短くしすぎると皮膚の緊張によって胸骨の開大が制限されたり，皮膚への過大緊張によりかえって創傷治癒が遷延して手術痕が汚くなったりする原因にもなる。
- **皮膚切開の短縮は手術内容や術者の技量をよく考慮して行うべきである。**

## 2 皮下組織の切開

- 電気メスで胸骨前縁に至るまで皮下組織を切開する。**できるだけ正中を外れないように，左手の示指と中指で左右に均等に緊張をかけながら切開する**（図1）。

### 図1 皮下組織の切開

左手の示指と中指で創を開大しながら，正中を電気メスで全長を数回に分けて切離する。この段階ではまだ胸骨全面のマーキングは行わない。組織から出血させないように丁寧に切離を進めつつも手早い操作が必要である。また出血点を正確に同定して，確実に1回で止血を成功させるように気を配る。

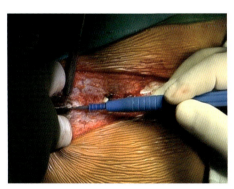
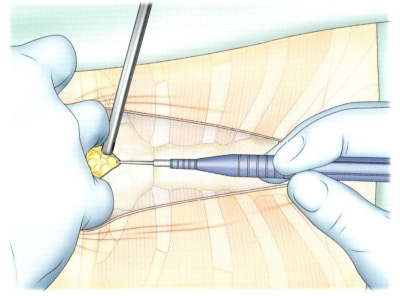

**One Point Advice**

皮下組織の切開は特段難しい操作ではないが，この単純な操作から最小限の手数で工程を終了させるように心がける。

- 胸骨の表面に左右の大胸筋が付着するが，**必ずしも胸骨前面の正中に付着するとは限らないので注意が必要**である。左右の肋間を触知することで確認ができる。この段階では，胸骨の表面まで電気メスで切り込まないように注意する。足側は剣状突起の足側にある白線を正中で切離する。開胸器をかけて胸骨を開大する際に抵抗にならない部位まで白線の切離を進めるが，過度に足側まで切離すると閉創が困難になり，incisional herniaの原因になるので注意しなくてはならない。

# 3 頚切痕上部の剥離

- 次に，頚切痕の頭側を切開する。左手の示指または鉤で皮膚切開の上縁を軽く挙上して，皮下の疎な組織を正中で切開する。
- 少し切開して深い層に指を入れて，これを挙上することを繰り返しながら徐々に深い層に切開を加え，頚切痕に付着する筋膜を慎重に切離するが，**この際に重要なことはあくまで頚切痕に沿って，胸骨から離れないように剥離を進める**ことである。そうすることで，しばしば横走する静脈からの不意な出血を防ぐことができる。
- この静脈は太いものであることも珍しくはなく，不用意に傷つけるとコントロールしづらい出血を招くので，太い静脈に遭遇したら電気メスの先を使って慎重に剥離して，クリップで処理した後に電気メスで切断するほうが安全である。
- 万が一，**コントロールできない出血を招いた場合は，助手に吸引管を出血点の近くに置かせたまま可能な範囲で胸骨切痕上部から背部にかけての範囲を手早く剥離した後，ガーゼを詰めておけば大抵の出血は問題なくコントロールできる**。胸骨をsternal sawで縦割りした後のほうが遙かに出血点を視認しやすいので，この段階では**完全に出血を止めることにこだわる必要はない**。
- もう一つ，この部位の**剥離で注意を払う必要があるのは，内頚動脈**である。不用意に電気メスで深い層を焼くと，内頚動脈を傷つけて大出血を招く可能性があるので，深い層では少しずつ切離を進めていくことが必要である。万が一，内頚動脈を傷つけた場合でも，通常，損傷は表面にとどまるので，用手的にあるいはガーゼで出血をコントロールしながら速やかに胸骨切開を進め，良好な視野を得た後に，フェルト付きの4-0モノフィラメントポリプロピレン糸（PROLENE®など）によるマットレス吻合で止血することで多くの場合はコントロール可能である。
- この領域での出血に遭遇した際に，闇雲に出血点を電気メスで凝固するのは最も危険であり，ときに大惨事を招く可能性があるので厳に慎まなくてはならない。胸骨を頭側から足側に向けて縦割りする場合には，指もしくは**直角鉗子で胸骨の裏側にスペースができるまで慎重に剥離を進める**（図2）。

### 図2　頸切痕上部の剥離

初心者にとっての最初の関門である。左指による剥離をうまく組み合わせながら手早く胸骨裏側のスペースを作る。

頸切痕

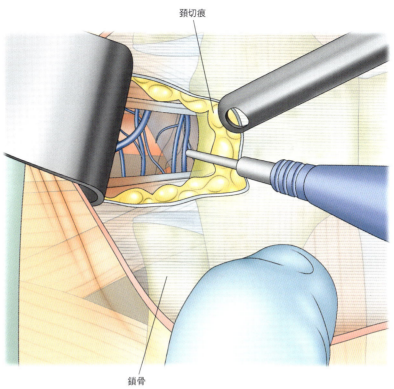

鎖骨

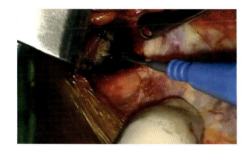

**One Point Advice**

電気メスの先が見える状態で通電するように心がける。また，横送する静脈を不用意に傷つけないように注意を払う。ここで静脈からの出血があると途端に時間を浪費してしまう。

## 4　剣状突起背部の剥離

- 次に，剣状突起を電気メスで縦割りする。高齢者の場合は電気メスで縦割りすることができないが，無理する必要はない。

### 1歩先行くテクニック

胸骨を足側から頭側に向けて胸骨を縦割りする場合は，剣状突起の背部を指や直角鉗子などで慎重に剥離しておかなければならない。

# 5 Sternal sawによる胸骨縦割り

- Sternal sawを動かす方向で二通りの方法に分けられるが，**上から下に胸骨を縦割りする場合と下から上に胸骨を縦割りする場合で大きな違いはない**。下から上に縦割りするメリットとしては，多くの術者の利き手である右手を順手で使って良好なコントロールのもとで胸骨縦割りを行えることと，胸骨切痕周囲の剥離が最小限で済み，致命的な出血を招くリスクが低いことや，この部位の剥離を少なくすることが胸骨周囲の感染の可能性を低くするとされていることが挙げられる。
- 胸骨縦割りに先立って，**胸骨の正中を全長にわたって電気メスで正確にマーキングしなければならない**。

## 1歩先行くテクニック

胸骨の正中を知るためには，最も胸骨の幅が狭くなる，第2～第3肋間を指で触知して肋骨外縁を正確に認識する必要があるが，大胸筋が発達した患者のように触知が難しい場合は，鉗子や鑷子を使って胸骨外縁を正確に知ることができる。

- 胸骨を正中で縦割りしないと，閉胸が困難をきわめ，術後の癒合不全・胸骨動揺の原因となる。手術台を低い位置に下げた後，人工呼吸を止め，肺が完全に虚脱するまでしばらく待った後にsternal sawで胸骨を少し挙上しながら胸骨を切断する。
- **胸骨切開の前には必ず血圧が高すぎないかチェックする必要がある**。血圧が高いまま胸骨を切開すると多量の出血を招く可能性がある。
- **Sternal sawで胸骨を縦割りする際に，少しでも抵抗を感じた場合は，sawの先端で胸膜（特に右側）や周囲の組織を引っかけている可能性があるので，無理に開胸を続けず，一度この引っかかりを解除してからやり直す必要がある**（図3）。
- 無理して縦割りした場合，開胸（特に右側）になったり，ときには心膜がアクシデンタルに切開されてしまったりするなど，非常に危険な事態を招く可能性があるので慎重に行わなければならない。
- 特にCOPD（慢性閉塞性肺疾患）を併発している患者の場合は，より注意が必要である。

### 図3 胸骨縦切開
胸骨の真ん中に付けたラインに沿ってゆっくりと縦切開する。

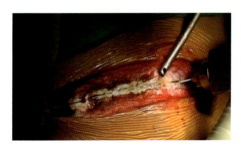
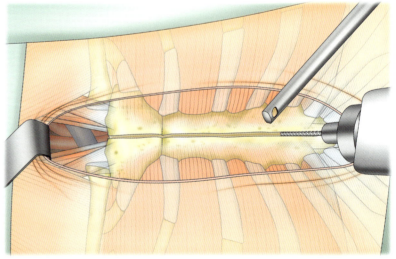

> **One Point Advice**
> 
> Sternal sawが進まなくても決して力を入れてはならない。一度戻ったり，sawの先を持ち上げたりしてsawに引っかかっている組織を払い除けることでsawがスムーズに進むこともある。

## 6 止血

- 胸骨背面の骨膜からの出血を確実に電気メスで凝固止血する。剣状突起を覆う筋肉周囲に太い静脈が走行していることが多く，多量に出血することがしばしばあるので，最初にこの部分をチェックするべきである。
- **骨蝋**は感染の原因となるとされ，使用しない施設も多いが，一方で良好な止血もその後の出血予防，ひいては術後感染予防に役立つ側面もある。骨髄からの出血が多い場合は骨蝋の使用を完全に否定するべきではない。骨蝋を使用する際には，骨蝋を胸骨の骨髄面にまんべんなく薄く塗布する。骨蝋の代替品として，酸化セルロース（SURGICEL® NU-KNIT®）やヒトトロンビン含有ゼラチン使用吸収性局所止血剤（Floseal）などの止血剤，もしくはアルゴンプラズマ凝固やソフト凝固など特殊な外科的凝固モードの使用も有効である。

### 200字でまとめるKey sentence

- **骨蝋**

　骨蝋は大量に使うと胸骨感染や肺塞栓の原因となるが，骨髄からの出血点だけに薄く塗ることは禁忌ではない。胸骨からの出血を良好にコントロールすることで内胸動脈剥離などの手術操作を円滑にし，術後出血の抑制にもなる。結果的には感染リスクの低減にも繋がるため，適切な骨蝋の使用は推奨される。酸化セルロースなどの骨蝋の代用となる止血剤の利用も推奨される。

- 次に，**ガーゼやタオルなどで胸骨を覆った後，小さいサイズの開胸器をかけ，ゆっくりと胸骨を開いた後に，胸骨上部の骨髄や骨膜，頚部の筋肉などからの出血を丹念にコントロールする**（図4）。ヘパリンを投与する前に，これらの部位の止血を確認しておかなければ，術中に余分な出血をきたすことになる。
- 骨蝋の使用については賛否が分かれる。**骨蝋には胸骨の創傷治癒を遅延させ感染のリスクがあるとともに，肺塞栓の原因にもなる**。一方，出血を最小限に抑えるメリットは大きいので，骨蝋を適量使用することに問題はない。なお術野に落ちた骨蝋は必ず確実に回収しなければならない。

### 図4 胸骨骨膜の止血

胸骨を縦切開したら，胸骨の裏面の骨膜からの出血を電気メスもしくはアルゴンレーザーで確実に止血する。

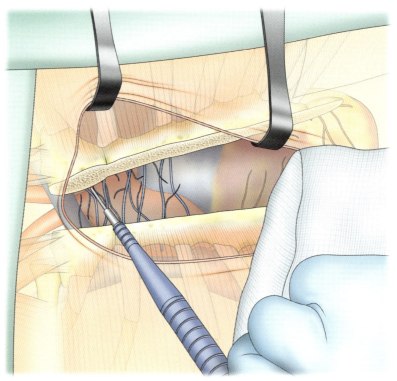
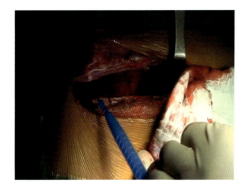

**One Point Advice**

出血を見逃さないように，剣状突起の辺りから頭側に向かって網羅的に焼いておく。いつも同じ手順で網羅的に止血することで見落としを防ぐ。

## 7 開胸器の装着

- 左右の胸骨をタオルで保護した上で開胸器をかける。開胸器のバーを上にする場合と下にする場合がある。開胸器はゆっくりと段階的に開大する。いきなり無理に大きく開胸しようとすると，第1肋骨の骨折を引き起こし，ひいては腕神経叢の損傷に繋がる可能性がある。
- 特に，開胸器のバーが足側になる向きで開胸器を無理に広げた場合に，この合併症を起こしやすいとされているので注意を要する。これを回避するために，開胸器のバーを頭側にする外科医もいる。

### 1歩先行くテクニック

開胸器を少しだけ開いた段階で，胸骨上部から頚部の止血を再度確認する。

## 8 胸腺の分離

- 胸腺の前面の薄い被膜に電気メスでカットを入れた後に,左右の胸腺を鈍的に分離する。このときに鎖骨下静脈を損傷しないように,鎖骨下静脈の位置をまず最初に確認する。通常,両葉の胸腺を容易に分けることのできる層があるが,**うまく分けられない場合は,胸腺を電気メスで凝固切開することをためらう必要はない**。この場合,あとで胸腺からの出血に難渋することがあるので,**予防的に絹糸で胸腺を結紮しておく**(図5)。

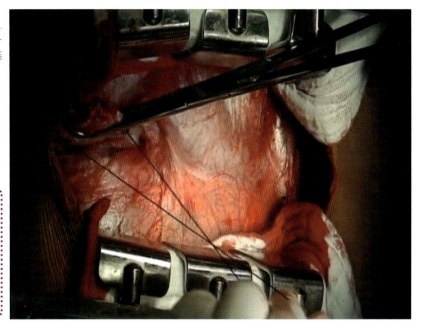

**図5 胸腺組織の分離**
胸腺組織を電気メスの先端で鈍的に左右に分ける。剥離面からの出血は胸腺組織をまとめて結紮して止血しておく。

### One Point Advice

胸腺組織の皮膜に電気メスで薄く割を入れた後に胸腺を鈍的に剥離することで出血を最小限に抑えられる。頭側にある腕頭静脈を必ず確認しておく。

## 9 心膜切開

- 心膜の切開は，最も心膜が心臓から離れている場所から始めるとよい。大体の症例で右室流出路の前面辺りになる。心臓の表面に凝固中の電気メスが当たると心室細動を引き起こす危険性もあるので，十分に注意しなくてはならない。心膜をある程度切開したら，**心膜と心臓の間に指を入れるか，プラスチックの板を入れて心臓を保護する**（図6）。
- 心膜の切開はまっすぐ横隔膜直上まで延長し，横隔膜に到達したら平行に左右に心膜を切開する。このときに，切開線が横隔面から離れると胸膜を切開してしまい，開胸になってしまうことがあるので注意する。
- 次に切開を上行大動脈の直上で心膜翻転部に至るまで延長する。

### 図6　心膜の切開

心膜を電気メスで切開する。右室の前面付近で心膜を鑷子で掴み上げて右室との間にスペースを作り，電気メスで心膜に最初の切開を入れ，指が入るスペースができたら指で心臓を保護しながら切開を足側に進める。頭側はプラスチックの板などで上行大動脈を保護しながら切開する。

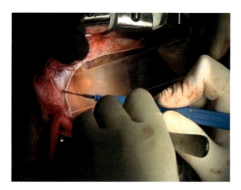
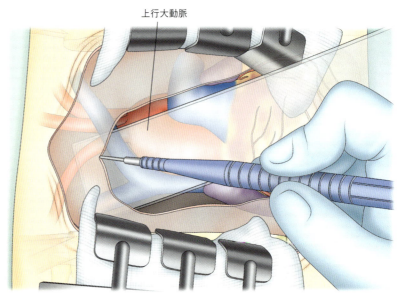

上行大動脈

**One Point Advice**

横隔膜側で心膜切開を左右に広げる際には，開胸しないように壁側胸膜が横隔膜に移行する境界の横隔膜側を背側に切開する。

# 10 心膜つり上げ

- 左右3〜4針ずつ心膜をつり上げる（図7）。特に一番頭側のつり糸に関しては、できるだけ上行大動脈の両側に糸をかけるようにすると、大動脈が固定され、次のカニュレーションの作業がやりやすい。

## 1歩先行くテクニック

僧帽弁手術の際には術者から見て手前側の心膜をしっかりつり上げたほうが僧帽弁の視野がよくなるため、心膜の端ではなくて深いところに糸をかける術者もいる。この際には心膜の裏にある肺を傷つけないように注意が必要である。

- いずれにせよ、心膜のつり上げは術野の展開など手術のセットアップに重要な意味があるため、場面場面において指導者が好むつり上げ方を再現することが重要である。

### 図7　心膜つり上げ

心膜を片側3〜4点ずつ、つり上げる。バイパス手術のように心臓の展開を術中に変えるような手術では、つり上げた糸を胸壁に結紮固定せずにフリーにしてペアン鉗子などでタオルに固定しておくことが多い。

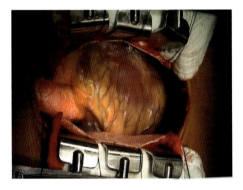
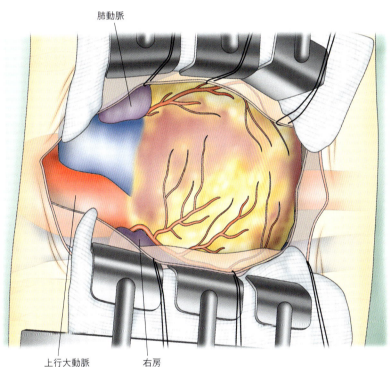

（肺動脈／上行大動脈／右房）

### One Point Advice

手術の種類（冠動脈バイパスか僧帽弁置換かなど）や術者の好みによって、つり上げ方には違いがある。このつり上げ方で術野の展開が大きく変わることがある。

## 3文まとめ

胸骨正中切開で注意すべきことは，
① 頸切痕の剥離において内頸動脈の存在を忘れないこと
② 胸骨の正中を正確に知って，sternal sawで確実に正中を切開すること
③ 心膜の切開において鎖骨下静脈を損傷しないこと
である。

# 2 開閉胸 A to Z and pitfall
## （2）閉胸法

明石医療センター心臓血管低侵襲治療センター　岡本一真

> ▶閉胸をスピーディーにかつトラブルなく遂行するためには，その工程をマニュアル化し，見落としやミスがないようにするのが重要である。
>
> ▶止血操作や止血確認は凝固能の修正と外科的操作，圧迫止血をうまく組み合わせて行う。追加縫合は大きな出血や血行動態の破綻を招くリスクがある。難易度が高そうな場合は無理をせず上級医の支援を仰ぐべきである。
>
> ▶ドレーンは心嚢の背側と胸骨下のスペースに計2本留置するが，腹壁貫通時に腹直筋筋膜を貫通させるようにして腹部の瘢痕ヘルニアを予防する。
>
> ▶胸骨ワイヤは広い幅が取れるようにかけ，締め込む際にも胸骨がカッティングしないように愛護的に締め込む。ワイヤが切れないように，テンションをかけたまま締め込まないように注意する。

## はじめに

　手術が終わりにさしかかって，ほっとしたところで最後に集中しなければならないのは閉胸である。心臓外科修練医にとっては「胸閉めといて」と最初に手技を任されるパートであることが多い。それまでの手術を台無しにしないように，そして術後合併症を起こさないように慎重に確実に閉胸を進めなければならない。それと同時にスピードも要求される。既に手を下ろした上級医に「まだ閉まらないの？」などと催促された経験をもつ修練医も少なくはないだろう。閉胸はスピーディーに行わなければならないが，出血や後々の胸骨離解，創感染などのトラブルを起こしてもいけない。閉胸でトラブルを起こさないためには閉胸の手順をルーチン化し，確認すべき点の洩れがないようにすることが肝要であり，スピードアップのためにも重要である。

> **胸骨正中切開の閉胸は**
>
> ❶ 止血確認　　　　　　　❺ 心囊内洗浄
> ❷ 追加縫合　　　　　　　❻ 心膜閉鎖
> ❸ ドレーン留置　　　　　❼ 胸骨閉鎖
> ❹ 胸骨周辺の止血確認　　❽ 閉創
>
> の順番で進める。

# 1 止血確認

- **開心術後の最大の出血源は胸骨断端である**。しかし，心臓や大血管の縫合部やカニュラ抜去部からの出血を放置して閉胸した場合は，後ほど大きな問題になるほどの出血をきたす。よって，出血の確認の第一歩は心臓や大血管から出血していないことを確認することである。心臓大血管からの出血を確認するためには，まず胸骨断端にタオルや大きいガーゼを当てて，胸骨からの出血を心囊内にたれ込まないようにする。この状態で心囊内を温生食で洗う，貯留液を吸引する，あるいはガーゼで出血を拭うなどで心囊液内に出血が起きていないかどうかを確認する。

- 次に，**心臓や大血管に対する操作を行った部位をすべてチェックする**。まずはカニュラの抜去部である。送血管（上行大動脈）や脱血管（上大静脈，下大静脈，右房），さらには心筋保護液注入針（上行大動脈）や逆行性冠灌流カニュラ（右房），そして，左室・左房ベント（右上肺静脈）などの抜去部すべてをしらみつぶしにチェックする。また，右室へのテンポラリーペーシングリード縫着部も確認する。

- 筆者は**カニュラ抜去部の縫合は全箇所において必ず二重の縫合としている（図1）**。万が一縫合部が破綻した場合，自然に止血されることはまったく期待できない。

- 次に見るのは心内に到達するために置いた切開線である。僧帽弁手術なら右側左房切開となりこの部位はあまり出血しないものの，切開線の頭側端はときに上大静脈の背側に潜り込むため出血を見逃すリスクがある。同様に切開線の足側端は左房の背側に位置することもある。大動脈弁手術なら大動脈基部の大動脈切開線を確認するが，この部位は血圧の上昇とともに出血が始まることもあるので，例えば人工心肺から離脱する時点では出血していなくても気を抜くことはできない。**右房切開線など右房からの出血は特に要注意である**。止血確認や止血のための圧迫など些細な操作が原因で右房縫合部からの出血が始まる場合がある。右房をジェントルに扱うことも重要である。

- 次に**出血しやすい箇所は心膜切開部である**。切開部全長にわたって確認するが，特に横隔膜と合流する辺りや横隔膜と胸腔の境界を背側に向けてV時に切り込んだ部分で大きな出血を認めることがある。ガーゼで出血を除去して同部位からの出血がないことを確認する。

- もし出血箇所を発見した場合の対処は，追加縫合する，圧迫する，止血剤などを用いるなどが挙げられる。その前に冷静に凝固異常がないかをチェックするべきである。ACT（activated clotting time）が正常に戻っているか，戻っていなければプロタミンの追加投与が適切かどうか，新鮮凍結血漿や血小板の投与や追加が必要ではないか，などについて麻酔科医としっかりコミュニケーションを取りながら最善の策を検討する。

- 薬剤や血液製剤による凝固能の補正の余地がないと判断した場合には，出血を積極的にコントロールする必要がある。追加縫合による止血が一番理想的であるが，追加縫合により組織が損傷し，出血が増悪する可能性もある。追加縫合による止血にリスクがあると判断した場合は圧迫止血のほうが賢明な場合もある。圧迫止血の際にはセルロース（SURGICEL® NU-KNIT®）やフィブリン組織接着用シート（TachoSil®），フィブリン糊（Beriplast®）などの製剤の使用を躊躇すべきではない。特に大動脈縫合線や右房壁からの出血には，闇雲な追加縫合より，圧迫止血が有効な場合も多い。

### 図1　カニュラ抜去後の補強

すべてのカニュラ抜去部は出血がなくても補強のための縫合を追加する。右心耳から留置した脱血管を抜去し，いったん心耳の縫合糸をスネアする。その状態でスネアの外周にタバコ縫合を追加している。

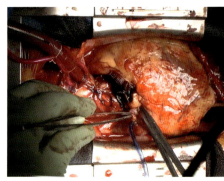
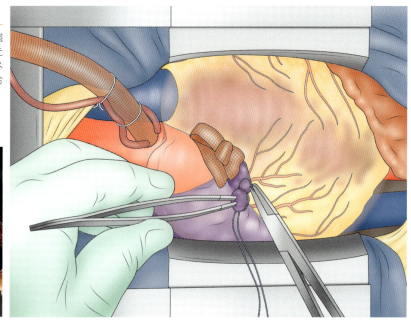

#### One Point Advice

カニュラ抜去部は必ず追加縫合する。追加の運針で新たな出血をきたさないように注意を払う。

## 2 追加縫合

- 部位にもよるが追加縫合を置く場合はかなり慎重な姿勢が求められる。上行大動脈の送血管抜去部や心筋保護液注入針抜去部からの出血の場合は，出血部位周囲に広めのタバコ縫合を追加し，やんわりと結紮すれば止血できる。この際に，決して大動脈全層に糸をかけないように注意をする。外膜に広めに糸がかかっていれば十分な強度がある。大動脈全層に糸をかけると新たな針穴出血を作ることになる。
- 大動脈切開部からの出血は，出血点の部位だけ小さなZ縫合あるいはマットレス縫合を置くのがよい。ここでも縫合線を大きくカバーするように全層で追加縫合するのは避けたほうがよい。通常はプレジェットによる補強は必要ないし，プレジェットを使ってしまうと出血点の特定が困難になる場合もあるので極力使用しないほうがよい。
- **右房の縫合線への追加縫合はときに大出血をきたし，人工心肺の補助を要するような大きな欠損を作ってしまうことがあるため，注意を要する**。よって，まずは圧迫止血を試みる。それでもoozingが続く場合は縫合止血が必要である。右房の場合は，右房壁が薄くて弱い場合など，プレジェットやフェルトストリップを用いた止血を積極的に用いることも考慮するべきであろう。ただし，縫合閉鎖する部分にかかっているテンションをしっかりチェックして，右房が緊満している場合など，縫合により組織が裂けるリスクが高い場合には追加縫合は避けるべきである。このような場合は再度人工心肺を用いて脱血することで右房の緊満を解除した上で，フェルトストリップなどの補強とともに右房を閉鎖せざるを得ないこともある。

## 3 ドレーン留置

- 心囊内の止血が確認されたらドレーンを留置する。ドレーンのデザインはさまざまだが，**筆者は心囊内に24Fr.のシリコンドレーン，胸骨下(縦隔)に19Fr.シリコンドレーンを留置することを基本としている(図2)**。加えて，皮下に10Fr.ドレーンを追加する。開胸時の損傷や内胸動脈グラフト採取時に開胸した場合など，開胸側の胸腔には24Fr.シリコンドレーンを留置している。
- 胸腔に縦隔経由でドレーンを留置する際には側溝がある部分がすべて胸腔に位置するように深めにドレーンを留置している。縦隔と胸腔の内圧勾配(胸腔のほうが圧が低い)により縦隔内の出血がドレーンを伝って胸腔に流れ込み，胸腔内の血液貯留がまったくドレナージされないという現象が起こりうるからである。この減少を予防するためには胸腔に留置したドレーンの側溝が縦隔内には開口しないように留意する。
- 通常は正中創の足側，季肋部にドレーンを留置するが，その際には**必ず腹直筋前鞘や場合によっては腹直筋を貫通させるようにドレーンを留置しなければならない**。そうしないとドレーンが白線部分を通過することになり，不完全な白線の閉鎖をきたす。ドレーン抜去後にこの部位で腹壁瘢痕ヘルニアが起きるリスクがあるだけでなく，創感染から縦隔洞炎を惹起する可能性もある。

### 図2 ドレーン留置

心嚢と胸骨下縦隔にドレーンを留置する。心嚢ドレーンは24Fr.で心臓の横隔膜面と横隔膜の間に留置する。ドレーンは短めに切って先端がoblique sinusに位置するように留置する。それ以上長く心臓背面にドレーンを留置する必要はないと考えている。胸骨下縦隔ドレーンは19Fr.としている。

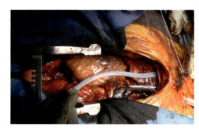
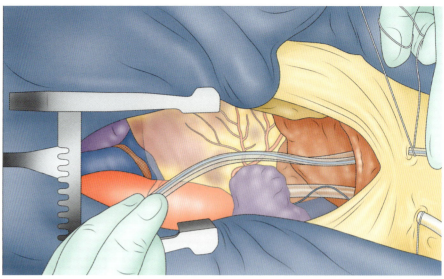

> **One Point Advice**
>
> ドレーンの配置には理由がある。バイパスグラフトなどにドレーンが干渉しないようにすることや，ドレーンの吸引力がどの部位で最も強いのかなどを考慮してドレーンを配置する。

## 4　胸骨周辺の止血確認

- ドレーン留置が終了したら胸骨からの出血を確認する。胸骨離断面からの出血は基本的には放置して胸骨閉鎖による止血を期待する。まれに同部位からの出血が多すぎて他の部位からの出血確認に支障をきたすこともある。そのようなケースでは骨蝋を用いて出血量をコントロールする。次に胸骨裏面の確認に移る。開胸器や間に挟んだタオルによる擦過などを原因とした筋肉からの出血がある場合がある。
- 冠動脈バイパス手術の際に**内胸動脈を剥離した症例では特に内胸動脈の剥離部位を確実に観察する**ことが重要である。クリップした内胸動脈の断端，残存した内胸静脈からの出血がないかチェックし，出血があれば確実に止血しておく。また剣状突起基部周辺の筋肉や静脈から出血していることもよくあるので注意深い観察を要する。

## 5 心囊内洗浄

- 出血の可能性のある部位をすべて確認したら心嚢内を温生食1〜2Lを用いて心嚢内を洗浄する。これには心嚢内の異物や汚染，血液凝塊を取り除くという意味以外に，通常では出血しないような部位からの出血がないことを確認するという目的がある。
- 「1　止血確認」で記載した手順で出血を確認すればまず心嚢内の出血を見逃すことはないが，誰も認識しないうちに心臓や大血管に損傷をきたしている可能性がないわけではない。特に大動脈肺動脈の剥離面や同部位をテーピングした部分，上大静脈のテーピングを通した部分からの出血を見逃している場合がある。また，ガーゼ圧迫などの際に余計な出血を起こしている場合もある。心嚢内洗浄は心嚢内に出血のある疑念がなくなるまで十分に行うべきである。

## 6 心膜閉鎖

- 術野の止血を確認し，少なくとも縫合線やペーシングリード縫着部からの出血がないことが確信できたら，可能な限り心膜を閉める。これは，閉胸時の出血は主に胸骨切断部や胸腺の離断部からのことが多く，心嚢内と心嚢外をセパレートすることによって胸骨からの出血量をしっかり認識するためである。ただし，心膜を閉める際に抵抗がある場合や心膜を閉鎖して血行動態に影響が出る場合には無理して心膜を閉鎖してはならない。心膜の閉鎖は可能な範囲に留めておく。**同時に心膜の切開断端からの出血がないこと，特に横隔膜に切れ込んだ部位の出血を再度確認する。**
- 心膜を閉鎖するということは手術で手を加えた部分からの出血がなく閉胸する決断を下したということになる。この後の工程は迷いなくスピーディーに進めるべきである。上級医から，「ある程度出血していても胸を閉めないと血は止まらないよ」と言われることがあるかもしれないが，見切り発車で胸を閉めても血が止まるのは胸骨からの出血のみである。心臓やその周囲の切開線や吻合線からの出血がある場合には決して見切り発車での止血は勧められない。多少止血の確認に時間をかけることは決して悪いことではない。

# 7 胸骨閉鎖

- 胸骨へのワイヤかけは心臓手術において非常に重要な部分である。この工程を確実に行わないと術後のトラブルに直結する。胸骨へのワイヤ縫着法にはさまざまな流儀があるが、ゴールは胸骨を安定させることである。力学的には胸骨を合わせる方向に十分テンションをかけることと、左右の胸骨が上下方向にも安定するようにすること、さらに胸骨のカッティングを予防することから、胸骨へのワイヤかけのデザインが決まってくる。カッティングの予防のためには、**なるべく広い幅で多めの本数のワイヤをかける**ことに尽きる。また、ちょっとした胸骨の動揺の余地を残すことが胸骨のカッティングを惹起し、さらに胸骨を不安定にする悪いスパイラルに入ることもあるので、胸骨が完全に固定されることをめざして胸骨閉鎖するべきである。胸骨が上下方向に動揺しないためには、すべてのワイヤを水平にかけるだけではなく、**1カ所か2カ所はfigure-of-eightのワイヤデザインとすることで、上下方向を固定する**ようにしている。

- 具体的にワイヤのかけ方について述べる。心臓を保護するために、閉鎖した心膜と胸骨の間に厚めのガーゼを入れる。胸骨柄には平行に2本のワイヤをかける。胸骨柄は広いのでしっかり幅を取るように心がける。ワイヤ持針器で針の弯曲の真ん中か、それよりやや先端側を把持して、**胸骨に対して直角に刺入するイメージでワイヤを刺入する**。ワイヤの胸骨への刺入部だけでなく支出部が胸骨の十分外側に出るようにワイヤ刺入の角度を考慮する。次に胸骨体の部分は極力肋間にワイヤをかけるようにする。胸骨そのものではなく肋間にワイヤをかけるということは当然内胸動静脈からの出血をきたすリスクがあるので肋間とはいえ、極力胸骨体外縁ぎりぎりを狙ってワイヤをかける。第2肋間、第3肋間、第4肋間までは肋間がわかりやすいが、第5肋間付近以降は肋間にこだわらず、十分外側にワイヤをかけることを心がけるだけで十分である。筆者は第4肋間付近および第5肋間付近にfigure-of-eightのデザインでワイヤをかけることで前述のfigure-of-eightを最低1カ所という条件をクリアするようにしている。最後に胸骨体の下端部で胸骨が厚くなっている箇所に水平にワイヤをかけて、胸骨へのワイヤかけを終了する。胸骨体の下部は内胸動静脈が内側に寄ってきてワイヤによる損傷のリスクが高まるので注意を要する。この部位では胸骨の外側にワイヤをかけることにあまりとらわれないほうがよい。

- まとめると**胸骨柄に水平2本、胸骨体は水平3本、figure-of-eight 1カ所が標準デザイン**である。ただし、第2肋間付近の胸骨が狭い、胸骨切開時に正中を切離せず左右胸骨が非対称になっている、胸骨が脆弱などの場合には、同部位へのワイヤを肋間ではなく、より外側の肋軟骨に刺入するか、この部位にもfigure-of-eightのスタイルを適用するのが賢明である。デザインを替えるだけでなく、ワイヤの本数を増やして一本あたりにかかるテンションを分散することも考慮する。

- 開胸器により胸骨が骨折している場合も上記のデザインにこだわる必要はない。当然、骨折部位にワイヤをかけるのは避けるべきであり、骨折部位を挟み込むようにfigure-of-eightでワイヤをかけるのが有効である。

- 最近は胸骨プレートの併用も有効な手段である。

- ワイヤをかけ終わったらさらに0-PDS®などの太い吸収糸で切断した剣状突起や、その周囲の筋肉などを1針かけておき、ワイヤを締める際に同時に結紮する。この部位が確実に閉鎖されていないと呼吸時に肋骨弓が動く際に痛みを感じ、深呼吸に支障をきたす、排痰が不十分になるなどの原因になりうるとされている。

- 次に**ワイヤ刺出部からの出血を確認する**。見落としがないように足側の刺出部から頭側に向かって順番にチェックするようにする。特に、胸骨柄にかけた頭側二カ所の刺出部からの出血リスクが高い。**出血を認めてもそこを電気メスで凝固してはならない**。止血できる確率が低いだけでなく電気メスの熱でワイヤが変性してワイヤ断裂の原因とな

る。直接，動脈や静脈から出血していない限りは胸骨裏面の筋膜や筋肉などの組織を広く取るように絹糸をかけ，そっと組織を寄せるように結紮することで出血がコントロールできることが多い。この運針でコントロール不十分な場合は該当する部分の胸骨を太めの絹糸を用いて全周縛ってしまうようにfigure-of-eightで糸をかけるとコントロールできることがある。

- 出血が問題なければ，生理食塩水で胸骨断端を十分洗浄した後に胸骨を寄せてワイヤを締める。ワイヤの両端を把持して，ゆっくりと動かし，ねじれやたるみがないことを確認して後にワイヤを交差させる。ワイヤを交差させた状態で2本か3本ずつ，ひとまとめに持って胸骨をジェントルに寄せる。胸骨がずれなく寄ったら，その状態で助手にワイヤをホールドしてもらいながらワイヤを仮締めしていく。この段階で助手が手を離しても胸骨がずれない程度にタイトに締めておくのがよい。すべてのワイヤの仮締めが終わったら1cm程度の長さにワイヤを切断する。ワイヤを締める順番は最もテンションがかからず，かつ胸骨が頑丈な部位から順番に締めるのがよく，figure-of-eightの部分は最後に締めるようにしている。

- ワイヤ持針器で仮締めしたワイヤを把持し，そのままゆっくりと引っ張り上げる。患者の体が浮きそうになるくらい引っ張り上げたら，その場で**一度引っ張りを緩め，そのままワイヤをねじり回していく**。ノットが胸骨に付いたら再度軽く引っ張り上げてさらに一回しするとよい。ワイヤを回すときには必ず引っ張り上げるテンションを解除した後に回すように留意する。**ワイヤを引っ張り上げながら同時にねじるとワイヤが切れる原因になる。**

- ワイヤがしっかり締まったら，ノットの長さを整え，さらにこの部位を倒して，ノット先端を胸骨表面に埋め込むようにする。ノットを倒す際にもワイヤに無理なテンションがかからないように注意するべきである。

## 200字でまとめるKey sentence

- 胸骨ワイヤのデザイン

　胸骨ワイヤのかけ方は施設や外科医によってさまざまな好みがある。このデザインを決めるファクターは，幅広くワイヤをかける，内胸動静脈や肋間筋からの出血を避ける，ワイヤが胸骨にかけるテンションを分散する，である。これらのうちどれを重視するかによってワイヤのデザインが決まる（図3・4）。

### 図3　胸骨ワイヤのデザイン

胸骨柄に水平2本，胸骨体は水平3本，figure-of-eight 1カ所が標準デザインである。なるべく幅を広くワイヤをかけるために第2肋間，第3肋間にあたる部位は胸骨の外縁の肋間部分にワイヤを通している。胸骨外縁1〜2cmの所に内胸動静脈が走行しているので損傷しないように気を付ける。

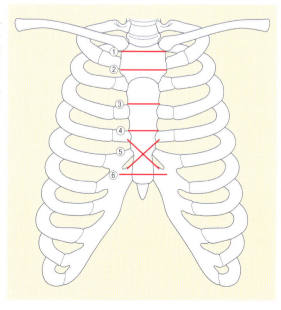

### 図4 胸骨ワイヤをかけた後

ワイヤをかけ終わった後の状態。1カ所だけfigure-of-eightになっている。

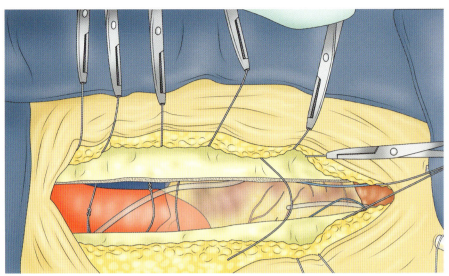
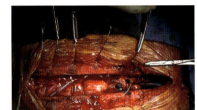

> **One Point Advice**
> 1カ所でもfigure-of-eightを入れることで，上下方向の固定が良くなる。

## 8 閉創

- 閉創でまず重要なことは**最も腹側の筋膜を確実に閉創することである**。創端から胸骨体下端くらいまで0-PDS®による結節縫合4～5針でしっかりと閉鎖する。ここの閉鎖が不十分だと皮膚と心囊腔が胸骨を介さないで接することになり，心囊液が直接皮膚から滲出することがある。そうなると，外界と心囊が交通し心囊および縦隔が感染する危険性がある。表皮のアダプテーションが悪いことはまれではなく，その際に感染が皮下で留まるように筋膜はしっかりと閉鎖するべきである。
- 筋膜や筋肉を連続縫合で閉鎖することは決して珍しいことではないが，連続縫合には縫合の緩みや組織のカッティングによる閉鎖不全が起こるリスクが高いことを知っておくべきである。この部位だけでなく胸骨の上の筋膜，筋肉の創は全長にわたって1.5～2cmずつ間隔を空けた結節で縫合する。
- **その上層に10Fr.もしくは15Fr.のドレーンを留置する（図5）**。このドレーンは術後4日間程度留置しておく。
- 次に真皮を2-0 Vicryl®を用いた水平マットレス連続縫合で閉鎖する。真皮の組織をしっかり取るようにすると真皮を寄せる強度が上がる。多くの場合は真皮と胸骨表層の筋膜の間に脂肪層があるが，この脂肪には創を閉鎖する糸を支持する力学的強度はない。また糸をかけることによる血流低下と組織壊死を惹起するため，脂肪層にはなるべく糸をかけず，力学的支持組織となりうる真皮層にしっかり糸をかけるように心がける。最後に表皮を4-0 PDS®水平マットレス連続縫合で閉鎖する。
- 閉創法にはさまざまなバリエーションがあるが，上腹部の筋膜をしっかりと閉じる，極力結節で閉創するべきである，皮下ドレーンを留置する，真皮の強度を利用するというのが，創傷トラブルを回避するポイントである。当然のことながら閉創前に念入りに皮下創部を洗浄するのも重要である。

### 図5　皮下ドレーンの留置

皮下組織をラフに合わせた上層に10Fr.の皮下ドレーンを留置する。さらに真皮を閉鎖し，最後に表皮を閉鎖する。

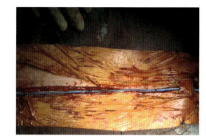
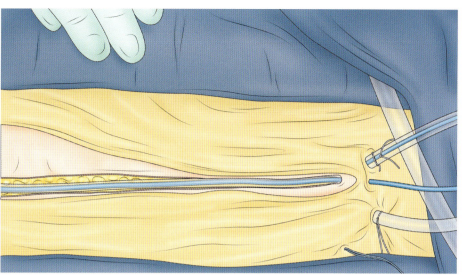

**One Point Advice**

感染予防のために皮下ドレーンを留置するべきである。

## 3 文まとめ

閉胸において注意すべきことは，
①確実な止血確実
②適切な閉胸判断
③胸骨が安定するようなワイヤデザインと愛護的なワイヤの締め
である。

# I まずはここから オール図解－ぼくのこだわり教えます！

## 3　人工心肺着脱

明石医療センター心臓血管低侵襲治療センター　岡本一真

- 人工心肺の着脱ができるようになれば，心臓外科手術習得の8合目に到達である。
- 開胸から人工心肺開始までを速くするコツ，それは毎回同じ手順で操作を進めることである。
- さまざまなバリエーションがあるが，なぜそのセットアップにするのか，その背景にある理屈を理解する必要がある。
- 合併症を避けるために一つひとつの動作やデザインについて細部にこだわり，慎重な手技を進めるように心がける。

### 人工心肺着脱の手技は

❶ 体外循環戦略の策定
❷ 主要血管のテーピング
❸ ヘパリン投与
❹ カニュレーション部位への糸かけ
❺ カニュレーション
❻ 人工心肺開始
❼ ベントカニュラ留置
❽ 心筋保護カニュラ留置
❾ 大動脈遮断・心筋保護液注入
❿ 心筋保護液追加
⓫ 大動脈遮断解除
⓬ ペースメーカリード縫着
⓭ 空気除去
⓮ 人工心肺離脱
⓯ プロタミン投与
⓰ カニュラ抜去

の順番で進める。

## 1 体外循環戦略の策定

- 手術によって体外循環確立戦略が異なる。脱血は1本なのか2本なのか。送血は上行大動脈なのかできるだけ弓部大動脈に近い部位なのか，あるいは大腿動脈なのか。体温はどの程度下げるのか。体外循環について手術ごとに外科医，修練医，麻酔科医，看護師，体外循環技士など**チーム全体で戦略を術前に共有しておく**。
- 動脈硬化が強い場合は上行大動脈へのカニュレーションに慎重になる必要がある。
- 急性大動脈解離に対する緊急手術の場合，大腿動脈からの送血を用いることが多いが，ルーチンで右鎖骨下動脈からの送血を併用する施設もある。また左右どちらの大腿動脈が送血に適しているかなど，**術前に造影CTを詳細に読影し，真腔に送血できる確率の高い送血ルートを決定する**。
- 心筋保護についても計画を共有する。心筋保護は順行性だけなのか逆行性も併用するのか。そしてその間隔はどうするのかについても確認しておこう。
- **大動脈弁閉鎖不全があるかないかで心筋保護の方針が大きく変わる**。大動脈弁閉鎖不全が強い場合は，上行大動脈に留置した心筋保護液注入針からの心筋保護液投与では確実な心筋保護が得られない可能性が高い。この場合，逆行性冠灌流により心筋保護液を冠静脈洞から注入した後に大動脈切開を加え，選択的冠灌流により順行性に心筋保護液を投与する方針を取る。

## 2 主要血管のテーピング

- 上行大動脈，上大静脈，下大静脈の順にテーピングする。ただし，右心耳からtwo stageカニュラを下大静脈に留置して1本脱血とする際や，右心房を開けない手術の場合は，上大静脈および下大静脈のテーピングは必ずしも必要ではない。
- 上行大動脈のテーピングでは，まず，上行大動脈と主肺動脈の間を電気メスで剥離することから始める。この際，慎重に上行大動脈に沿って剥離を進める。**不用意に肺動脈側で剥離すると容易に肺動脈を損傷し，また，肺動脈の修復は難しいこともあるので注意が必要である**。上行大動脈の背側近くまで剥離が済んだら，左手の示指を上行大動脈に沿って背側まで挿入する。右手に大きめで弯曲のある鉗子を持ち，**上行大動脈の右背側から左に向かって鉗子を進めるが，この際に左手の示指で確実に鉗子の先端を触れながら鉗子が上行大動脈背側や肺動脈を損傷しないように配慮する**(図1)。
- 上大静脈へのテーピングでは，上大静脈背側と上大静脈左側(上行大動脈背側)の組織にメッツェンバウム剪刀で割を入れ，直角鉗子などで上大静脈背側にテープを通す。代わりの方法として，上大静脈右側から上大静脈左側で右肺動脈より足側のスペース(transverse sinus)に向かって鉗子を進める方法でテーピングすることもできる。
- 可能な限り体外循環を開始する前にテーピングを行うが，下大静脈へのテーピングは体外循環が開始され十分脱血し，右房が虚脱した状態で行うほうが簡単である。
- 下大静脈と右下肺静脈の間のスペースを吸引管の先などで鈍的に剥離していくと，下大静脈の背側のスペース(oblique sinus)に入ることができる。上行大動脈のテーピングで用いた大きめの鉗子を左室横隔膜面側から下大静脈外側(右側)に進め，テープを把持する。
- 主要血管のテーピングでは鉗子を進める際や移動させる際に愛護的に扱うことを肝に銘じておきたい。**鉗子を進めるときはもちろん，鉗子を引っ張り出すときも抵抗を感じたら，一度手を休めて鉗子が血管壁や他の組織を咬み込んでいないかチェックする**。

## 図1 上行大動脈のテーピング

上行大動脈背側を指などで愛護的に剥離した後に，鉗子を進めてテーピングする。

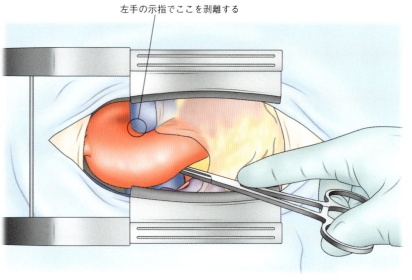

左手の示指でここを剥離する

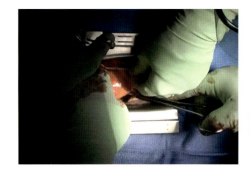

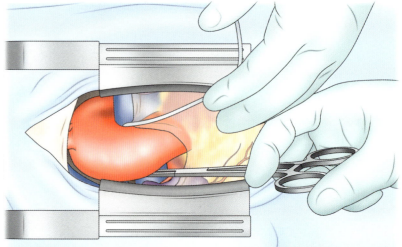

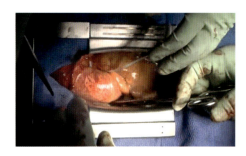

> **One Point Advice**
> 上行大動脈と肺動脈の間を十分に長い距離にわたって剥離すると大動脈背側の視野が良くなり，より背側まで直視下で剥離を進めることができる。

## 3 ヘパリン投与

- 主要血管のテーピングが終了したら**ヘパリンを300U/kg投与する**。Activated clotting time（ACT）が400秒を超えると人工心肺を安全に使用できるとされているが，**多くの施設でACTが480〜500秒以上になることを体外循環開始の目安としている**。
- ACTの延びが悪い場合はヘパリンを追加投与するが，500U/kgのヘパリンを投与してもACTが500秒以上にならないようなら，antithrombinⅢ（ATⅢ）の欠乏の可能性を考慮し，ATⅢ製剤を投与する。新鮮凍結血漿製剤も有効である。

## 4 カニュレーション部位への糸かけ

### 上行大動脈

- 上行大動脈へのカニュレーション部位はCT（できれば造影CT）を参考にして石灰化部位を避けるようにする。さらに術中のepoaortic echoによって，CTでは確認できないプラークなど送血管留置に起因する脳梗塞の原因となるものを避けたカニュレーション部位を決定する。
- また，**想定される，送血管留置部，大動脈遮断部位，心筋保護液注入針などの配置をマーキングする（図2）**。冠動脈バイパス手術なら静脈グラフトの中枢吻合部の位置，大動脈弁置換術なら大動脈切開部の位置なども含めて無理なく配置できるか確認する。

### 図2 上行大動脈のマーキング

上行大動脈への操作を開始する前に，送血管カニュレーション，大動脈遮断，心筋保護液注入針，大動脈切開の部位をマーキングする。送血管はなるべく遠位側にして上行大動脈に作業空間を作る。

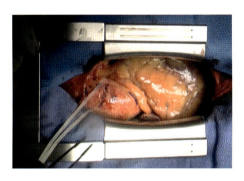
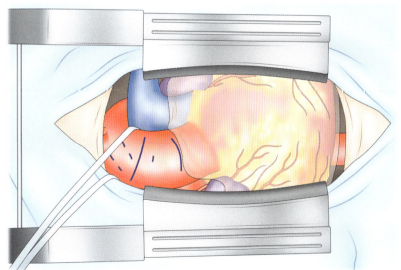

#### One Point Advice
用手的に，またはepiaortic echoを用いて，石灰化やプラークを確認しながらマーキングする。

- **上行大動脈へのpurse-string sutureの糸かけでは針が大動脈内腔側に入らないよう，浅めにadventitiaだけ，もしくはadventitiaと中膜まで拾うようにしてpurse-string sutureを完成させる（図3）**。いずれにせよ**深く刺入して出血させないことが重要である**。デザインはダイヤモンド型で，送血カニュラより大きめのダイヤモンド型が理想である。カニュラの大きさに合わせたpurse-string sutureのサイズは小さすぎる。
- 使用する糸は2-0もしくは3-0の非吸収性ポリエステルブレイド縫合糸（Ticron™, ETHIBOND®など）や非吸収性ポリプロピレンモノフィラメント糸（PROLENE®, Surgipro™）などである。
- 通常はpurse-string sutureを二重にかけ，2つのターニケットが対側になるように締める。

### 図3　送血管留置部への糸かけ

送血管より大きめのpurse-string sutureをかける。針が大動脈内に貫通しないように注意する。

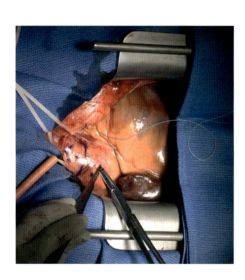
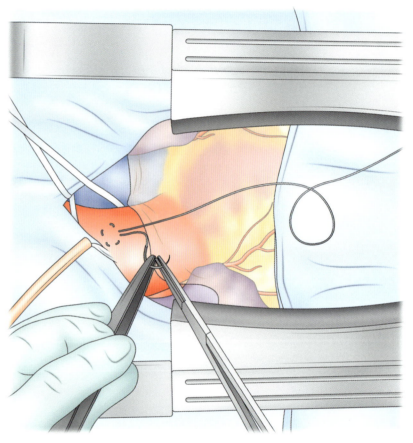

**One Point Advice**

ペアンで鉗子外膜を把持して助手に足側に引かせておき，左手の鑷子でもう一点を固定すると大動脈の拍動が少なくなり正確な運針ができる。

## 上大静脈

- 右心房を開ける必要のある手術や僧帽弁手術の場合は，上大静脈と下大静脈にカニュレーションする2本脱血が用いられる。
- 上大静脈の最も頭側の部分にpurse-string sutureをかける。右房と上大静脈の接合部付近にある洞結節を損傷しないよう，十分距離を取る。
- 助手が用手的操作で上行大動脈を愛護的によけて上大静脈の視野を確保する。上大静脈が短くてカニュレーションのスペースが取れないときは，上大静脈上の心膜の翻転部を切開してスペースを確保する。
- Purse-string sutureは一重で，使用する糸は4-0の非吸収性ポリプロピレンモノフィラメント糸（PROLENE®, Surgipro™）である。
- ここでもpurse-string sutureの大きさはカニュラよりも大きめにするが，大きすぎると上大静脈の狭窄を起こす原因となるため注意が必要である。

## 下大静脈

- 血行動態をチェックし，問題なければ，左手で右房壁をよけて下大静脈に近い右房壁の視野を展開する。
- 左手で視野を展開しながら右房壁にpurse-string sutureをかける。**助手が展開するよりも術者が展開するほうが術野のコントロールが容易である。**血圧をみながら運針し，血圧の著明な低下や不整脈を認める際には運針を中止し，右房の脱転を解除し，血行動態が改善した後に続きの運針を継続する。
- 使用する糸は4-0の非吸収性ポリプロピレンモノフィラメント糸（PROLENE®, Surgipro™）である。
- 下大静脈付近の右房壁は脆弱なことが多いため，糸で右房壁をカッティングしないように慎重かつ愛護的に運針する。右房壁は全層取るようにする。
- **右房壁でも見た目が白っぽく変色している部分は線維化して強度が高いので，積極的にこの部分を利用する。**

## 右心耳

- Two stageカニュラを用いて1本脱血とする際には，右心耳周辺にpurse-string sutureをかけ，右心耳からカニュレーションし，カニュラの先端を下大静脈に留置する。
- 右心耳の背側，房室間溝付近には右冠動脈が走行している。カニュラを抜去した後に補強の糸針をかける際に右冠動脈を損傷する懸念があるため，**右心耳のカニュレーション部位は極力右心耳よりも，やや右房側壁よりを選択するべきである（図4）**。この部位のほうが右房壁が強いし，追加縫合をかけるスペースも確保できる。
- 使用する糸は4-0の非吸収性ポリプロピレンモノフィラメント糸（PROLENE®, Surgipro™）である。

### 図4　右心耳への運針

右心耳付近ではなるべく右冠動脈走行部へ近寄らないように，右房側壁にpurse-string sutureをかける。

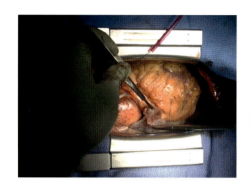
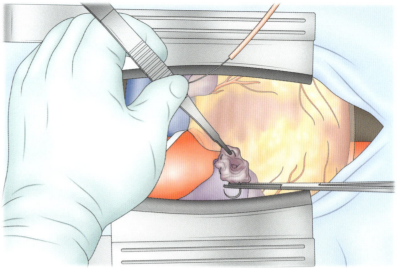
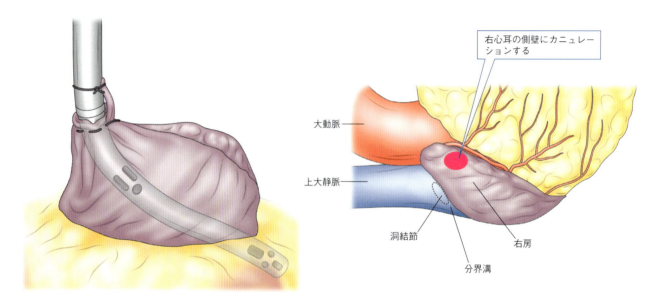

# 5 カニュレーション

## 上行大動脈

- ヘパリンが投与されACTが十分延びていること，血圧が100mmHg前後もしくはそれ以下にコントロールされていることを確認してから，上行大動脈にカニュレーションする。
- Purse-string sutureの内側にある大動脈外壁の脂肪などを除去し，adventitiaがはっきりと見える状態にし，purse-string sutureの真ん中を正確にスピッツメスで刺す。送血管が十分入る大きさの切開を置かなければならない。
- **切開部からの出血がコントロールされるように左手の鑷子で大動脈壁を引き寄せる（図5）。**
- 右手で送血管を持ち，左手の鑷子で持った大動脈壁を引っ張って大動脈切開を開大し，素早く，かつ愛護的に送血管をカニュレーションする。カニュレーション時に抵抗を感じるようならカニュレーションを一度中断し，切開部が十分な大きさか確認する。
- カニュレーションしたらカニュラの末端のキャップを外し，動脈血がカニュラの中にしっかりと戻ってくるかチェックし，鉗子でクランプする。ガーゼやタオルなどでカニュラ末端を押さえながら，少しずつカニュラ内の血液を噴出させカニュラ内の空気泡を追い出す。
- この一連の動作の際は，助手がカニュラの挿入部付近をしっかりと把持してカニュラが抜けないように注意する。
- 空気抜きが終わったら一度クランプし，送血回路と接続する。接続する際には極力空気が入らないように，人工心肺からゆっくり送血しながら接続する，あるいはカニュラから少しずつ動脈血を出しながら接続するなどの工夫がある。

### 図5 上行大動脈へのカニュレーション

上行大動脈壁にしっかりと切開を入れ，左手の鑷子で把持した上行大動脈adventitiaで切開部を蓋するように寄せることで，出血をコントロールしながら送血管を留置する。

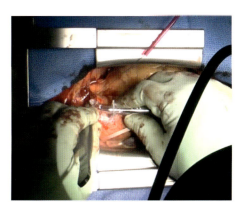
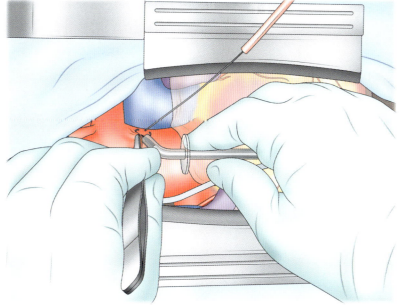

### One Point Advice

切開部からの出血を恐れて切開が小さすぎると，送血管留置時に大動脈解離などの合併症を起こしうる。しっかり切開して抵抗なくカニュラが入るようにする。

- 送血回路の側枝から空気抜きをし，完了したらクランプを外して送血ラインの拍動をチェックする。**クランプを外した状態で，空気泡が拍動に従って移動しないか注意深く観察する**。問題がなければ送血テストを行う。
- ターニケットを締め，太い絹糸で脱血管とターニケットを固定する。カニュラの挿入部で大動脈壁に異常な緊張がかかっていないか，送血管の先端が動脈壁の方向に向いていないか等をチェックし理想的なポジションで送血ラインを皮膚に固定する。

## 上大静脈

- ポンプ用吸引管を上大静脈と大動脈の間に置き，助手にpurse-string suture近くの上大静脈壁を鑷子で把持させる。術者は上大静脈の右側の壁を把持し，purse-string sutureの中央をスピッツメスで穿刺する。
- ケリー鉗子などで穿刺孔を十分広げる。
- **L字の脱血管が入りにくい場合は，先端を下大静脈の向きにして一度右房に挿入した後に先端を回転させて上大静脈に留置する。**
- 脱血管を人工心肺回路の脱血側に接続しクランプしておく。陰圧吸引脱血を用いている場合は脱血管の接続の際に空気抜きを厳密に行う必要はない。

## 下大静脈

- 左手で右房を頭側にそっと脱転しpurse-string sutureの真ん中をスピッツメスで切開する。さらにケリー鉗子などで穴を大きくし，ストレートタイプのカニュラを下大静脈に進める。下大静脈に入ったらすぐに左手を離して心臓の脱転を解除する。
- **カニュラの先端は下大静脈と肝静脈の合流部よりも少し足側の下大静脈内に位置させるのが最も脱血が安定する。**経食道心エコーで先端が肝静脈に迷入していないことを確認する。

## 右心耳

- 右房から留置するtwo stageカニュラは径が太いことが多い。Purse-string sutureの中心をスピッツメスで切開した後にしっかりと切開を拡大してカニュレーションする。
- **スピッツメスで切開する際に裏側の右房壁を傷つけないように刃先の方向に注意する。**
- カニュラの先端は肝静脈と上大静脈の合流部付近とする。

# 6 人工心肺開始

- 再度ACTの値と送血管留置部をチェックし，問題なければ，脱血管のクランプを外して人工心肺の開始を体外循環技士に指示する。**二本脱血の場合はまず上大静脈側の脱血管のクランプを外し，上大静脈一本での脱血に問題ないことを確認した後に，下大静脈側のクランプを外してfull flowまで体外循環流量を上げる。**
- 上大静脈への脱血管が深すぎると，腕頭静脈や奇静脈からの脱血が悪くなり，上大静脈からの脱血が悪くなる。このままに体外循環を続行すると頭部からの静脈灌流が妨げられ脳浮腫を引き起こし，術後の脳神経合併症に繋がるため，必ず上大静脈への脱血管の脱血状態を確認する。
- 体温が35〜37℃の間は2.4L/min/m$^2$がfull flowである。人工心肺を用いて体温を下げる場合は体外循環流量を下げることが可能で，30℃で1.8L/min/m$^2$，25℃で1.6L/min/m$^2$，18℃で1.0L/min/m$^2$まで下げることができる。
- 何らかの理由でfull flowが出せない場合は，その原因検索を行う。**まず，体外循環技士とコミュニケーションを取って送血側に問題があるのか脱血不良なのかを明確にする。**
- **送血圧が高くてflowが出ないのであれば送血側に問題がある。**まずは送血回路が折れ曲がったり，開胸器などに潰されたりしていないかチェックする。最も深刻なケースでは送血管挿入部位や送血管の先端付近から大動脈解離が起きている。経食道心エコーで大動脈弓部を観察し大動脈解離の有無をチェックする。**もし大動脈解離が起きていることが判明したら速やかに人工心肺を停止するか，人工心肺を停止できない状況であれば送血部位を大腿動脈に速やかに変更する。**大動脈解離が起きていなくてもカニュラの先端が大動脈壁に当たっていることが原因で送血圧が上がっている場合もある。これは大動脈解離が起きるリスクの高い状態であるため，速やかにカニュラの向きを変更する。
- 脱血不良が原因の場合も，まず脱血側回路に問題がないかチェックする。カニュラのトラブルであるとすると，多くの場合は下大静脈側に原因がある。脱血管が深すぎる，もしくは肝静脈に迷入していることが原因であることが多く，脱血管を少し引き抜いたポジションに固定し直すと脱血量が改善する。まれなケースではあるが，そもそも脱血カニュラのサイズ選択を誤っていることもありうる。カニュラ位置の調整でもflowが改善しない場合は脱血管のサイズアップを検討する。
- Full flowが出たら換気を停止する。

# 7 ベントカニュラ留置

- Full flowが出たら，ベントカニュラを右上肺静脈から左房，僧帽弁を経由して左室に進める（図6）。
- まず，助手に右房をよけてもらい，4-0ポリプロピレン糸を使用して右上肺静脈にU字状に糸をかける。右肺静脈の走行に平行な向きに糸をかけるが極力，右上肺静脈の中枢側，すなわち左房壁に近い所に糸をかけてベントカニュラ抜去後の肺静脈狭窄を回避する。
- ベントカニュラ留置の際に**肺静脈切開部から心内に空気を吸い込まないように注意を要する**。呼吸が止まっていることを確認し，人工心肺からボリュームを入れてもらった上で，肺静脈の後壁を刺さないように注意しながらスピッツメスで切開を入れる。ケリー鉗子などで切開を拡大し，ベントカニュラを左房にゆっくり進める。この時点でベントチューブの先端が心尖部方向を向くように調整し，ベントカニュラのスタイレットは固定したまま，ゆっくり外筒だけを進め心室内に誘導する。乱暴に進めると心尖部の穿孔のリスクがある。
- スタイレットを抜いて勢いよく鮮血が吹き出てくればベントカニュラは左室に入っているので，カニュラの二本線が上肺静脈刺入部に位置するように深さを調整する。
- カニュラからの血の戻りに勢いがない場合はカニュラ先端が左房にあることを意味する。一度カニュラを完全に抜いて，スタイレットのアングルなどを調整し直してから再度左室への留置を試みる。

### 図6 二本脱血のカニュレーションおよび左室ベント留置後

Full flowが出て呼吸を停止し，十分なボリュームを入れてからベントカニュラを右上肺静脈から僧帽弁を越えて左室まで留置する。

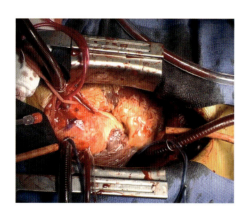
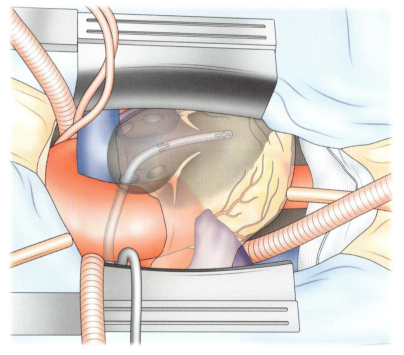

**One Point Advice**

ベントカニュラ留置に関係する合併症は重大な結果を生むことが多い。慎重かつ正確にベントカニュラを左室に留置する。

- カニュラの入れ直しの際，カニュラを左房から完全に抜かずにスタイレットだけ入れ直すと，カニュラ先端が折れ曲がっているなど思わぬことが起きていて，気付かずに無理に挿入すると心背側面の損傷に繋がる。**必ずカニュラを完全に抜いてから入れ直すことを徹底するべきである。**

# 8 心筋保護カニュラ留置

## 順行性心筋保護

- 上行大動脈に4-0ポリプロピレン糸を用いてU-stitchをかけ，心筋保護液注入針を留置する。
- 想定される大動脈遮断部位より心臓側に留置するが，可能な限り上行大動脈の頭側に留置し，大動脈基部から上行大動脈にスペースを空けるようにする。
- 若い女性の心房中隔欠損症手術などの場合，上行大動脈が細い。このようなケースでは心筋保護液注入針で上行大動脈背側を穿刺しないよう注意を要する。
- 注入針を留置したら，エア抜きのルーメンを開放してしっかりとバックフローがあるか確認する。勢いよくバックフローが戻ってこない場合はカニュラが奥までしっかり留置されていなかったり，大動脈解離を起こしていたりすることがある。気付かずに心筋保護液を注入してしまうと大きな合併症を起こしてしまうことになるので慎重な確認が必要である。

## 逆行性心筋保護

- 逆行性冠灌流カニュラを右房側壁から冠静脈洞に留置する。ブラインドで留置する場合はauto inflate型のバルーンが付いているタイプのカニュラを選択する。
- 右房の側壁にpurse-string sutureをかけ，スピッツメスで右房を切開した後にカニュラを右房内に入れ，左手で把持する。
- **人工心肺から十分ボリュームを入れ，冠静脈洞が膨らむようにする。右手を下大静脈の脇から心臓背側に入れて冠静脈洞を触れ，左手でカニュラの先端を感じながらカニュラを冠静脈洞に誘導する**(図7)。
- 冠静脈洞入り口は下大静脈が右房に流入する接合部のすぐ裏側にあるので，この部位をめがけてカニュラを進める。**この際，右心耳を患者の左肩方向に引き上げると入りやすい。カニュラを進める際に何らかの抵抗を感じた場合には無理に進めてはならない。冠静脈洞は非常に脆い組織で，容易に破れる。**
- 冠静脈洞の穿孔が起きた場合は冠静脈洞そのものを縫合閉鎖しようとせず，周囲の臓側心外膜を用いて5-0もしくは6-0などの細めのポリプロピレン糸で縫合閉鎖する。心膜を採取してパッチ形成する方法もある。
- カニュラ先端は冠静脈洞の中間部程度まで進める。**右冠静脈への灌流を気にしすぎて浅く留置するとカニュラが右房に抜けてしまうことが多いため，深めに留置したほうがよい。**
- 血行動態が安定していれば，体外循環を開始する前に留置するほうが留置しやすい。また，留置した後に逆行性冠灌流カニュラの圧波形を見てカニュラが冠静脈洞に留置されていることが確認できるメリットがある。

### 図7 逆行性冠灌流カニュラ留置

右手の中指で心臓の背側にある冠静脈を触れ，その走行に沿って指でガイドしながら逆行性冠灌流カニュラをそっと進める。

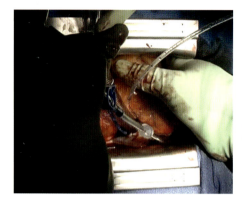
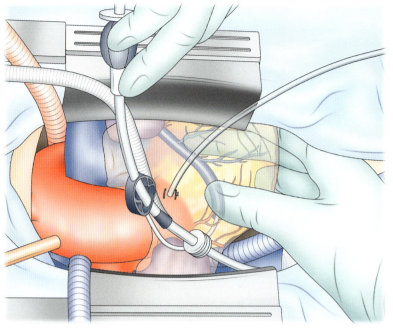

### One Point Advice

冠静脈洞は非常に脆弱である。カニュラを進める際に少しでも抵抗があったら無理にカニュラを進めてはならない。

## 9 大動脈遮断・心筋保護液注入

- **心停止させる前に体外循環や麻酔に問題がないことを必ず確認する。**心臓が止まってから体外循環に問題が起きてしまうと大きなインシデントに直結する。
- 上行大動脈のテーピングを軽く引き上げ，大動脈遮断鉗子を先端が上行大動脈背側に達するまでゆっくり進める。背側にある肺動脈を損傷しないように注意する。
- **体外循環の流量を落とし，血圧を下げてから大動脈を遮断する。**大動脈を遮断したら心筋保護液を注入する。
- **順行性心筋保護液を注入している間は，大動脈基部に圧がかかっているか，左室が急に膨張していないか常にチェックしておく。**経食道心エコーで大動脈弁逆流がないことのモニタリングや大動脈基部圧モニタリングも有効である。視野展開に用いた手術器具などで大動脈基部が変形して大動脈弁逆流が生じることがあるので，そういったことがないかチェックする。
- 大動脈弁逆流がある場合は容易に左室が膨張してしまうので，右手で左室を圧迫することで左室の過膨張を予防し，ある程度膨張してきたら用手的に左室内の血液を駆出する。**左室が過膨張する際には心筋保護液の注入を中止し，大動脈切開した後，選択的冠灌流チップを用いて冠動脈に直接注入する。**大動脈弁逆流の存在がわかっている場合はすぐに選択的冠灌流チップを使用できる準備を整えておく。あるいは，逆行性冠灌流に切り換えるのも良い手である。
- **速やかに心静止が得られない場合，上行大動脈がしっかり遮断できていない可能性がある。**大動脈遮断鉗子が大動脈の背側まで到達しているか，鉗子は緩んでいないか，心筋保護液注入を停止しているのに大動脈基部に圧力がかかっていないか，心筋保護液注入針のベンティングルーメンから血液が逆流してこないかなどをチェックする。

## 10 心筋保護液追加

- 決められた心筋保護液追加のタイミングが来たら，大動脈基部を変形させるような要素がないかをチェックした後に心筋保護液を注入する。**特に僧帽弁手術中の左房展開鉤や弁輪にかけた糸で大動脈基部の変形が起こりやすい**。また，大動脈基部に残存する空気が冠動脈に迷入しないよう，心筋保護液注入針の空気抜きルーメンからしっかり空気を抜いた上で，最初は右冠動脈を指で押さえておくなどの配慮が必要である。
- 前述のように，心筋保護液注入中に大動脈基部圧がしっかり上がっているかチェックすることが重要である。

## 11 大動脈遮断解除

- 所定の心内操作が終了したら大動脈遮断を解除する。
- 施設により方針は異なるが，筆者らは，大動脈遮断後の心室頻拍や心室細動を予防するために，大動脈遮断前にterminal warm blood cardioplegiaを投与し，さらにそのままポンプ血を用いたcontol reperfusionにより心拍動を再開してから大動脈遮断する。
- **大動脈遮断解除で留意すべきことは大動脈解離と冠動脈の空気塞栓である**。まずヘッドダウンし，空気が脳血管に拍出されないようにする。大動脈遮断鉗子を外す際に人工心肺流量を落として上行大動脈の圧を下げて遮断解除し，遮断解除後に流量を戻す。同時に心筋保護液注入針のベントルーメンにポンプ吸引ラインを接続し，上行大動脈内の空気をゆっくり抜きながら遮断解除することで，残存空気が右冠動脈に迷入しないように注意する。右冠動脈入口部を指で押さえておくことも有効である。

## 12 ペースメーカリード縫着

- ペーシングリードを右室に縫着する。理想的な場所は右室横隔膜面の赤い心筋が露出している部分である。脂肪の多い場所はペーシング閾値が高い傾向にある。右室前面は縫着しやすいが，術後の止血確認などで心臓を脱転したりする際にワイヤが抜けてしまうことも多く，推奨しない。
- 右室を左手でよけながら，右室横隔膜面の視野を展開する。一度横隔膜側の心膜を小さく貫通させてから右室心筋に縫着することで，アクシデンタルにペーシングリードが抜けてしまうことを予防する。
- 万が一ペーシングリード縫着部から出血を認めた際でも止血しやすいよう，深すぎる場所にはリードを縫着しないようにする。

# 13 空気除去

- 冠動脈バイパス術の場合は心内に空気が大量に入ることは少なく，空気除去が問題になることは少ない。大動脈弁手術や僧帽弁手術では大動脈切開や左房切開の閉鎖時にベントによる吸引を停止するか吸引量を最低限にし，同時に術野に二酸化炭素を充満させることで左室や左房への空気混入を抑制できる。また，縫合線を結紮する際に肺を膨らませて肺静脈内の残存空気を追い出すようにする。心腔内に空気がなるべく残留しないようにすることが空気除去の第一歩である。
- 大動脈遮断後は左室内に留置したベントで左室の空気を抜きながら，心筋保護液注入針のベンティングルーメンに人工心肺の吸引ラインを接続し吸引しておくことで，上行大動脈の空気が右冠動脈に迷入するのを避ける。
- ベンティングチューブを左室に入れておくとベンティングチューブによる僧帽弁逆流が生じ，残存空気が左房と左室の間を行ったり来たりする結果，いつまでたっても左室内の空気が吸引できないことがある。そのため，左室内のベンティングチューブを早めに左房まで抜いてしまい，左室内の空気は上行大動脈に拍出し，そこから除去する方法を取る。左室の空気を上行大動脈に追い出すために，ヘッドアップかつ左側を下げる体位，すなわち心尖部が背側に位置するような体位にする。左室を軽く叩いて心室中隔などにある空気を除去するのは良い方法である。
- 呼吸を再開し，人工心肺からボリュームを追加していくと肺への循環血液量が増加し，それに伴い，肺静脈内の残存空気が左房に追い出されてくる。これらの空気が左房ベントで吸入できたら，左房ベントを抜去する。**抜去時には呼吸を停止することと，ボリューム追加すること，ベントの吸引を停止すること等で抜去時の空気吸込を予防する。**ベンティングチューブ抜去部は出血していなくても1針追加縫合を置いておく。
- 次に左室および上行大動脈に残存空気がないことを確認して心筋保護液注入針を抜去する。

# 14 人工心肺離脱

- ベンティングチューブと上行大動脈心筋保護液注入針を抜去したら人工心肺の離脱に移る。**呼吸が完全に再開されていることを確認して，麻酔科医，体外循環技士と協調しながら人工心肺の流量をゆっくり下げる。**
- 流量がfull flowの半分程度になったら下大静脈側の脱血回路をクランプし，カニュラを下大静脈から抜去してしまう。一度purse-string sutureをスネアし，外側にもう1周purse-string sutureをかけ，スネアしておく。
- さらに流量を落とし，体外循環を終了する。送血管と脱血管（上大静脈）をクランプする。
- 下大静脈のpurse-string sutureを結紮する。ここで大きな出血が起きた際に，場合によっては人工心肺を再開して右房を減圧して追加縫合をかけることを想定して，**送血管と脱血管が入っているタイミングで下大静脈側脱血管抜去を行うべきである。**

## 15 プロタミン投与

- ヘパリンを中和するためにプロタミンを投与開始する。プロタミンを投与する前に上記の争奪血管のクランプがされているか確認する。プロタミンにより血圧の著明な低下が起こるリスクがあるため，test doseを少量投与するか，ゆっくり投与して循環動態の変化がないことを確認する。所定の量の1/3程度の量を投与したら人工心肺への吸引を停止する。
- 引き続きプロタミン投与を継続する。

## 16 カニュラ抜去

- この時点で上大静脈から脱血管を抜去しpurse-string sutureを結紮する。
- 脱血管を抜去した時点で，脱血回路内の血液を人工心肺リザーバーにすべて回収する。循環血液量が足りない場合はリザーバー内の血液を少しずつ送血する。
- 十分送血したら送血管を抜去する。循環動態が安定していて血圧が高すぎないことを確認して抜去する。送血管抜去部から出血がある場合は4-0ポリプロピレン糸を用いて大きめのpurse-string sutureをかけ，ゆっくりと結紮すると止血できることが多い。
- 止血が不十分な場合は止血製剤の助けを借りるが，基本的には確実に止血できるまで追加縫合するか圧迫止血するべきである。

## 3文まとめ

人工心肺着脱で注意すべきことは，
①心臓外科手術の基本としてすべての工程を体に染みこませ，反射的に事を進めること
②体外循環に関連する理論を理解すること
③体外循環で合併症を起こさないよう細心の注意を払うこと
である。

# I まずはここから オール図解－ぼくのこだわり教えます！

## 4 術中出血のコントロール

聖路加国際病院心血管センター心臓血管外科 阿部恒平

- ▶ 心臓血管外科の手技は血液を流す，止めるの2つに集約できるといっても過言ではない。止血操作は運転におけるブレーキ操作であり，ブレーキを掛けることができるからアクセル（心内操作）を行うことができるのである。
- ▶ 止血が良好であれば，術後にドレーンとにらめっこをしながら輸血の手配や心タンポナーデの心配をしないで済むだけでなく，上司からの信頼も得られる。
- ▶ 術後出血量と予後には相関があることが知られている。つまり止血操作は，その後の患者生命予後を左右するとても大事な役割である。

### 出血コントロールの手順は

❶ 縫合部，吻合部の確認
❷ カニュレーション部位，ペースメーカリード刺入部の確認
❸ 心膜，縦隔，ドレーン刺入部の確認
❹ 胸骨切開部の確認
❺ ワイヤ刺入後の確認
❻ 胸骨閉鎖後の出血量確認

の順番で進める。

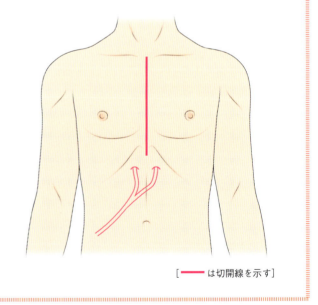

[――は切開線を示す]

# 1 縫合部，吻合部の確認

- まず縫合部，吻合部の確認を行う。ここでの出血は基本的には術者の責任であるが，患者をより確実に治すことがわれわれの使命なので，チーム全員で確認することが重要である。
- 大動脈切開線や右房切開線などの縫合部や左前下行枝吻合部など胸骨正中切開創から比較的見やすい場所では，その近傍で吸引を行いながら，生理食塩水を掛けることで，出血点がわかりやすくなる。
- 一方，回旋枝吻合部や左房切開線の両端など，見づらい場所では，直接見ることは血行動態が不安定になったり，かえって出血が増加したりすることもあるため憚られる。確実に確認する方法として，①まず乾いたスポンジガーゼなどで胸骨後面を覆い，この部位から心嚢内への血液垂れ込みを防ぐ，②見える範囲での出血がないことを確認する，③横隔膜を尾側に押し下げるようにしながら吸引子管を心臓後面のレベルまで挿入する**（図1）**。持続的に出血を吸引できるようであれば，背側からの出血の可能性が高い。

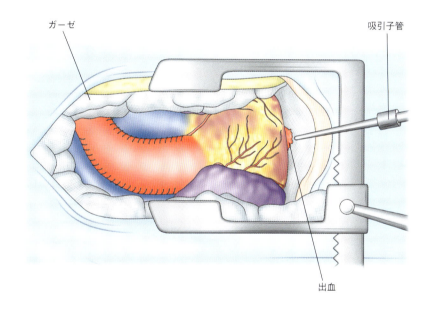

**図1　心臓後面の出血確認法**
周辺からの垂れ込みをガーゼで防いだ後に，吸引子管を横隔膜に沿って入れ，その先端を尾側へ押す。心臓後面より血液が湧出してくるようなら，心臓後面の出血である。

### One Point Advice

心臓後面の出血確認は，血行動態悪化のおそれがあるので間接的に確認する。

## 1歩先行くテクニック

　プロタミン使用後に比較的アクティブに出ている出血部の近傍には血餅を生じていることが多い。出血点の確認までは至らなくても，心臓をちょっと持ち上げて背面に血餅があれば，背面からの出血の確証が高まる。左房切開線の尾側断端は背面に回り込んでいるため，目視することは難しい。右示指をIVCと右下肺静脈の間から挿入し，背面を用手的に圧迫することにより出血量が減少できれば，同部位を止血剤などで止血することも可能である。

# 2 カニュレーション部位，ペースメーカリード刺入部の確認

- 送血管抜去部→順行性心筋保護カニュラ抜去部→ベント抜去部→静脈脱血管抜去部と，高圧系から低圧系に向かって確認していく。Oozing程度の出血であれば，ガーゼなどでの圧迫もしくはフィブリン糊などの止血薬とGelfoam®，SURGICEL®などの基材を合わせる，もしくはこれらが合材になっているTachoSil®で圧迫止血する。出血程度が強い場合は縫合止血が望ましいが，かえって針孔からの出血が増えるおそれがある場合は，上記止血薬と基材で止血することも有効である。いくつかの止血方法を試してもよいが，2トライしても改善しない，もしくはかえって出血が増えた場合は，躊躇なく上級医を呼ぶことをお勧めする。
- ペースメーカリード刺入部からの出血は，糸針による止血が有効であるが，この場合，糸の掛け方によっては，リード抜去の際に周囲組織を損傷して遅発性タンポナーデになる可能性がある。筆者らは，敢えて糸かけをせず，フィブリン糊＋Gelfoam®で圧迫止血を行っている。この方法だと，リード抜去を行った場合もGelfoam®がカバーされており，遅発性タンポナーデの心配が少ない。

### 表1 止血薬の比較

| | 動脈カニュラ抜去出血 | 静脈カニュラ抜去出血 | 広範囲出血 | 人工血管吻合部 | 冠動脈吻合部 | 骨髄出血 | 生体材料非使用 | 圧迫時間（分） | コスト[*1] | 価格 |
|---|---|---|---|---|---|---|---|---|---|---|
| フィブリン糊（＋基材[*2]） | ×(○) | ○(◎) | ○(◎) | △(○) | ○(◎) | ×(△) | × | 0(2～3) | 中 | 35,760円/3mL |
| Hydrofit®（＋基材） | ○(◎) | ○(◎) | ○(◎) | ○(◎) | ×(×) | ×(△) | ○ | 3(<1) | 低 | 27,000円/2mL |
| TachoSil® | ○ | ◎ | ○ | ○ | ○ | × | × | 3～5 | 高 | 60,810円/9.5cm×4.8cm |
| ARISTA™ AH | △ | ○ | ○ | △ | △ | △ | ○ | 1 | 中 | 38,400円/3g |
| Floseal | ○ | ○ | △ | ○ | ○ | ○ | × | 2 | 中 | 64,000円/5g |
| BioGlue® | ○ | △ | × | ◎ | × | × | × | 2 | 高 | 145,000円/10.8g |

◎：非常に有効　　○：有効　　△：あまり有効でない　　×：有効でない，もしくは有害である
[*1]：TachoSil®を除いて1mg・mLあたりの単価はほぼ同じである。あくまで同等止血を得るのに必要な量から検討した私見である。
[*2]：フィブリン糊は酸性では粘着力が低下する。SURGICEL®は酸性のため，基材としてはGelfoam®のほうが効果が高い。

## 1歩先行くテクニック

　大動脈，特に順行性心筋保護ルートからの出血コントロールに悩まされた経験がない人はほとんどいないであろう。大動脈基部付近は血管壁も薄いことが多く，全層性にプレジェットを用いて止血したらさらに針孔から出血を生じて，結果しばらく圧迫止血をすることになる。前述したフィブリン糊＋基材で圧迫止血することも一案であるが，外科医としては糸針で止血したいのが心情である。
　そこでお勧めするのが，外膜だけを出血点から1cm程度離しながらタバコ縫合を掛けるという方法である。出血点は針孔なので，外膜組織で針孔周辺の組織密度を高めることにより止血が可能となる(図2)。

### 図2　順行性心筋保護カニュラ抜去部からの出血

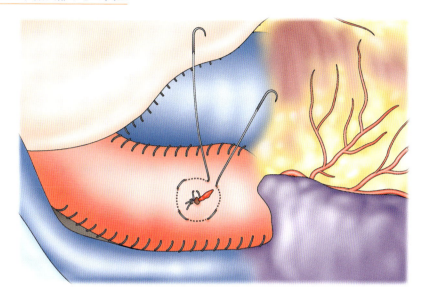

> **One Point Advice**
> 大動脈の針穴からの出血は，少し離れたところの組織を寄せる遠浅作戦が有効である。

## 3 心膜，縦隔，ドレーン刺入部の確認

- 術後再開胸の原因となる可能性が高い場所のひとつであり，ここからは閉胸を担当する外科医の責任範囲である。
- 特に横隔膜面の右側で切り込んだ心膜部は動脈性の出血を生じることが多いので，確認する。心膜断端も無視できない出血を生じることがあるため，必ず1周確認する。
- 次に周囲脂肪組織である。胸骨後面に接する部分は胸骨閉鎖時に確認できるため，まずは正中を頸部から尾側にかけて，生理食塩水を掛けながら止血を確認する。
- 横隔膜面まで来たら，ドレーン刺入部方向から出血がないか確認する。ドレーン刺入部から動脈性出血をきたしている場合は，まず該当するドレーンを抜去する。

### 1歩先行くテクニック

　ドレーン刺入部からの出血は，直視ができないため止血は難渋することが多い。そのため出血させないことが大事である。筆者らは，19Fr.の多孔性ドレーンを使用しているが，付属の金属製穿通具を使用すると，鋭利部分が腹壁の血管損傷をきたすことがあるため，この金属穿通具を切り離し，捨てている。貫通部は，尖刃で皮切を行い，メッツェンやペアンで鈍的剥離により通路を作成し，ドレーンを誘導している。

# 4 胸骨切開部の確認

- 基本的には胸骨切開部は骨膜からの出血が調整されれば，骨髄は閉胸により止血される。しかしわずかなギャップや胸骨骨折を生じている場合，出血が継続するおそれがある。骨蝋は感染確率を上げるとの報告があり，また胸骨後面の止血確認で髄質の形態が変化するため，いったん止血できても隙間を生じて十分な止血ができないことが多い。筆者はSURGICEL® NU-KNIT®を閉胸時に胸骨間に挟むようにして閉胸している。これにより胸骨間の隙間が若干生じても止血が可能となる。

## 1歩先行くテクニック

胸骨骨折など，複雑に骨髄から出血している場合は，面での止血が困難である。この際，SURGICEL® NU-KNIT®を1cm角程度に切断したものを，骨髄の出血している部位に複数詰め込むことにより出血のコントロールが可能となる(図3)。低体温循環停止症例など，長時間手術で出血傾向になる場合には，開胸時にSURGICEL® NU-KNIT®の骨髄に当たる部分にFlosealをつけ，胸骨断端に1分程度圧着することで，心内操作時および閉胸時の出血をコントロールすることができる。

図3　胸骨骨折面からの出血

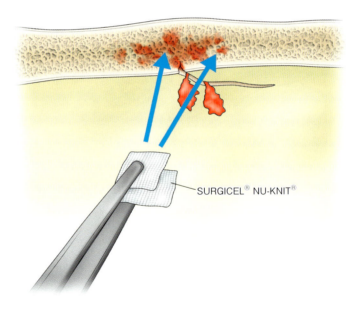

One Point Advice
胸骨骨髄からの出血には，SURGICEL® NU-KNIT®の詰め込みが有効である。

# 5 ワイヤ刺入後の確認

- ワイヤ孔からの出血はガーゼまたは生理食塩水をかけることにより確認する。出血が確認されたら電気メスで針孔周囲の止血を試してもよいが，骨髄から出血の場合，電気メスでは止血困難である。針孔を中心に骨膜および周囲組織をZもしくはU字に糸針をかけることによりほぼ止血可能である**(図4)**。電気メスで周囲組織を焼きすぎると糸針をかける組織がなくなるので，初めから糸針を使用するほうが確実に止血できる。
- この際，再度胸骨後面に接する脂肪組織からの出血も確認する。内胸動脈を採取している場合は，伴走静脈や，特に内胸動脈遠位側断端のクリップ周辺からの出血がないかを確認する。

### 図4　胸骨ワイヤ孔からの出血（Z字縫合とU字縫合）

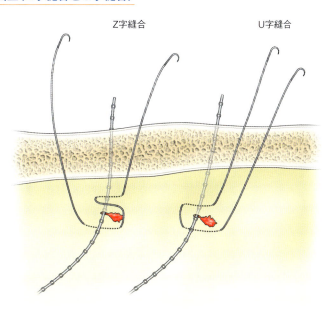

> **One Point Advice**
> ワイヤ穴からの出血は，電気メスより糸針で行おう。

# 6 胸骨閉鎖後の出血量確認

- しっかり止血をしたつもりなのに，集中治療室に戻ったら思ったより出血が多くて，手術室にUターンした経験がない心臓外科医はいないだろう。胸骨を閉めたら後は一直線に帰りたいところだが，Uターンの身体的・精神的負担を考えると，手術室でしっかり判断し，場合によって再確認することが大事である。具体的には，胸骨および腹直筋を閉鎖すると縦隔内は閉鎖空間になるため，ドレーンを吸引器に接続し，5分間出血を確認する。各施設により基準は異なるが，20mLを超える場合は再確認が望ましい。

## 3文まとめ

術中出血のコントロールで注意することは，
①術後出血が患者予後ならびに外科医の評価（＝予後）に繋がることを理解すること
②止血のルーチンを作って，見落としをしないようにすること
③最終段階で基準を超える出血量がカウントされたら，創部を再確認すること
である。

◆参考文献

1) Kristensen KL, Rauer LJ, et al：Reoperation for bleeding in cardiac surgery. Interact CardioVasc Thorac Surg 14：709-713, 2012.

まずはここから　オール図解－ぼくのこだわり教えます！－

# 5　ドレーン留置のデザイン

東京ベイ・浦安市川医療センター心臓血管外科　**田端　実**

- ▶手術中に留置するドレーンの主な役割は，出血やエアリークなどの情報収集とタンポナーデや血胸の予防である[1]。

- ▶留置デザインを決めるにあたっては，これらの目的をよく考慮する必要がある。前者の目的に対しては，出血やエアリークが起こる可能性が高い部位に留置することが重要である。後者の目的に対しては，血液や滲出液が溜まる部位に留置することが重要である。

- ▶ドレーン先端の位置だけでなく，経由点や側孔（あるいは溝）の位置にこだわる。

- ▶低侵襲手術では，ドレーン本数を最小限にするのも低侵襲のひとつ。

- ▶移動によるドレナージ不全，屈曲によるドレーン閉塞，ドレーン挿入や吸引圧による出血を回避するようデザインする。

## ドレーン留置デザインのポイントは

1. 心嚢腔ドレーンのデザイン
2. 胸骨下（前縦隔ドレーン）のデザイン
3. 胸腔ドレーンのデザイン
4. 冠動脈バイパス術におけるドレーン留置デザイン
5. 右開胸MICSにおけるドレーン留置デザイン
6. 胸骨部分切開MICSにおけるドレーン留置デザイン
7. 左開胸アプローチ手術のドレーン留置デザイン
8. ドレーン抜去のタイミング

# 1 心嚢腔ドレーンのデザイン

- 心膜を切開して心嚢腔の操作を行う手術では原則的に留置する。
- 例外として，当院では胸腔鏡下左心耳切除術や経心尖アプローチTAVIでは心嚢腔ドレーンを留置していない。また，左開胸の下行大動脈置換術で，心膜を切開して心腔内にベントを留置した場合も同様に留置しない（後述）。
- 多くのケースでは，心嚢腔ドレーンを1本留置している。1本留置の場合，ブレイクドレーンを心臓下壁面（横隔膜上）経由で後壁面（oblique sinus）に留置することが多い**（図1）**。心嚢腔の血液や滲出液は，重力の影響で臥位時には後壁面に，座位・立位時には下壁面に溜まるからである。
- 心嚢腔ドレーンは剣状突起下から挿入することが多いが，その場合に**横隔膜上で屈曲することがある**。屈曲の有無を確認して，もし屈曲があれば心膜を横隔膜まで十分切開するか，横隔膜を一部切り込むことで屈曲を改善できることが多い**（図2）**。
- 下壁面に短く留置された心嚢腔ドレーンは，**心臓の動きによって前壁面に移動（migration）することがある**。このことを防ぐためには，後壁面まで十分な深さに留置することが重要である。閉胸前にドレーンが移動していないことを確認し，もし移動していれば元の位置に戻したうえでドレーンを横隔膜に緩く固定するなどの工夫が必要である。
- 上行または弓部大動脈や大動脈基部手術を行った場合，もう1本心嚢腔ドレーンを追加している。これらの手術は吻合部からの出血や人工血管からの滲出・漏出が起こりやすいからである。この場合，剣状突起下から右房傍を経由し，人工血管（上行大動脈部分）の後面に先端を留置する**（図3）**。このように留置することによってドレーンの移動が起こりにくく，効果的なドレナージができる。

### 図1 心嚢腔ドレーンの経路
剣状突起下から横隔膜上を経由して，oblique sinusに留置する。

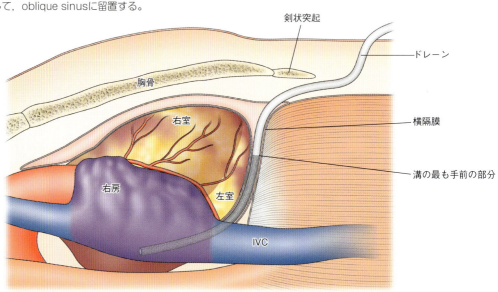

#### One Point Advice
溝の位置が浅すぎると，剣状突起下のドレナージが中心となってしまうことも。心臓下面と後面のドレナージを考えて溝の位置を決めよう。

### 図2 心嚢腔ドレーンの屈曲

心膜を十分切開して屈曲を解除する。

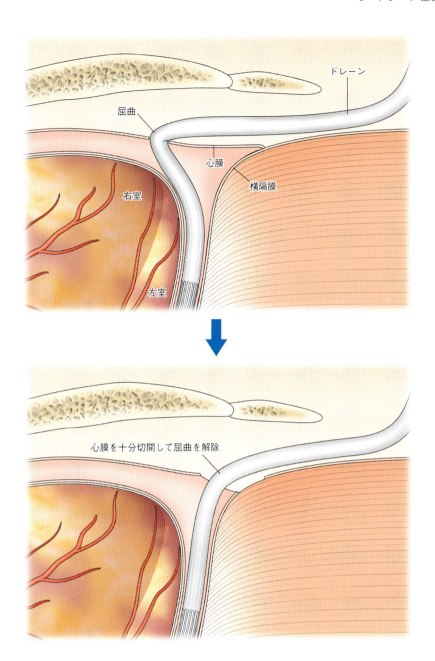

#### One Point Advice

心膜を横隔膜のほうに1〜2cm切り込むと，屈曲を回避できることがある。

### 図3 大動脈手術時の心嚢腔ドレーン追加

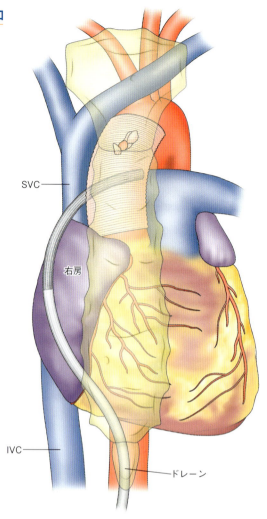

**One Point Advice**

人工血管前面に留置するよりも後面に留置するほうが，効果的なドレナージとmigrationの回避が期待できる。

## 2 胸骨下（前縦隔ドレーン）のデザイン

- 胸骨正中切開を行った場合に留置する。胸骨骨髄やワイヤホールからの出血を回収するのが主目的である。通常は剣状突起下から胸骨の背側に留置する。
- 胸骨部分切開アプローチでは，胸骨下と心嚢腔を1本のドレーンでカバーすることがある（後述）。
- 閉胸時に胸骨ワイヤで挟まないように注意する。

# 3 胸腔ドレーンのデザイン

- 胸膜を切開して胸腔を開放した場合,あるいは術前から胸水が貯留している場合に留置する.
- 挿入時の肺損傷を回避するため,**換気を一時停止して挿入するのがよい.**
- 原則として左右それぞれの肋間から挿入するのが望ましい.剣状突起下から縦隔経由で留置すると,剣状突起背側にドレーンが抜去後縦隔に死腔が形成されたり,エアリークがある場合に縦隔炎の原因になる可能性がある.
- 血液や胸水の排出が主な目的であるため,背側を経由して先端を横隔膜上に留置する(図4).
- エアリークがある場合は,肺尖部や肺前面にもう1本追加するのがよい.術中の肺損傷は肺前面に多く,背側に留置したドレーンでは十分排出できないことがある.そのような胸骨下ドレーンからエアが排出されることがあり,縦隔炎の原因になりうる.
- 弓部大動脈置換術や下行大動脈置換術後は肺尖部に血腫が溜まることがあるため,出血量を考慮して肺尖部に追加で置くこともある(図5).
- 胸膜にごく小さな穴が開いたのみで,胸腔内に血液や胸水が溜まっていない場合は,胸骨下ドレーンの先端をその穴から胸腔内に入れるだけでもよい.胸腔内にエアがトラップされるのを防ぐ目的である.

### 図4 胸腔ドレーンの留置デザイン
側孔(溝)を背側に置き,先端を横隔膜上に置く.

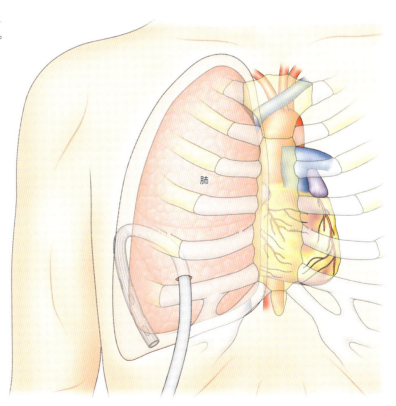

### One Point Advice
換気を一時中止して留置することで,より確実に留置ができ,肺損傷リスクも低減できる.

### 図5　エアリークがある際の胸腔ドレーン追加

肺前面内側経由で肺尖部に先端を置く。胸骨正中切開手術では，エアリーク源は肺内側に多い。

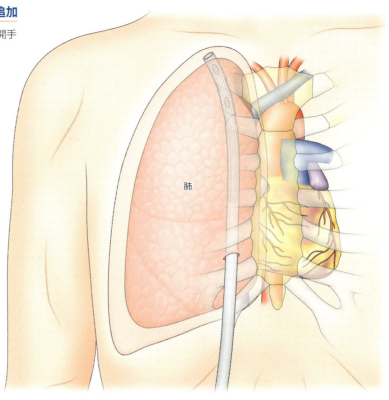

**One Point Advice**

ドレーン先端が胸膜に強く当たると痛みの原因になることがあるため，先端が胸膜に当たらないようにする。

## 4　冠動脈バイパス術におけるドレーン留置デザイン

- **ドレーンの吸引部分がグラフトに接しないように留置する**(接することで，グラフトからの出血を引き起こすことがあるため)。
- 胸骨下ドレーンによる損傷を防ぐため，上行大動脈の中枢吻合部や心臓・大動脈前面を通るグラフトは心膜や脂肪組織で覆い，ドレーン吸引部分と接しないようにする**(図6)**。
- 心嚢腔ドレーンよる上行大動脈から右冠動脈領域へのグラフト損傷を防ぐため，ドレーンとグラフトと交差する部位より側孔(溝)が深くなるように留置する**(図7)**。また，ドレーンが移動しないように横隔膜等に軽く固定しておくのがよい。

## 図6　胸骨下ドレーン側孔と冠動脈バイパスグラフトの接触回避

バイパスグラフトの中枢吻合部を心膜や脂肪組織で覆うことで，ドレーンとの接触を防ぐ。

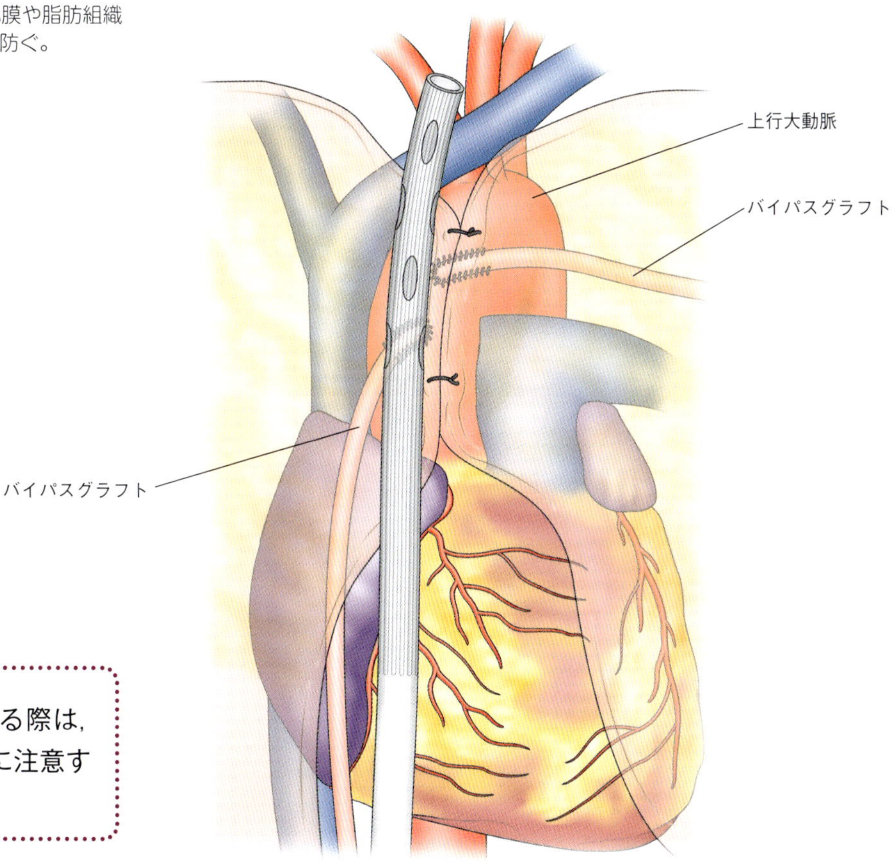

上行大動脈
バイパスグラフト
バイパスグラフト

**One Point Advice**

心膜や脂肪組織を縫合する際は，バイパスグラフトの屈曲に注意する。

## 図7　心嚢腔ドレーン側孔と右冠動脈領域バイパスグラフトの接触回避

側孔（溝）をドレーンとグラフトが交差する位置よりも深くに置くことで，ドレーン陰圧によるグラフト損傷を回避できる。

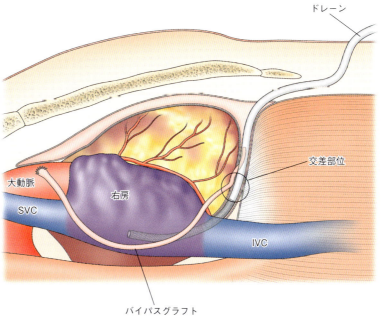

ドレーン
交差部位
大動脈
右房
SVC
IVC
バイパスグラフト

**One Point Advice**

バイパスグラフトをフィブリングルー等で固定しておくと，ドレーン留置後に動いて接触することがない。

# 5 右開胸MICSにおけるドレーン留置デザイン

- 右胸壁から心嚢腔と右胸腔に1本ずつ留置する。
- 心嚢腔ドレーンは心臓下壁面に留置し，先端を背側に置く。人工心肺離脱前に留置するとより安全かつ確実に留置できる**(図8)**。IVCの背側からoblique sinusに入れるとより安定するが，人工心肺離脱後に留置するのはIVC損傷のリスクがあり危険である。
- 心嚢腔ドレーンの側孔（溝）の位置が胸腔内にならないように注意する。
- 胸骨正中切開時と同様に胸腔ドレーンは背側経由で横隔膜上に留置する。また，肺損傷を避けるために換気を一時中止して留置するのがよい。せっかくの低侵襲手術であっても，エアリークで退院が遅れることがある。

## 図8 右開胸MICSでの心嚢腔ドレーン留置デザイン

右胸腔経由でIVC上から横隔膜面〜oblique sinusに留置する。IVC下の留置は安定性が高いが，装入時のIVC損傷リスクがある。

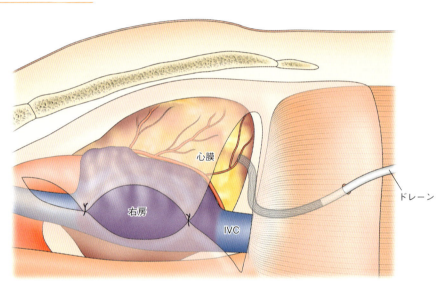

**One Point Advice**

心膜をラフに縫合することで，右房傍の血腫形成を予防できる。

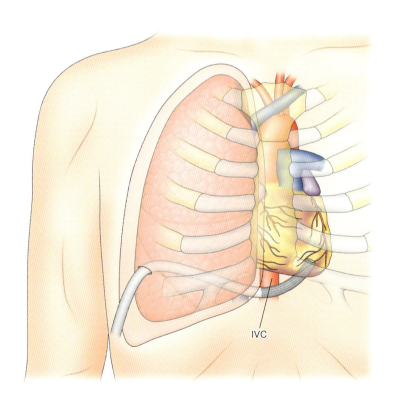

## 6 胸骨部分切開MICSにおけるドレーン留置デザイン

- 原則として，1本のドレーンを留置して，胸骨下と心囊腔ドレナージの二役を担わせる。上部・下部切開どちらでも，肺動脈前面から左心耳傍を経由して，oblique sinusに先端を置く。ブレイクドレーンを使用して，溝が胸骨下からoblique sinusまで及ぶように留置する**(図9)**。
- 上部部分切開の場合は傍胸骨から留置する。この際，胸膜を開放しないことが重要である。胸膜を開放した場合は，胸腔ドレーンの追加を要する。剣状突起下からの挿入は盲目的な挿入となり，心臓や剣状突起周辺の血管損傷リスクが大きい。
- 下部部分切開の場合は剣状突起下から挿入する**(図10)**。

### 図9　上部胸骨部分切開MICSにおけるドレーン留置デザイン

胸骨傍から胸腔を経由せずに，大動脈・肺動脈前面〜左心耳傍経由でoblique sinusに留置する。

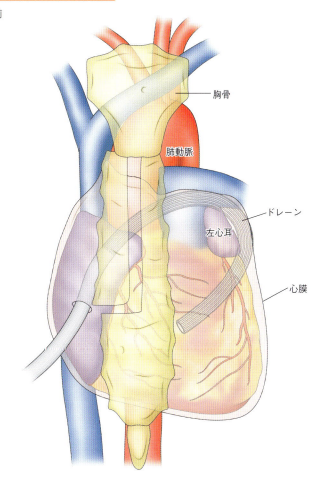

**One Point Advice**

肺動脈前面から心膜にドレーン先端を押し当てながら進めると，自然にoblique sinusまで進む。

### 図10　下部胸骨部分切開MICSにおけるドレーン留置デザイン

剣状突起下から肺動脈前面〜左心耳傍経由で
oblique sinusに留置する。

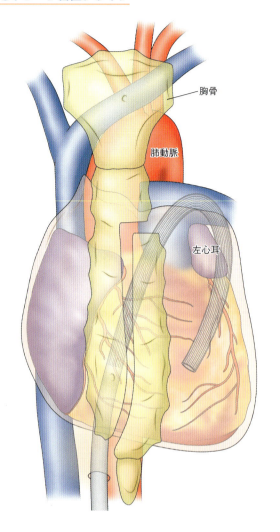

## 7　左開胸アプローチ手術のドレーン留置デザイン

- MICS-CABGや胸腔鏡下左心耳切除術，経心尖TAVIでは，心膜を開放のままとして，胸腔ドレーン1本のみの留置としている。心膜を開放しておくことで，心囊腔内の血液が胸腔に流れ，胸腔ドレーンで回収される。
- 下行大動脈置換術で，心腔内ベントを留置するために心囊腔を開放した場合も同様にしている。

## 8 ドレーン抜去のタイミング

- 感染防止，疼痛軽減，早期離床の観点から早期抜去が望ましい。CDCガイドラインでは速やかなドレーン抜去が推奨されている[2]。当院の場合，低侵襲手術では手術翌朝，胸骨正中切開手術では術後2日目に抜去することが多い。
- 抜去は排液量や性状をみての判断となるが，当院では排液が血性でなく，200mL/day以下であれば積極的に抜去している。

### 3文まとめ

ドレーン留置デザインで注意すべきことは，
①重力や解剖を考慮して血液や滲出液が溜まる部位に置くこと
②術後出血の可能性が高い部分やエアリークがあれば適宜その部分にドレーンを追加すること
③ドレーンの移動や屈曲，ドレーンによる出血が起きないようにデザインすること
である。

### 文献

1) 平岩伸彦, 田端 実：ドレーン管理：適切な管理法とピットフォール. INTENSIVIST 8 (1)：41-47, 2016.

2) CDC：Guideline for the Prevention of Surgical Site Infection, 1999. Infect Cont Hosp Epidemiol 20：247-278, 1999.

# Ⅱ

# 基本の基本をマスター

## II 基本の基本をマスター

# 1 下肢静脈瘤手術

慶應義塾大学医学部外科学（一般・消化器） 松原健太郎

> ▶下肢静脈瘤に対する血管内焼灼術が普及したことで，日帰りの下肢静脈瘤手術が可能になった。
>
> ▶術前・術中・術後すべてのタイミングでエコーが必須であり，エコー手技の習得が最も重要になる。
>
> ▶手技はシンプルで短時間で終えることができる手術であるが，安全面や整容面などのさまざまな工夫を身につけて，患者満足度の高い治療を提供するよう心がけなければならない。

**下肢静脈瘤血管内焼灼術の手技は**

❶ 術前マーキング
❷ エコーガイド下穿刺
❸ カテーテル挿入
❹ TLA麻酔
❺ 焼灼
❻ stab avulsion法による静脈瘤切除
❼ 術後圧迫
❽ 術後フォロー

の順番で進める。

# 1 術前マーキング

- 臥位になると伏在静脈の本来の径や，下腿の分枝静脈瘤がわからなくなるため，術式の最終確認を兼ねて**立位または座位で術前マーキングを行う（図1）**。
- 伏在静脈のマーキングは，エコーを用いて大伏在静脈-大腿静脈接合部（sapheno-femoral junction；SFJ）や小伏在静脈-膝窩静脈接合部（sapheno-popliteal junction；SPJ）の位置，伏在静脈の走行をマーキングする。エコーゼリーが付着していると油性マジックが使用できないので，芯を出していないボールペンの先端やストローを押し当てて皮膚に痕を付け，ゼリーを拭き取ってから油性マジックでマーキングする。10cm程度の間隔でTLA麻酔の刺入点もマーキングしておく。
- 下腿や大腿の分枝静脈瘤の切除を予定する場合は，分枝の走行もマーキングし，表皮に近く膨隆の強い部には皮膚切開予定部として赤色でマーキングしておく。
- 治療開始前に伏在静脈の○印と，瘤切除皮切部に30G針で局所麻酔を行う。

### 図1　術前マーキング

a：ストローを用いたマーキング
b：伏在静脈の走行を点線で描き，10cm程度の間隔でTLA麻酔の刺入点に○を付ける。
c：分枝静脈瘤をマーキングし，皮膚切開予定部には赤色でマーキングを加える。

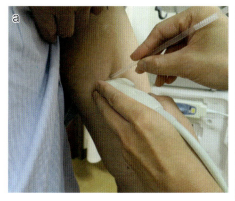
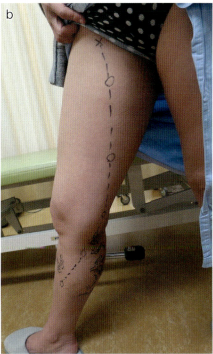
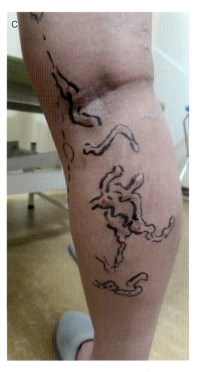

#### One Point Advice

TLA麻酔の刺入時にはマーキングラインを穿刺してはいけない。マジックのラインを穿刺すると，皮膚に入れ墨痕が残ってしまうことがある。

# 2 エコーガイド下穿刺

- 穿刺部位を選択する際には，逆流が終わる部位の幾分末梢から穿刺することが望ましい。そうすることで，分枝静脈瘤の縮小効果がより望める。しかし，穿刺手技が安定するまでは無理はせずに穿刺しやすい部位を選ぶ方が無難である。大伏在静脈（great saphenous vein；GSV）の場合，膝下数cm付近は最も穿刺しやすい部位になる。
- **穿刺する静脈を拡張させるために，患者を逆Trendelenburg体位にする。**GSVの場合，膝枕を使用して，患肢を屈曲やや外旋させる。
- エコーで静脈を長軸あるいは短軸で描出しながら穿刺する。どちらを用いるかは術者の好みによるところであるが，**長軸像で穿刺する方法を習得したほうが，tumescent local anesthesia（TLA）麻酔時にも応用でき汎用性が高い（図2）。**
- 複数回試しても穿刺困難な場合は，小切開を置き，伏在静脈を露出してから穿刺する。

### 図2　長軸法による血管穿刺

a：静脈が全長に描出された位置でプローブは固定し，動かさないことが重要である。穿刺針を画面内に誘導し，穿刺針と静脈を同時に描出する。針先を見失わないように穿刺針の向きを微調整しながら進める。
b：針先が静脈前壁をしっかり捉えている場合，貫く直前に前壁に凹みが観察される。

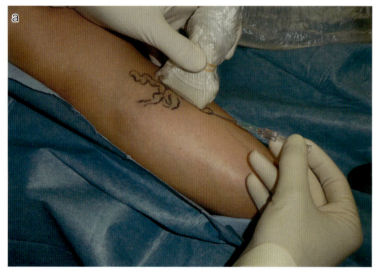
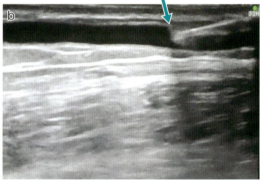

静脈前壁の凹み

## 3 カテーテル挿入

- 穿刺に成功したら，内套を抜去し，十分な血液の逆流を確認する。ガイドワイヤを挿入したら，シースを挿入する前に，ガイドワイヤが穿通枝などに迷入せずに伏在静脈本幹に入っていることをエコーで確認する。
- シースを留置し，焼灼用のカテーテルを挿入する。適合するシースは使用する機種によって違いがある。また細径カテーテルの中には，穿刺針の外套で挿入可能なものもある。2018年現在，ラジオ波焼灼術（radiofrequency ablation；RFA）で1機種，レーザー焼灼術（endovenous laser ablation；EVLA）で4機種（波長1,470nm，980nmが2機種ずつ）が保険診療で使用可能になっている。機種ごとの使用法の詳細は紙面の都合上割愛し，いずれの機種にも共通する一般的な手技を以下に記す。
- **伏在静脈の蛇行や瘤化により，カテーテルが先当たりすることがあるが，左手で先端周囲を揉むことで先当たりを解除しながら進めるか，エコーで先端の状況を確認しながら誘導する**ことでほとんどの場合は対応可能である。RFAの場合はカテーテルにガイドワイヤポートがあるので，ガイドワイヤを先行させることも可能である。
- どうしてもカテーテルが通過しない場合は，その中枢側を穿刺し，分割して焼灼する。
- カテーテルを挿入したら，静脈をできるだけ虚脱させた状態で焼灼するために，患者をTrendelenburg体位にする。

## 4 TLA麻酔

- TLA麻酔とは，低濃度大量局所浸潤麻酔であり，0.05〜0.1%に希釈したエピネフリン添加リドカイン（キシロカイン®注射液「1%」エピレナミン含有）を使用し，リドカインの酸性を中和し，浸潤時の痛みを減少させるために炭酸水素ナトリウム（メイロン®静注7%）を添加している。
- 0.1%のTLA麻酔液の組成の例としては，キシロカイン®注射液「1%」エピレナミン含有50mL，メイロン®静注7% 20mL，生理食塩水430mLとなる[1]。TLA麻酔におけるリドカインの極量は35mg/kgとされており，0.1%で使用した場合，体重60kgの患者の最大使用量は2,100mLになる。
- TLA麻酔は，疼痛抑制だけでなく，伏在静脈本幹周囲に膨潤させることで，静脈径を減少させ焼灼効果を高めることや，皮膚や周囲組織の熱損傷予防に繋がる。
- エコーの長軸操作で20mL注射器と20Gカテラン針で注入する。**静脈直近をねらい，saphenous compartment（伏在筋膜と深筋膜に囲まれた空間）内に正確に注入することが重要である（図3）。**
- 空気を注入してしまうと，エコーでの観察が困難になるため，注射器には空気が混入しないよう注意する。
- 日帰りで行う場合であっても，TLA麻酔にプロポフォールによる静脈麻酔を併用することは可能である。

### 図3 エコー下TLA麻酔

a：長軸像でGSV本幹直近をねらい，確実にsaphenous compartment内にTLA麻酔を注入すると，GSV本幹の上下に筋膜下の空間が広がる。
b：短軸像で確認しても，saphenous compartment内でGSVを取り囲むように浸潤されていることがわかる。

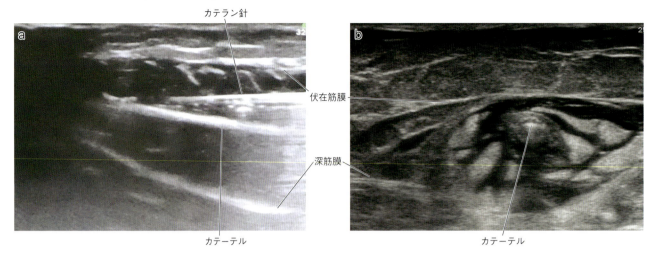

## 5 焼灼

- 焼灼開始部位は，GSVの場合はSFJから10〜20mm（RFAでは20mm，EVLA 1,470nmでは10〜20mm）の部位からが基本となる（図4）。小伏在静脈（small saphenous vein；SSV）の場合は，SPJ近傍から焼灼すると，神経障害のリスクがあるため，SSVが深部から十分立ち上がり，脛骨神経と離れた部位からの焼灼が望ましい。
- **エコープローブで圧迫し，静脈とカテーテルを密着させながら焼灼する（図5）**。カテーテルの牽引は，連続的あるいは分節的に行うか機種ごとに方法が決まっている。
- 伏在静脈が皮膚に近い部位では，皮膚から伏在静脈が10mm以上離れるようにTLA麻酔を行うことで焼灼は可能である。しかし，術後に色素沈着やひきつれを起こすことがあるので，皮膚に近い部位は切除することも考慮すべきである。
- GSVだけでなく，同側の副伏在静脈にも同時に弁不全を認める場合には，両者を穿刺して別々に焼灼を行う。
- 焼灼終了後に伏在静脈の閉塞状況と，SFJやSPJの深部静脈に異常がないことをエコーで確認する。

### 図4　GSVの焼灼開始部位

RFAのカテーテル先端がSFJから20mmの位置にある。浅腹壁静脈の合流部は焼灼開始部位のおおまかな目安になる。

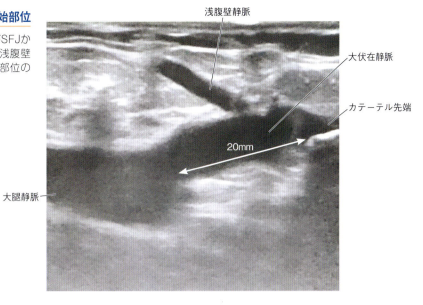

### 図5　GSV焼灼中の術野

患者はTrendelenburg体位になっている。エコープローブでカテーテル先端を描出し，圧迫しながら焼灼している。

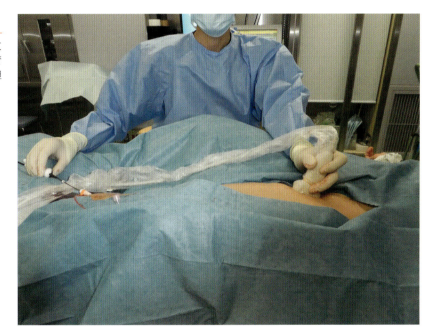

## 1歩先行くテクニック

　SFJ近傍のGSV本幹が部分的に大きく瘤化（20〜30mm以上）している場合には，血管内焼灼術単独では瘤が残存してしまうので，高位結紮を追加することがある。その場合，先に鼠径部で高位結紮を行い，そこから末梢に向かってカテーテルを挿入して焼灼することも可能である。

# 6 Stab avulsion法による静脈瘤切除

- 大腿や下腿に分枝静脈瘤がある場合は，**術前にマーキングをしておき，伏在静脈の焼灼後に分枝静脈瘤の切除を同時に行う**のが一般的である。
- Stab avulsion法とは，皮膚に尖刃メスか18G針で1〜2mmの小切開を置き，専用のフックで静脈を引っ張り出し，引きちぎる方法である。
- **分枝静脈瘤のマーキング範囲よりも一回り広範囲にTLA麻酔を行う**。尖刃メスで皮膚切開する場合，先端で突き刺して1〜2mmの切開創を作る。フックを挿入し，静脈を探って，静脈をつり上げる。切開創に静脈壁が露出したら，モスキート鉗子で把持する。**モスキート鉗子で牽引し，静脈がちぎれるまで引き出す**（図6）。通常は断端の結紮はしない。
- 小切開創は通常は縫合しないが，牽引している間に切開創が大きくなってしまったり，創部からの出血が多い場合には，5-0や6-0のナイロン糸付縫合針で縫合する。
- 小さな切開創であり，術後に創部は目立たないため，複数箇所に行うことが多い。しかし，伏在静脈本幹の焼灼により分枝静脈瘤の自然縮小が期待できることや，遺残した場合でも硬化療法を追加することも可能なので，**完全な切除は必ずしも必要ではない**。これらをふまえて，患者から切除したい部位の希望を聞きながら，術前マーキングを行うとよい。

### 図6　stab avulsion法による静脈瘤切除

a：専用のフック
b：フックで創縁まで静脈を引き出し，モスキート鉗子で把持する。
c：モスキート鉗子で牽引し，静脈を引き出す。少し回すように牽引しながら，周囲組織や枝を外していく。

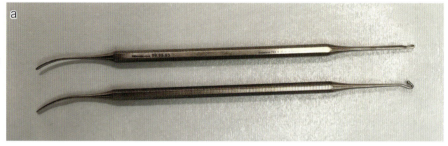
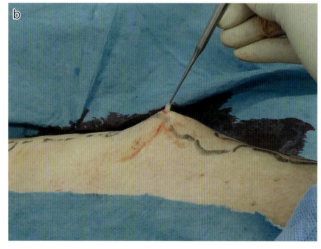
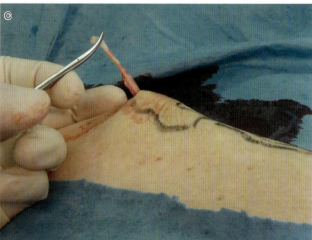

# 7 術後圧迫

- 術後に良好な止血を得るために，**適切な圧迫処置が重要になる**。その際，シースの刺入部や静脈瘤切除創からTLA麻酔液が多量に染み出てくるため，ガーゼと吸収パッドで創部を覆い吸収させる必要がある。
- 圧迫による皮膚トラブルを予防するために，まず**患肢全長にワセリンを塗布する**。次いで創部にガーゼと吸収パッドを載せ，筒状包帯をかぶせる。その上から**弾性包帯を巻き，さらに弾性ストッキングを着用させる**(図7)。
- 翌日に弾性包帯を除去した後も弾性ストッキングによる圧迫は継続する。数日間は終日着用し，術後3〜4週間は日中の着用を指導する。

### 図7 術後圧迫
a：ワセリンを塗布し，穿刺部と静脈瘤切除部を吸収パッドで覆っている。
b：弾性包帯の上から弾性ストッキングを着用している。

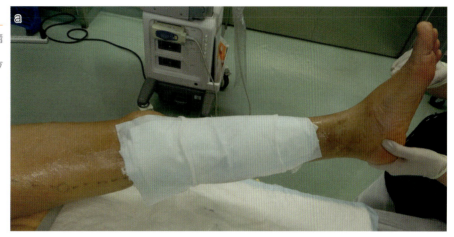
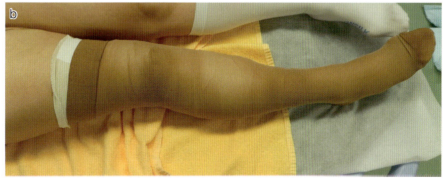

# 8 術後フォロー

- 日本静脈学会のガイドライン[1, 2]では，術後72時間以内および1〜3カ月後のエコーで，**静脈の閉塞と深部静脈血栓症の有無の確認が推奨されている（図8）**。焼灼術術後の合併症として，深部静脈への血栓進展（endovenous heat-induced thrombus；EHIT）を生じることがある**（図9）**。血栓進展が深部静脈の径の50％を超えるclass 3以上には，抗凝固療法を行う。抗凝固療法は通常の深部静脈血栓症と同様に，直接経口抗凝固薬（direct oral anticoagulants；DOAC）かワルファリンを用いる。**フォローのエコーでclass 1以下に改善したら抗凝固療法は終了する。**

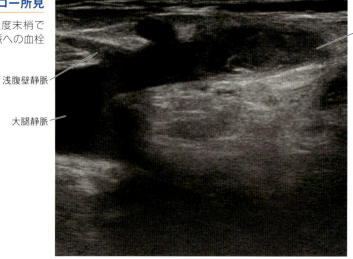

### 図8　GSV焼灼術後のエコー所見
SFJの長軸像。SFJから2cm程度末梢でGSVが閉塞しており，大腿静脈への血栓の伸展は認めない。

（浅腹壁静脈／大腿静脈／閉塞したGSV）

### 図9　EHIT分類

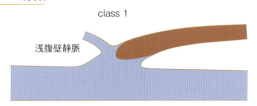

class 1　浅腹壁静脈
深部静脈の接合部の近位側に留まる

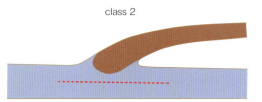

class 2
接合部を越え，深部静脈径の50％未満のもの

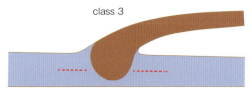

class 3
深部静脈の深部静脈径の50％を超えるもの

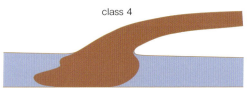

class 4
深部静脈を完全に閉塞する

文献2)より引用

## 1歩先行くテクニック

硬化療法とは静脈内に硬化剤(ポリドカスクレロール®)を注入することで静脈を血栓閉塞させる治療法であり、閉塞した静脈はその後6カ月程度で退縮し消失する。硬化剤を空気と混合して泡状にして使用するフォーム硬化療法が一般的に行われている。フォーム硬化剤の作成方法は、Tessari法が主流で、硬化剤を入れた注射器と空気または二酸化炭素を入れた注射器を三方活栓で連結し、注射器を交互に勢いよく押して泡状の混合液を作成する(図10)。

### 図10 Tessari法によるフォーム硬化剤の作成

ポリドカスクレロール®1容量に対し、空気または二酸化炭素を4〜5倍容量で混合する。注射器を勢いよく交互に押して、きめ細かい泡状になるまで続ける。時間が経過すると分離してしまうので、注入する直前に作成する。

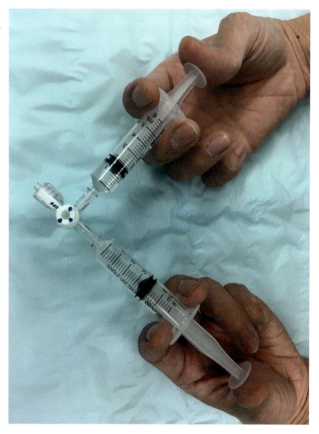

## 3文まとめ

下肢静脈瘤血管内焼灼術で注意すべきことは、
①エコーを用いた的確な術前、術後評価を行うこと、
②エコーガイド下穿刺の手技に慣れること、
③分枝静脈瘤切除は、整容面に配慮し、できるだけ小さな切開で行うこと、
である。

### ◆文献

1) 佐戸川弘之, 杉山 悟ほか：下肢静脈瘤に対する血管内治療のガイドライン2009-2010年小委員会報告. 静脈学 21：289-309, 2010.

2) 静脈エコー検討小委員会：超音波による深部静脈血栓症・下肢静脈瘤の標準的評価法. 静脈学 29：363-394, 2018.

## II 基本の基本をマスター

# 2　動脈血栓除去術

東京ベイ・浦安市川医療センター心臓血管外科　**伊藤丈二**

- ▶急性動脈塞栓および血栓症に対する，動脈塞栓除去用カテーテルを用いた外科的手技について述べる。
- ▶適切に血管を選択するために，透視下でのオーバーザワイヤタイプのFogarty® Cathetersを使用することを勧める。
- ▶適切なFogarty® Cathetersの扱いを修得し，血管損傷を起こさない。
- ▶適切な出血コントロールを行い，術野からの余計な出血を防ぐ。
- ▶器質病変に対して同時に血管内治療ができることが望ましい。
- ▶再灌流障害に備えて，緊急血液透析を考慮する。

**動脈血栓除去術の手技は**

❶ 診断，適応
❷ セットアップ
❸ 血管露出
❹ Fogarty® Cathetersの選択・扱い
❺ 血管部位別の血栓除去
❻ 再灌流後
　　　　　　　の順番で進める。

## 1 診断，適応

- 動脈拍動の有無，動・静脈のドプラシグナルの有無とともに知覚消失や安静時疼痛の存在，筋力低下の有無が可逆性を判別するのに有用な徴候である。
- 画像診断としてはCT検査，エコー検査が有用である。
- 閉塞部位より遠位側は下肢灌流が低下しているので**早期相のみならず遅延相を参考にする**と的確に閉塞部位が同定できる。
- 感覚障害，運動障害を伴うものは予後不良の徴候であるが，血栓除去の適応は患者のバックグラウンドにより大きく異なる。
- **末梢動脈疾患を基礎疾患に有する患者においては，側副路の発達により発症より数日経過していても救肢できる可能性がある。**
- 一方で，末梢動脈疾患のない症例における塞栓症においては，発症後数時間から半日程度でも重篤化する。
- 発症からの経過時間で一概に適応を決めることはできない。一般に発症から4〜6時間で神経，筋，皮膚の順で非可逆的変化を起こすとされるが，手術適応は患者の基礎疾患，閉塞部位，程度により大きく変わる。

## 2 セットアップ

- 診断時より速やかに**ヘパリン静脈投与3,000〜5,000単位を行い二次血栓の進展を防ぐ**。
- 症例によってはヘパリン投与のみで虚血が解除されることもある。
- **適切に血管内治療ができる体制を確保する**（バルーン拡張，ステント留置ができる）。
- 施設によってどの診療科が手術を担当するかは異なると思われるが，血管外科医や循環器内科医などの**血管内治療に精通している診療科にバックアップを依頼する**。
- Fogarty® Cathetersのみでは対応できない**器質病変の残存や，下腿遠位の血管に対応するためには血管内治療が欠かせない**。
- 再灌流障害が予想される症例には術中透析も念頭に置き**血液透析を手配する**。
- 手術そのものの侵襲度からすると，局所麻酔で行うことも可能であるが**全身麻酔下で行うことを勧める**。
- 何故なら，下肢虚血自体の疼痛は局所麻酔でコントロールできず，**高齢者の場合は特に安静が保てない**ことが多いからである。
- 下腿の血栓除去，血管造影などには十分に下肢を静止させる必要がある。

# 3 血管露出

## 皮膚切開

- 皮膚治癒を考慮して**斜切開**で行う。
- 通常の総大腿動脈アプローチの切開線より**やや低め**の切開線を置く**（図1）**。
- 浅大腿動脈と深大腿動脈の分岐点にアプローチしやすくするためである。

### 図1　皮膚切開

皮膚切開は通常の総大腿動脈にアプローチする切開線よりもやや低めに置く。斜切開のほうが創治癒によい。

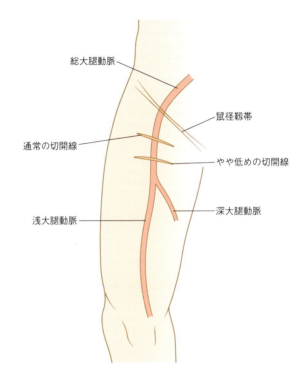

### One Point Advice

一番重要なことは良好な術野を得ることである。慣れないうちは切開線を無理に制限せずに，縦切開で大きく開けることを躊躇しないこと。

## 血管露出

- 総大腿動脈（CFA），浅大腿動脈（SFA），深大腿動脈（DFA），枝をそれぞれテーピングする。
- 出血のコントロールに使用するため**テーピングは固めのVesseloops®を用いて2重に行う**（図2）。
- 動脈切開を閉鎖するときに必要な縫合線と視野が得られるだけの剥離を行う。
- 動脈の切開線は総大腿動脈の遠位に置く。
- **総大腿動脈の中位・高位に切開線を置くと，Fogarty® Cathetersを浅大腿動脈もしくは深大腿動脈に選択することが困難になる**からである。
- 選択に手こずり，挙句の果てに切開線付近の動脈に解離を起こすことがある。**動脈の切開は十分に動脈の半周分切開する**。小さすぎると血栓が除去されにくく，またバルーンで切開線が裂けることがある。

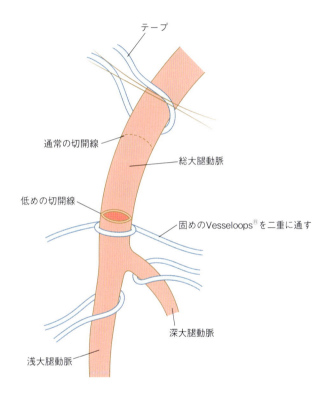

**図2　動脈のテーピングおよび切開**
血管を確保する以外に，出血をコントロールするために固めのVesseloops®を二重に通す。動脈切開位置は通常より低め。

### One Point Advice

遮断鉗子をかけた後のことを想定して十分な術野を確保する。不十分な剥離で遮断鉗子をかけると，血栓除去や血管の縫合の際に視野が悪く苦労することになる。

# 4 Fogarty® Cathetersの選択・扱い

## Fogarty® Cathetersの選択

- Fogarty® Cathetersの選択を適切に行う。
- 小径の血管には**オーバーザワイヤ式**のカテーテルを用いることが原則である(**図3**)。
- 血管部位別にFogarty® Cathetersのサイズと，それに合ったガイドワイヤを選択する(**図4**)。

### 図3　オーバーザワイヤ式Fogarty® Catheters

オーバーザワイヤ式はワイヤルーメンとバルーンルーメンを有する。ガイドワイヤを用いることで血管を選択することができる。

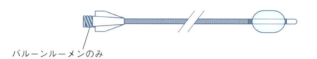
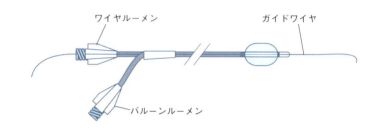

> **One Point Advice**
>
> オーバーザワイヤ式はシングルルーメン式よりやわらかく折れやすい。ワイヤを通した状態で使用することを勧める。

### 図4　血管部位別のカテーテル選択

血管サイズに合わせてカテーテルのサイズを選択する。膝下の血管は基本的に3Fr.を使用する。

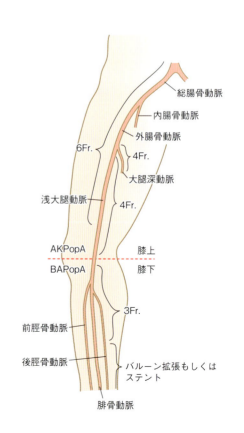

> **One Point Advice**
>
> 慎重に行えば，下腿3分枝の中枢側まではFogarty® Cathetersで血栓除去できるが，それ以遠はバルーン拡張もしくはステントのほうがよい。筆者の知る限りでは，2Fr.のFogarty® Cathetersはシングルルーメン式のみである。

| ガイドワイヤのサイズ | |
| --- | --- |
| 6Fr. | 0.025inch，0.035inch，ワイヤなし |
| 4Fr. | 0.025inch，0.018inch |
| 3Fr. | 0.018inch |

## Fogarty® Cathetersの扱い

### バルーンに造影剤を混ぜる
- バルーンシリンジに造影剤を混ぜる。
- 濃く混ぜすぎないことがポイントである。
- 濃いと透視ではよく確認できるが，バルーンのdeflationにかなり時間を要する。

### バルーンの拡張
- 末梢血管において**バルーンを全拡張させる機会はほぼない**。
- バルーンをすべて拡張させると，血管に対して高圧になりすぎて損傷の原因になる。
- 高すぎる拡張圧で血栓除去すると，血栓とともに血管内膜ごと剥がれて**医原的に解離を作る**ことになる。
- バルーンの手加減は"少し物足りないくらい"でちょうどよい。シリンジを押している親指の抵抗と透視画面を参考にしながら，適宜バルーンのサイズを調整して，血管径に合わせてカテーテルを引き抜いてくる。

### バルーンを透視外で拡張させない
- バルーンを拡張させるときは必ず透視下で行う。
- バルーンの位置を見失い，透視外で拡張させ思わぬ過拡張を招くことがある。

### ガイドワイヤ
- カテーテルではなくワイヤ先行が原則。
- 先端がカーブした状態"ナックル"は危険なサイン。
- **枝の穿孔，先端で解離を起こさないように繊細なワイヤ扱いを心掛ける**（図5）。

### バルーン拡張＋カテーテル先端造影
- オーバーザワイヤ式の一つの利点として，バルーン拡張させて先端造影ができることがある。
- 造影前にある程度十分に血栓除去を行っておくことが重要。
- さもなくば**造影剤を流し込むと同時に末梢側に血栓を押し込むリスクがある**。

---

### 図5 ガイドワイヤの扱い

普段の診療でガイドワイヤの扱いに慣れていない外科医は，特に注意が必要である。ガイドワイヤに少しでも抵抗を感じたり，ワイヤの進み方に違和感を感じた場合は，躊躇せずにいったん戻り，やり直すことが重要である。

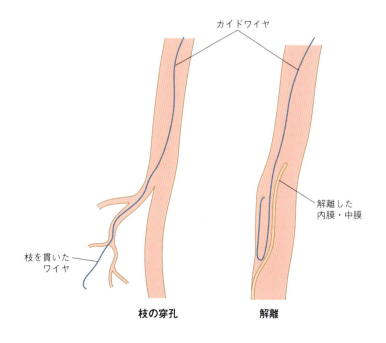

枝の穿孔　　　解離

### One Point Advice

ワイヤの扱いに慣れないうちは特にワイヤ操作が億劫に感じるかもしれない。ついつい乱暴な扱いになりがちなところを忍耐強く我慢すること。

# 5 血管部位別の血栓除去

### 出血コントロール(図6)
- 血栓除去後や側副路での**逆血がある場合は十分にコントロールしないと必要以上の出血を招く**。
- **固めのVesseloops®を締め上げるか，鑷子で入口部を締めるなどの手技が必要**である。

### 図6 切開線での出血コントロール

いったん血栓が除去されると逆血で出血する。ガイドワイヤとFogarty® Cathetersを進めている際に余計に出血しないようにコントロールしなければならない。

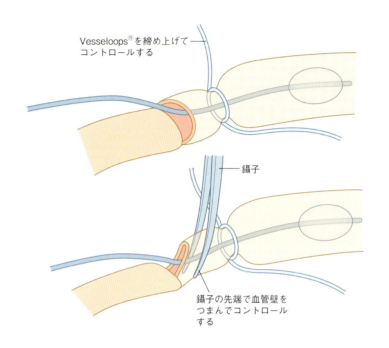

### One Point Advice

動脈硬化が強く血管を締め上げたり，鑷子でのコントロールがどうしても難しい場合は，太めのシース(6Fr.以上)を切開線から挿入して"血管の出口に蓋をする"ことも選択肢のひとつである。

### 浅大腿動脈(SFA)
- 比較的高めの圧で血栓を除去しても，損傷することは少ない。
- **枝の存在に注意**する。

### 深大腿動脈(DFA)
- 中枢側は比較的血管径があるが，すぐに血管径は細くなる。
- **動脈硬化性変化に乏しく，血管は脆弱**である。
- ガイドワイヤを進めすぎて穿孔させないように注意する。
- 基本的に**末梢側の深大腿動脈は豊富な側副血管があるので適応外**である。
- バルーンは小さめを選択し，愛護的な血栓除去を心掛ける。

### 膝窩動脈（PopA）
- 膝上，膝裏の膝窩動脈は浅大腿動脈に近く，血管径は太く丈夫である。
- **膝下の膝窩動脈は血管径が細くなり脆弱である。**
- ガイドワイヤを下腿の3分枝のいずれかに進める。
- Fogarty® Cathetersを下腿の3分枝の近位より拡張し始めるが，**下腿3分枝内では軽くわずかに接するくらいにとどめ，いったん膝窩動脈に入ったところで，バルーンを血管径に合わせて適度に拡張させる。**
- 一度血栓を除去した後は先端造影を用いて，残存している血栓を確認する。
- 一度できれいさっぱりと除去できることは少ない。
- **先端造影を行い，下腿3分枝のいずれかが十分に開通していれば，その時点で血栓除去を終えることを考慮する。**
- 深追いしすぎないことが肝心である。

### 下腿3分枝以遠（ATA，PTA，PA）
- **動脈硬化変性が強くかつ，血管径が細くバルーンで血栓除去を行うと高率に解離を起こす部位**である。
- 基本的には**下腿3分枝以下はステントおよびバルーン血管拡張が適切**である。
- ただ膝窩動脈から連続して中枢側に血栓がはまり込んでいる場合，バルーンでの除去が有効なこともある。
- **血栓除去を試みる場合は，3Fr.のバルーンで腫れ物に触るようにやさしく血栓除去を行う。**
- 容易に血栓除去できないときは，何度も除去を試みるのではなく，血管内治療（ステント，バルーン）を考慮するべきである。
- ここでも深追いしすぎないことが肝心である。

### 中枢側動脈の血栓除去（CIA，EIA）
- 腹部大動脈末梢側までバルーンを進め，総腸骨動脈から血栓除去を行う。
- 腸骨動脈に狭窄があることがあり，**血管径が太いからといって乱暴な扱いをすると解離を起こす。**
- 血栓除去後には動脈圧が高圧にかかっているので，**血栓が抜けた瞬間に血液が勢いよく噴出するはずである。**
- **噴出が弱い場合は，残存血栓，腸骨動脈狭窄もしくは解離を疑う**必要がある。
- 中枢側の血栓除去は一度血栓を除去してしまうと，遮断解除とともに多量に出血することが難点である。
- **2度目以降の血栓除去が必要な場合は，出血コントロールを十分行いながら**手技を進める必要がある。

### 血管の閉鎖，確認造影
- 血管の内膜肥厚が強かったり，損傷がある場合は慎重に血管を閉鎖する必要がある。
- 特に狭窄するおそれがある場合は，単結節での縫合を考慮する(**図7**)。
- 最終の確認の造影を行うために，造影ルートが必要であるが**造影用ルートを閉鎖線より挿入し，動脈閉鎖に用いた縫合糸でターニケットすると便利である**(**図8**)。

### 図7　血管の閉鎖

基本的には連続縫合でよいが，連続縫合による狭窄のおそれがある場合は単結節縫合で閉鎖する。

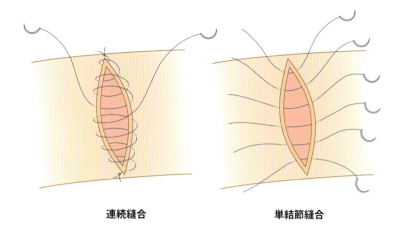

連続縫合　　　　　単結節縫合

> **One Point Advice**
> 血管の内膜の損傷が強いときや，切開線で解離が起きているときは，切開線を閉鎖する前に単結節縫合で血管内膜を固定すべきである。

### 図8　造影用ルート

最終の確認造影の際にこの方法を行うことで，別部位を穿刺する必要がなくなる。

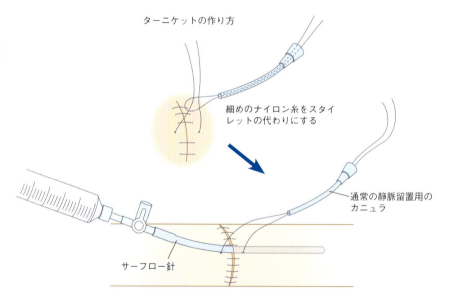

> **One Point Advice**
> 通常のターニケットだと末梢血管には大きすぎる。図のように静脈留置用カニュラをターニケットとして用いるとちょうどよい。

# 6 再灌流後

## 200字でまとめるKey sentence

- **筋腎代謝症候群（myonephropathic metabolic syndrome；MNMS）**
  再灌流症候群すなわち筋腎代謝症候群は，術後に腎不全を含めた多臓器不全を起こす予後不良因子であるが，その中でも急性高カリウム血症に注意したい．再灌流後より急激に血中カリウム値が上昇し最悪の場合，術中心停止を起こす可能性がある．術前からMNMSが強く疑われる場合に，再灌流前から患肢の大腿静脈に透析カニュラを留置し血液透析を開始することで，術後のMNMSを予防できたとの報告もある．

### 再灌流症候群

- 再灌流症候群には**MNMS**や**コンパートメント症候群**など含まれるが，その中でも特に再灌流直後に起こる**急性高カリウム血症**に注意したい．
- 急性高カリウム血症による術中心停止という最悪のシナリオは避けたいところである．
- MNMSのリスクが高い症例に対しては**術中もしくは術前から全身血液透析や患肢に選択的透析を行うことも考慮する．**
- 再灌流症候群の**リスクが高い症例は高位血管の閉塞（腹部大動脈〜腸骨動脈閉塞，両側性閉塞）である．**つまり殿筋，大腿筋の筋量が多い領域の完全閉塞を伴う症例である．
- 言い換えると膝窩動脈以遠の閉塞のみではリスクは低い．
- **基礎疾患に末梢動脈疾患がない症例，**つまり慢性閉塞もしくは狭窄による虚血に対するプレコンディショニングがない症例は虚血が重度になり，筋壊死を起こしやすい．

### 大腿静脈からの瀉血

- 再灌流による急性高カリウム血症を防ぐために，その他の方法としては血流再灌流後に**大腿静脈から瀉血する**方法もある．
- 患肢より高カリウムの静脈血を除去して細胞外液で置換する方法である．
- **動脈血を灌流する前に大腿静脈にタバコ縫合をかけ，静脈に切開を入れる．動脈血を再灌流させるとともに大腿静脈より再灌流された血液を除去する．**
- 状態の許す範囲でおよそ1,000mL瀉血し，代わりに同量以上の外液を輸液して補填する（図9）．

### 図9 静脈血の瀉血

大腿静脈にタバコ縫合をかけた後，大腿動脈の遮断を解除し血流を再開する。同時に大腿静脈を遮断し，図の如く静脈に切開を入れ静脈血を瀉血する。瀉血した血液以上の細胞外液の補液を行う。

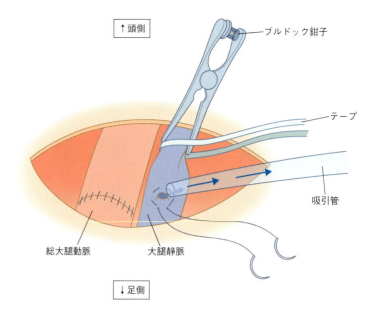

> **One Point Advice**
> あらかじめ補液を十分にしておかないと，瀉血によって低血圧を招くので注意が必要。

## 3 文まとめ

動脈血栓除去術で注意することは
①麻酔，透析，血管内治療のバックアップ体制など十分なセットアップをすること
②オーバーザワイヤ式を使用すること
③血管を損傷しないように気を付け，末梢側は深追いしすぎないこと
である。

# I 基本の基本をマスター

## 3　シャント造設術

大川VA透析クリニック　**大川博永**

- 手術の基本であるが，シャント造設においても術前診察が最も大切である．造設血管の把握はもちろんであるが，シャント造設によって死に至る場合もあり，術前の全身状態の把握，特に心機能評価は大切である．
- 造設部位は透析時脱返血の2本穿刺が容易に可能な場所を考えて作製する．
- 術後評価は触診で行い，吻合部から良好なスリルが触れる状態で終了する．触診でシャント異常の把握はほとんど可能であり，普段からシャントに触れるべきである．裏を返せばシャント診察ができない医師はシャント作製に携わるべきではなく，日常診療において修練を積んでいただきたい．

## はじめに

　シャント造設術は局所麻酔で行われることが多く，手術によって直接死に至る可能性も低いため安易に考えられがちである．透析医療の進歩により40年以上経過する透析患者も増加してきており，われわれシャント作製医は患者の40年先のことを考えて取り組む必要がある．シャント造設で最も難しいのが初回の自己血管内シャント造設であると日々痛感する．上肢の血管は限られたものであり，1回の手術失敗（流れない，早期閉塞など）が患者に与える損失は計り知れないため，決して局所麻酔下のシャント造設であっても血管吻合の練習であってはならない．若手心臓血管外科医だけでなく，修練医も安易な考えで手術に臨まれないことを期待する．

## 術前診察は

❶ 全身状態の把握
❷ 心機能評価
❸ シャント作製血管
❹ 血管評価・作製部位の決定

の順番で進める。

## 1 全身状態の把握

- 基礎疾患や既往歴を理解し，バイタルサイン・全身浮腫の有無を確認する。腎不全患者は血圧が高いことが多く，心拍数が早い症例においては心負荷を考えなければならない。また，下腿浮腫だけでなく上肢浮腫を伴うケースでは術後創部からの滲出液に難渋する可能性もあり，**シャント作製前に透析導入を行う必要があるか判断する**。
- 採血データで感染徴候の有無確認も必要である。**人工血管を使用する場合には感染徴候が治まってから手術を行うべきである**。また，低alb血症の症例では作製時に血栓形成しやすく，術後創傷治癒遅延が起こるため注意が必要である。

## 2 心機能評価

- 左心系の評価として**EFが30%未満であれば自己血管や人工血管内シャントは作るべきではなく，動脈表在化やカフ型カテーテル挿入を考えなければならない**。
- 右心系の評価も大切で，**内シャント作製により**preloadが増大するため，肺高血圧症やIVCの呼吸性変動がない症例ではさらに**右心負荷がかかり突然死に至る可能性もあり**，シャント作製前に透析導入するか利尿薬使用などにより，**心負荷をかなり軽減させてからシャント作製すべきである**。

# 3 シャント作製血管

- 自己血管内シャント造設術に使用する静脈は基本的に前腕橈側皮静脈と前腕尺側皮静脈を使用する。動脈は橈骨動脈と尺骨動脈を使用する(図1)。
- 肘部の自己血管内シャント作製の際には**上腕橈側皮静脈が存在することが絶対条件**で、肘正中皮静脈のみであれば穿刺範囲が限定されるため作製すべきではない。
- **上腕尺側皮静脈や深部静脈(上腕静脈)は主に人工血管移植の際に使用**する。
- 自己血管内シャント造設の際に深部静脈は穿刺ができないため、**深部静脈との吻合を行ってはならない**。

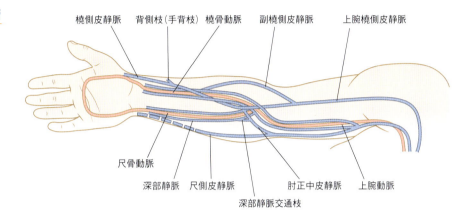

**図1 シャント作製使用血管**

シャント作製に使用する動静脈の走行を示す。
透析時に穿刺できる血管は橈側皮静脈系と前腕尺側皮静脈、肘正中皮静脈だけである。
深部静脈や上腕尺側皮静脈は穿刺に適さない。

# 4 血管評価・作製部位の決定

- まずは肘部の上腕動脈拍動を確認し、末梢に向かって橈骨動脈拍動を確認する。石灰化が強い場合や閉塞している場合は拍動を確認することができない。
- シャント作製によりスチール症候群を発症する可能性があるため、**全例でAllen testを行い手指への動脈血流の有無を確認する**。
- 次に上腕部で駆血を行い静脈を診察する。診察はタバコ窩付近の橈側皮静脈から触知し、中枢に向かって触診する。橈側皮静脈が荒廃している場合は尺側皮静脈の触診を行う。
- **自己血管内シャント造設術**は後々のシャントトラブルが吻合部近傍に起こることが多く、将来的な再建を視野に入れて**極力末梢から作製していくことが基本**である。
- 血管の触診が終われば**最終的に上肢血管エコーで動脈の石灰化部位や静脈の狭窄・閉塞部位を確認し、作製部位の決定**を行う。
- 作製部位の決定の際には**透析時に2本穿刺が容易に可能**かを常に考えておかなければならない。

### シャント作製は

① 麻酔（局所麻酔・神経ブロック）
② 皮膚切開
③ 動静脈確保（手関節部）
④ 動静脈吻合
⑤ 静脈表面外膜剥離
⑥ 閉創

の順番で進める。

## 1 麻酔（局所麻酔・神経ブロック）

- 局所麻酔は切開線に沿って行い，動静脈血管の剥離範囲よりやや広範囲に麻酔を行う（図2）。局所麻酔を行うことで皮膚と血管の間にスペースを作ることができ，皮膚切開の際に血管を傷つけるリスクを低減することができる。
- 神経ブロックは主に腋窩部で筋皮神経と内側前腕皮神経をブロックする。神経ブロックを行うことで血管が太くなり吻合が容易になる可能性がある。
- 自己血管内シャント作製の際は局所麻酔のみで十分だが，人工血管移植の際には神経ブロックを行ったほうが疼痛軽減できる。神経ブロックは清潔操作下に手術前にエコー下でブロック針を用いて行い，手術終了までの時間を考慮して麻酔薬を選択する。

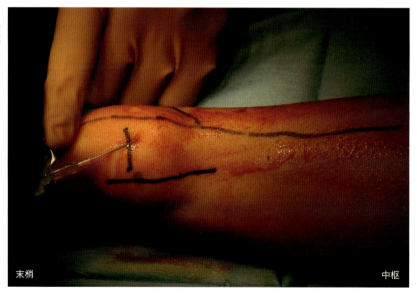

図2　麻酔の範囲
切開部を中心に手術操作が及ぶ広範囲に局所麻酔薬を注入する。

# 2 皮膚切開

- 切開方法は血管に沿った縦切開(腕の長軸方向)と,血管に垂直な横切開(腕の短軸方向)と,皮膚割線に沿った斜切開があり,術者によってさまざまなのが現状である.筆者は美容的観点を考え,小切開(5〜15mm)での手術を行っており,**タバコ窩では縦切開,手関節部から前腕中央部までは斜切開,肘部は横切開で行っている(図3)**.(一般的には2〜3cmが切開線の大きさとしては多い)
- 縦切開を行った場合,術後の瘢痕組織により静脈が圧迫されることもあるため,過度の切開はすべきではない.

**図3 皮膚切開線**
術前に血管走行を把握し,吻合に合わせて静脈の移動距離等を考慮し切開線を決定する.

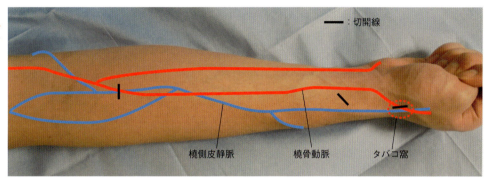

橈側皮静脈　橈骨動脈　タバコ窩

> **One Point Advice**
> タバコ窩は長母指伸筋腱と短母指伸筋腱と橈骨茎状突起で囲まれたくぼみである.末梢になると橈骨動脈が浅くなり動脈触知は良好になるが,タバチエール内シャントはくぼみの部位で作製する.

# 3 動静脈確保(手関節部)

- まず皮下組織を筋鉤で排開すると**筋膜の下に前腕橈側皮静脈を確認**することができる。**筋膜に達するまでに存在する静脈は橈側皮静脈以外の皮静脈**であり，基本的にはシャント作製には適さないため，間違えないよう注意が必要である。
- 橈側皮静脈を確保(テーピング)した後，橈側皮静脈を剥離する際には中枢側の剥離は軽度に留め，**末梢側の剥離を十分に行い吻合するための距離を確保することが大切**である。また，**中枢側の剥離の際に静脈が動脈に寄りやすくするために中枢側皮下組織の剥離を行っておくことも必要(動静脈吻合後でも可)(図4)**である。
- 次に橈骨動脈直上の皮下組織を筋鉤で排開し，腕橈骨筋腱と橈側手根屈筋の間の筋膜に達する。その筋膜をモスキート鉗子等で排開すると橈骨動脈を確認することができる。橈骨動脈の横に深部静脈が併走しているため，深部静脈を傷つけないよう橈骨動脈の確保を行う。手関節部の橈骨動脈は皮膚と筋膜のみで覆われているため拍動触知は容易であり，拍動を頼りに筋膜の排開を行うことが多い。拍動を触知できず位置がわからない場合には，滅菌されたエコーカバーを使用してエコーで橈骨動脈の位置を確認すれば容易に見つけることができる。エコー使用の際には清潔な生理食塩水を創部に充満すると，創部であっても橈骨動脈を確認することができる。
- 橈骨動脈を確保(テーピング)した後，橈骨動脈を剥離する。橈骨動脈の分枝は結紮切離するか電気メスで焼却し眼科剪刀等で切離する。**電気メスを使用する際には橈骨動脈本幹を傷つけないよう十分に注意が必要**である。

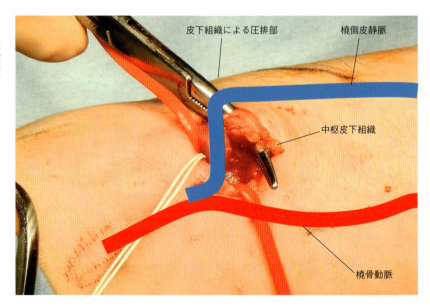

**図4　中枢皮下組織の剥離**

静脈を動脈側に寄せて吻合するため，皮下組織による圧排部位が必ず存在する。血流障害になるため中枢の皮下組織の剥離を行い，圧排を解除する。

# 4 動静脈吻合

- 動静脈吻合を考える際に最も大切なのは，動脈と静脈の吻合口作製部位である。静脈を動脈側に寄せて吻合するため，動静脈を平行に考えた場合，**動脈の吻合口作製部位より末梢に静脈の吻合口を作らなければならない(図5)**。静脈を少しでも引っ張る形で縫合すると，後に吻合部より中枢側のシャント静脈狭窄の原因になるため細心の注意を払わなければならない。よって，静脈の吻合口作製は少し距離的な余裕をもてる部位での作製が望ましい。

### 図5 吻合口作製

吻合口は約4〜5mm程度で作製する。静脈の吻合口を動脈より少し大きくするほうが吻合は容易である。

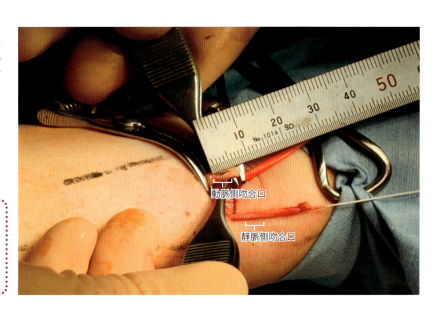

**One Point Advice**

静脈を動脈側に寄せて吻合するため，静脈の吻合口は動脈の吻合口より末梢に作製する。

- **静脈に切開を加えた後，ヘパリン化生理食塩水を静脈内に注入**する。この際に静脈を駆血して水圧拡張を行う術者が多い。筆者は次項の外膜剥離を行う際に，外膜による静脈圧迫所見がマスクされてしまう可能性があると考え，血栓予防目的の注入だけを行っている。動脈の中枢と末梢をクランプした後，動脈に切開を加える。**残存血栓があると吻合後に血栓閉塞に至る**場合があり，クランプ間の動脈内はヘパリン化生理食塩水で洗っておく。
- 吻合口径は橈骨動脈径によって変える必要があり，動脈が太い場合には過剰血流にならないようにするため吻合径を小さくする必要がある。タバコ窩や手関節部では吻合径は**4〜5mm程度でシャント機能としては十分であり，上腕動脈を使用して作製する場合は3〜4mm程度で作製**する必要がある。
- 動静脈吻合方法は静脈端-動脈側の1針連続端側吻合もしくは**heal側とtoe側2点支持の動静脈側々吻合(図6)**で行う。側々吻合を行った場合は最終的に末梢側を結紮して機能的端側吻合にする。末梢側の結紮の際には後の経皮的シャント拡張術を行いやすくするため，toe側の間際で結紮することを心がける。
- **側々吻合の末梢への吹き流し法で作製**される術者もいるが，後々のソアサム症候群や静脈高血圧症などの**さまざまな術後合併症をきたす原因にもなる**。また，動静脈を引っ張って縫うため中枢側の狭窄を惹起することが予測されるので行うべきではない。
- 動静脈吻合に際して最も大切なのは動脈も静脈も壁の全層に運針することで，吻合部狭窄を作らないために壁は極力薄く縫合する。
- Heal側とtoe側は細かく縫い，他の部位の運針間隔は0.5〜1.0mm程度が妥当であろう。

### 図6 2点支持血管吻合

Heal側とtoe側に糸をかけ，heal側の糸を用いて静脈前壁の支持糸とすると静脈後壁が縫いやすくなる。

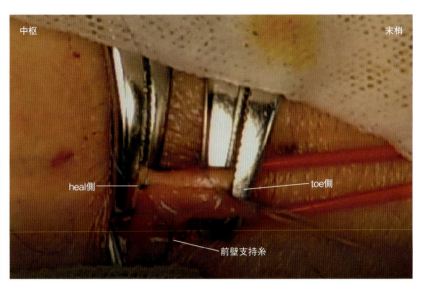

#### One Point Advice

ブルドック鉗子に7-0プロピレン糸が引っ掛かり切れないようにするため，湿ガーゼ等で引っ掛かる部位を覆ってあげると糸が切れる心配が減る。

## 5 静脈表面外膜剥離

- 吻合後止血し，同時にシャント評価を行う。**血流評価は指1本で行い，吻合部から中枢に向かって血管内圧の確認とスリルの確認を同時に行う**。
- 吻合部にスリルを触知できないか，触知できても弱い場合は吻合部の血管内圧が高いことが多く，中枢に向かって触診を行っていくとスリルが大きくなる部分で内圧が下がることがほとんどである。この場合**内圧変化がある部位に狭窄があり，その原因として静脈表面の外膜による圧迫が必ず存在する**。そこで**静脈表面の邪魔をしている外膜を見つけ，モスキート鉗子などで表面の膜だけを剥離する**(図7)ことで吻合部に良好なスリルを触知することが可能になり，内圧変化もなくなり，吻合部がやわらかくなり良好な拍動を目視することが可能になる。この段階にきて初めて手術を終了することができる。
- 外膜剥離のポイントとしては**表面(皮膚側)のみ剥離することを勧める**。側面や裏面に剥離を行いスリルが消失してしまうと原因を確認することが難しくなり，最終的に流れなくなってしまうリスクを伴うため行うべきではない。
- 吻合前の静脈を剥離する際に枝の処理を行った場合には，**枝についている外膜が引っ張られてスリルが消失しているケースもあり**，自分が行った処理に合わせて適切な剥離を行わなければならない。**剥離する外膜を間違えると，せっかくあったスリルが消失することもあり細心の注意が必要**である。
- 静脈の剥離を行っても良好なスリルが出現しないケースでは，動静脈吻合の際の縫合糸が動脈表面の膜にかかり流入路に狭窄があることもあり，確認する必要がある。動脈の攣縮を考える前にこの確認を怠ってはならない。
- **手術のend pointは吻合部がやわらかく，良好なスリルを触知することができ，吻合部から約5〜10cm程度でスリルの変化や内圧変化がないことが好ましい**。シャント音しかないようなケースでは早期閉塞に至る可能性が高く，自分の技術を過信せずに反省し，血管縫合糸を全部外し再縫合するほうが良好な結果が得られると思われる。

### 図7 静脈表面外膜剥離

良好なシャント作製に最も大切な作業。手術が原因の狭窄をなくすための作業。膜の同定が難しいが是非習得してほしい。

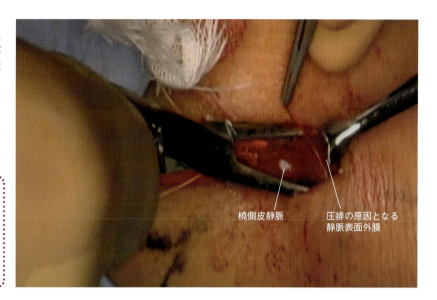

橈側皮静脈 ／ 圧排の原因となる静脈表面外膜

#### One Point Advice

膜の同定のために生理食塩水を静脈表面に散布することで，膜が白く浮かび上がり膜の同定が容易になる。

## 6 閉創

- 止血を十分に行った後，**温めた生理食塩水で創部洗浄を行い**，落下細菌などの菌量を減らさなければならない。
- 閉創は4-0のナイロン糸のマットレス縫合で行うが，低alb血症などで創傷治癒遅延が疑われる場合には，4-0モノプロピレン吸収糸を用いて皮下組織を埋没縫合した後，皮膚縫合を行う。
- **皮膚縫合は抜糸のことを考え，抜糸の際に患者に痛みを与えないよう縫合する**ことが望ましい。

> ### 人工血管を使用する際の注意点は
>
> ❶ 人工血管作製条件
> ❷ 人工血管作製デザイン
> ❸ 人工血管の種類
>   　　　　　　　　　の順番で進める。

## 1 人工血管作製条件

- **前腕部で2本穿刺可能な自己血管内シャント作製が不可能なことが絶対条件**である。血管深度として約5mmより深くなると穿刺が難しくなるため,今までは人工血管が作製されるケースもあったが,近年エコーの普及によりエコーガイド下穿刺も可能になってきており,年齢にもよるが**深いからという理由で人工血管を安易に作製すべきではない**。
- 動静脈径はなるべく太いに越したことはないが,**血管径で3mmあれば作製は比較的容易**である。患者の体調により静脈径は大きく変化し,一度の診察で血管径が小さい場合は日時を改めることで太い血管を見つけることができる場合もあり,**時間に余裕がある場合は日を改めて診察することも大切**である。
- **易感染性の患者に対して人工血管作製は異物を挿入するため極力避けるべき**である。

## 2 人工血管作製デザイン

- 人工血管作製デザインを考える際に,血管エコーを用いて吻合可能な動静脈を検索し,できる限り**末梢側の血管を使用して作製デザインを考えることが大切**である。上腕部初回人工血管作製で腋窩部上腕静脈を使用した作製などは,次の作製ができなくなるため絶対に行ってはならない。
- **人工血管作製は自己血管内シャントよりも狭窄が出現しやすいことを忘れてはならない**。人工血管の二次開存成績を向上させるためには経皮的シャント拡張術・血栓除去術が必要不可欠である。狭窄の多くは静脈側吻合部に出現するが,長期間の使用では穿刺部に内膜肥厚狭窄が出現することも多く,容易な経皮的シャント拡張術が行えるようなデザインで作製することが大切である。よって,**動静脈吻合部の急峻なカーブを描くような作製デザインは極力避けるべきである。筆者の行っているデザインを示す**(図8)。

## 図8 人工血管作製デザイン

可能な限り末梢から作製していく。自己血管内シャントが作製されていれば②か③から始めることが多い。

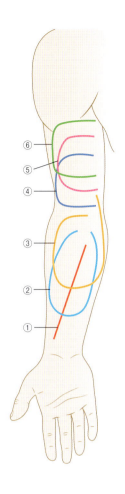

> **One Point Advice**
> ④⑤⑥の上腕コの字グラフトは上腕内側の動静脈に切開を置き、人工血管挿入時の中継点を上腕二頭筋を越えて可能な限り上腕外側に置くと穿刺範囲が確保できる。

## 3 人工血管の種類

- 現在バスキュラーアクセス手術にはePTFE（expanded polytetrafluoroethylene）とPU（polyurethane）が主に用いられている。PUは早期穿刺型の人工血管として知られているが、ePTFEよりハンドリング性能に劣る。ePTFEはハンドリングの良さからバスキュラーアクセスでは幅広く用いられているが、術後の腫脹により穿刺までに期間を要することや、ePTFE特有の術後血清腫が一定の確率で生じるといった欠点もある。近年ePTFEも早期穿刺に適した種類が発売されるようになったが、現在長期開存成績は不明であり今後の成績に期待するところである。
- ePTFE人工血管には屈曲部位挿入に適した、硬いリング付き人工血管も発売されているが、**血液透析では人工血管穿刺をしないといけないため、硬いリング付き人工血管は使用すべきではない。**

## シャントを長持ちさせるためには

❶ 患者指導
❷ 医療従事者指導

の順番で進める。

# 1 患者指導

- 術後の**注意事項**として，シャント血流が流れている**中枢方向の血流を遮断する行為**(**表1**)はシャント閉塞に至る可能性が高い行為であるため，術前に注意しておくことが大切である。
- 筆者は術当日手術肢の安静保持に努めてもらい，翌日からは日常生活での軽労作は許可し，シャント血管を発達させる目的で手掌の掌握運動は行うよう指示している。また，創部の美容的観点から抜糸は1週間で行い，抜糸翌日から通常の日常生活を許可している。
- シャント肢の荷重に関して，術当日荷重は不可とし，翌日から日常生活での軽荷重は許可し，1週間で日常生活以外での軽荷重，1カ月で中荷重を許可し，3カ月で制限をなしにしている。
- **シャントの管理を患者本人で行ってもらうことも大切**である。方法として**毎朝吻合部のスリルを確認する触診方法を教えるか，聴診器を購入してもらいシャント音を毎朝聴取するよう指導**することも大切である。

### 表1　シャント血流を遮断する行為

- ▶ゴムで締める
  - ・ヘアゴムを前腕にかける，
  - ・長袖着衣を腕まくりする際に袖ゴムで締める
- ▶重たい荷物をシャント肢前腕部にかける
- ▶肘を強く屈曲した長時間姿勢保持
- ▶腕枕　など

## 2 医療従事者指導

- 導入前であればシャントの状態を適宜作製医が責任をもって管理し，**シャント狭窄や発達不良などの診断が付けば，腎機能を悪化させないために造影剤を使用しないエコーガイド下経皮的シャント拡張術などを適切に行うことも必要**である。早期に吻合部近傍の**狭窄をきたす場合は手術手技が原因である可能性が高い**ため，同じ作製医が安易に作り替えをすべきではなく，アクセス作製の専門施設へのセカンドオピニオンを行うことも必要である。
- 透析導入されている場合は**穿刺前のシャント診察を毎回行ってもらい**，異常が発見されれば専門施設への受診を勧めてもらう。
- 血液透析は老廃物や余剰な水分を除去する治療である。ガイドラインにはドライウェイトの設定は血圧が下がらないギリギリのところで設定するとされているが，実際には透析後半に血圧が下がっていることも少なくなく，**過度な血圧低下は血管内脱水に至っており，シャント閉塞の一因になる**ため，**血圧が下がらないように透析管理してもらうよう指導**を行う。

## 3 文まとめ

シャント作製は
①術前診療を十分に行い，全身状態を把握した上で，作製できるか否かの判断を行うこと，
②基本は自己血管内シャント作製を極力，末梢の血管から使用して作製すること，
③長期開存を目指し，患者・スタッフへの指導，
が大切である。

## II 基本の基本をマスター

# 4 永久ペースメーカ植込み術

明石医療センター 心臓血管・不整脈センター **足立和正**

- ペースメーカ治療が本格的に本邦に導入されたのは約50年前である。当時は徐脈性不整脈に限られた治療であったが，その後の進歩は目覚ましく，致死的心室性不整脈に対する植込み型除細動器，左室同期不全を伴った重症心不全に対する両室ペーシング（心臓再同期療法）など，その適応は広がってきている。それに伴い呼び名も"ペースメーカ"から"心臓植込みデバイス"に変化してきている。

- デバイス植込み患者においてリードトラブルやデバイス感染は非常に深刻な合併症であるが，それらを予防するためには植込み時からの適切な植込み手技が要求される。

- 本書では徐脈性不整脈に対する経静脈的ペースメーカ植込み術について解説するが，これがすべての心臓植込みデバイスの基本となることは言うまでもない。

### 永久ペースメーカ植込み術は

❶ 診断と可逆的誘因の排除
❷ 術前の準備（内服薬の確認，鎖骨下静脈造影）
❸ 消毒，局所麻酔
❹ 皮膚切開，ポケット作成
❺ 橈側皮静脈カットダウン
❻ 胸郭外穿刺，シース挿入
❼ 心室リード留置
❽ 心房リード留置
❾ ポケット内洗浄，ジェネレータ接続
❿ 本体の固定，縫合

の順番で進める。

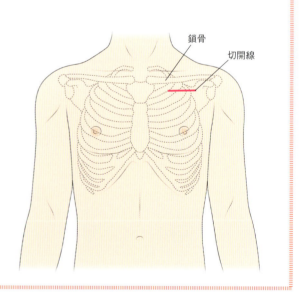

## 1 診断と可逆的誘因の排除

- デバイスの適応となる徐脈性不整脈は大きく分けて**洞不全症候群**と，（高度あるいは完全）**房室ブロック**の2つである。ペースメーカ植込みを決定する前に徐脈となる原因のうち，対処できるものがないか調べておく必要がある。
- **洞不全症候群**であれば，**甲状腺機能低下症**の合併や徐脈を誘引するような薬物（**ジギタリスやベータブロッカー**）が投与されていないか確認する必要がある。また，採血にて**血清K値**をチェックする。K値が高いと洞不全状態となる。このような場合は原疾患の治療や可能であれば薬物の変更，中止が優先される。
- 房室ブロックにおいては**右冠動脈の虚血**によって引き起こされるものがある。もちろん虚血の解除が優先される。これらを十分に把握してからデバイス植込みを考慮していく。

## 2 術前の準備（内服薬の確認，鎖骨下静脈造影）

### 抗凝固薬や抗血小板薬内服の把握

- 近年，PCI後や心房細動合併例に対するペースメーカ植込みは珍しいことではない。このような症例には抗凝固薬や抗血小板薬が投与されているが，これらを手術前に中止することによって，ステント血栓症や脳梗塞が発症することがあり，内服続行で手技をしなければならない症例も増えてきている。
- 注意したいことは特にDOAC投与等の抗凝固療法が行われている患者では，その**血中濃度がピークとなるような時間帯に手術しないこと**である。内服後数時間での手術のプランニングは避けておくことが望ましい。
- ペースメーカ植込みは一般的には左前胸部に挿入する。その理由として日本人は右利きが多いためで，左から挿入することで利き腕である右腕の自由を保つための配慮である。左利きの患者や右腕に麻痺があり，左腕を制限なく使用することが必要な患者には右前胸部に植え込むこともある。**血液透析患者においては原則的にシャントと反対側に植え込む。ブラッドアクセスからの細菌混入や，リードの存在する鎖骨下静脈での静脈閉塞に伴う上肢腫脹を回避するため**である。

### 鎖骨下静脈造影

- 点滴ルートをペースメーカ植込み側の前腕の末梢に取っておいて，このルートを利用して静脈造影を行う。
- 橈側皮静脈，鎖骨下静脈，無名静脈が問題なく上大静脈から右房へ流入しているか，血管閉塞や走行異常，左上大静脈遺残が存在しないかを確認する**（図1）**。上記を認めた場合は対側の静脈造影も行い，対側からの植込みへの変更も考慮する。静脈造影は撮影，記録しておき，胸郭外穿刺時の穿刺点の同定にも使用する。

### 図1　鎖骨下静脈造影

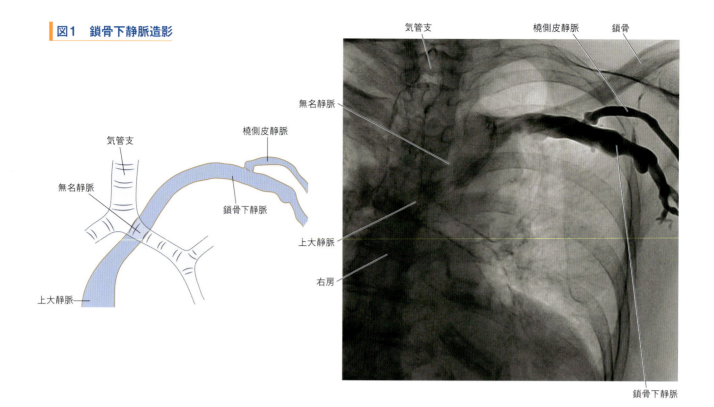

## 3　消毒，局所麻酔

- 通常は左前胸部に植え込むことが多いために左前胸部を中心に消毒する。女性の場合は乳房があるのでテーピングで乳房を尾側に固定してから消毒すると，その後の手技が容易となる（**図2**）。穴あき覆布をかけた後にドレーピングする。
- **麻酔は表皮，真皮，皮下組織のすべての層に浸潤**させる。麻酔の針の挿入孔が多いと抗凝固薬等を内服中の場合は出血しやすくなるので，なるべく一点から各方向に向けて麻酔していく。麻酔をした後は接続ケーブルやシース，リードの準備をしながら麻酔効果が出現するまで待ってから切開する。

### 図2　女性の場合，乳房をテープで尾側に固定

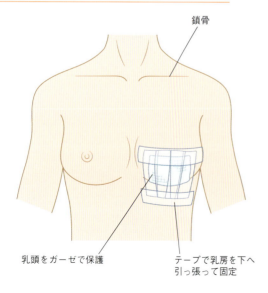
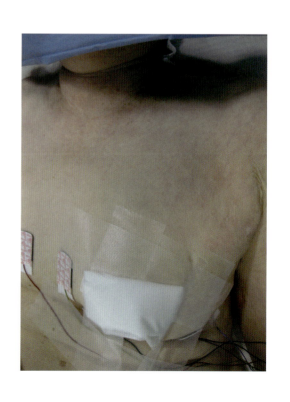

## 4 皮膚切開，ポケット作成

- 当センターでは胸郭外穿刺で2本のリードを挿入する場合と，橈側皮静脈のカットダウンで1本，胸郭外穿刺で1本挿入する場合がある。

> **One Point Advice**
> 橈側皮静脈カットダウンでリードを挿入する場合の皮膚切開は，胸郭外穿刺のみでリードを挿入するよりもやや外側にデザインする。

- どちらの場合も鎖骨の1〜2横指尾側において鎖骨に平行に切開する。
- 今回は橈側皮静脈カットダウンで心室リードを，胸郭外穿刺で心房リードを挿入する方法について解説する。
- 大胸筋三角筋溝のくぼみを同定し，切開線の外側端がこのくぼみに来るようにデザインする。よって穴あきシーツをかけるときもこのことに十分注意を払って行う。
- 左鎖骨下の1〜2横指程度下を鎖骨に平行に5〜6cm切開する。
- 電気メスを使い，止血しながら鈍的に大胸筋筋膜に達する。
- 大胸筋筋膜に達したら用手的に尾側にスペースを作り，ポケットを作成する。使用するジェネレータの大きさを確認して小さすぎず，大きすぎず作成する。大胸筋筋膜を切開しておいて，後に挿入する**ジェネレータは筋膜下に挿入**する。

## 5 橈側皮静脈カットダウン

- **鎖骨下クラッシュ症候群を回避するためにリードは橈側皮静脈カットダウン**か，**胸郭外穿刺法で挿入**する。
- 皮膚切開の後，大胸筋筋膜を切開し大胸筋を露出する。そのレベルで外側に展開し，三角筋を露出させる。大胸筋三角筋溝には脂肪組織が存在する**(図3)**。その脂肪組織を十分に露出した後に脂肪組織を覆っている薄皮を鉗子で剥離し，脂肪組織の走行に沿ってガーゼ等で愛護的に脂肪組織を除去していく。**橈側皮静脈は幅3〜4mmの暗紫色で大胸筋側に接して平行に走行している(図4)**。橈側皮静脈を発見した後はこれを鉗子で確保し，1-0の糸をかけておく。できる限り遠位側で結紮し，その糸は鉗子でシーツにテンションをかけて固定しておく。血管の周りの結合組織をできる限り剥離する。左手で眼科用の鑷子を持ち，斜めに血管を把持する。**把持した血管の外側1/3の部位に尖刃刀を挿入し手前に切開する(図5)**。血液が逆流してくれば，しっかり内腔に到達できている証拠となる。ガーゼで拭き取ったり，吸引しながら視野を確保してリードに付属しているベインリフターを用いて，ガイドワイヤを挿入する。

### 図3 大胸筋三角筋溝の脂肪組織

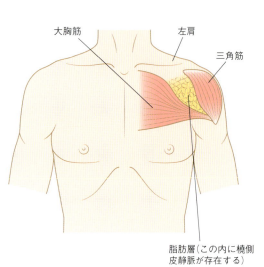
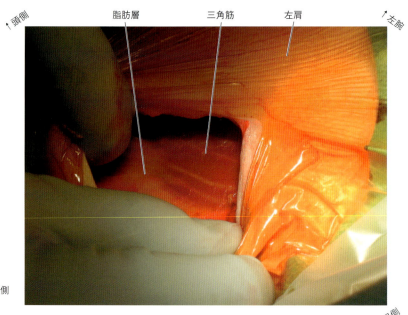

### 図4 橈側皮静脈の露出

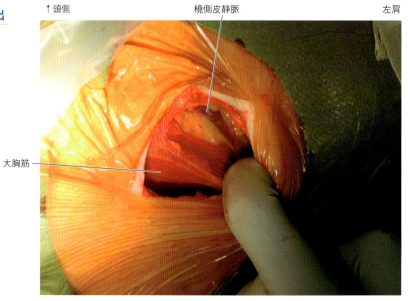

### 図5 橈側皮静脈のカットダウン

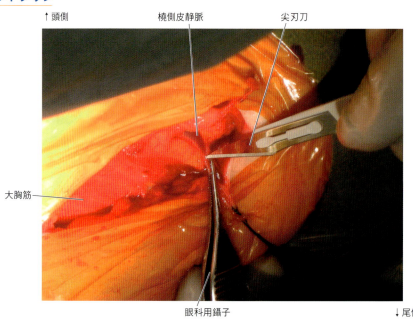

## 6 胸郭外穿刺，シース挿入

- 橈側皮静脈カットダウンで挿入したワイヤや静脈造影を指標に鎖骨下静脈を穿刺する。透視を見ながら第一肋骨のやや外側から針を挿入し，45°程度の刺入角を保ち，**肋骨上で血管に刺入**する。このとき大事なことは，**なるべく1回で穿刺すること**である。十分に内腔を捉えることができない穿刺(中途半端な穿刺)になった場合は，血管の攣縮や血腫による血管圧迫を誘起する。こうなればその後穿刺するのにかなり苦労する。

> **One Point Advice**
> 
> ▶ 血管攣縮が起こったときや血腫で圧迫されたときの対処法
> 1　ニトロを末梢投与
> 2　静脈造影に使用した末梢ルートから生理食塩水20〜40mLをボーラス投与し，投与中に穿刺する。
> 1→2の順で両方行うことにより攣縮や血管虚脱が解除され穿刺が可能となることがある。

### 1歩先行くテクニック

血管壁に針が当たっているにもかかわらず，その弾力により完全に穿刺できないということはしばしば経験される。このことを回避するために，血管壁の弾力が強い場合はゆっくり穿刺するのではなく，スナップを効かせて一気に穿刺することも必要である。一気に穿刺しても第一肋骨上での手技となるために，その下にある肺を損傷して気胸となることはない。

- 橈側皮静脈に挿入したガイドワイヤと胸郭外穿刺で挿入したガイドワイヤにシースを挿入する。

## 7 心室リード留置

- 心室，心房の両方にシースからリードを挿入。リード挿入はもちろん透視を確認しながら慎重に行う。外側のシースから心室リードを，内側のシースから心房リードを挿入する。

> **One Point Advice**
> 
> 特に**無名静脈が上大静脈と合流するポイントはリード穿孔の好発ポイント**であるので，スタイレットをやや引き抜いた状態でゆっくり挿入する。この部位に**奇静脈**が大きく存在することがあり，そちらに挿入されてしまうことがごくまれに存在するが，そうなると患者が痛みを訴えるので判断の材料になる。

- 2本のリードが十分挿入されてからシースをピールアウェイする。
- 心室リードから留置する。
- あらかじめ曲がりを付けておいたスタイレット(**図6**)を使用して三尖弁輪を愛護的に通過する(**図7**)。三尖弁輪を越えた後はスタイレットをやわらかいストレートタイプに変更する。

図6　心室リード挿入用スタイレット

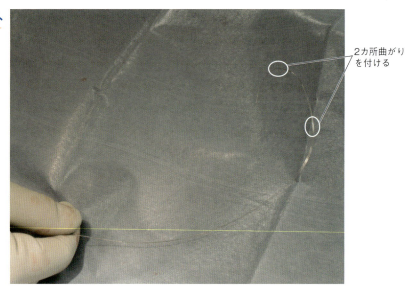

2カ所曲がりを付ける

図7　図6で示したスタイレットを用いて三尖弁輪を通過した心室リード

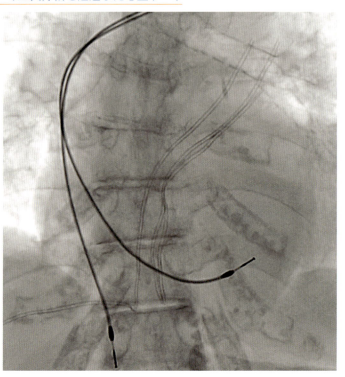

**One Point Advice**

力任せに三尖弁を通過しようとすると三尖弁弁腹を貫いてリードが心室に侵入してしまうこともあるために，**抵抗があれば絶対に無理して押さない**ことが大事である。

- ストレートタイプのスタイレットを用いてリードを右心室心尖部よりやや基部寄りの中隔側に誘導する。**心尖部先端に入れると穿孔する危険性が大きくなる上にペーシング閾値がよくない**。2方向の透視でリードのロケーションを確認する。

> **One Point Advice**
> 時折，心室リードが冠静脈洞に挿入されることがある．この場合，LAO像でリードを確認すると先端が後方，左心室方向に向いている．リードが心室に挿入されたと思われるタイミングでPVCも認められない．

- スクリューリードの場合は少し**スタイレットを引き気味にしてスクリューイン**を行う．タインドリードの場合はリード先端が心筋に接触した後，スタイレットを少しだけ引いて固定してゆっくりリード自身を進めていき，リード先端が立ってくるのを確認しながら徐々にスタイレットを引き抜いていく．心内R波とペーシング閾値を確認する．心内R波は少なくとも5〜6mVは必要である．ペーシング閾値は1V×0.4msec以下が望ましい．
- 閾値より少し高い刺激でペーシングしながら深呼吸を促し，ペーシング不全にならないか確認する．最大刺激で横隔ペーシング（twitching）がないか確認する．
- 5V時のリードインピーダンスを測定する．リードの種類によって多少異なるが，インピーダンスは300〜1,000Ω程度に収まることがほとんどである．

> **One Point Advice**
> この範囲を逸脱している場合，まずはワニ口クリップとピンの接続状態をしっかり確認する．しっかり接続されているにもかかわらず，インピーダンスが異常値の場合は以下の可能性がある．300Ω以下では被膜損傷などによるリークの存在，1,000Ω以上の場合はリード先端が心筋にしっかり当たっていない可能性がある．

## 8 心房リード留置

- タインドリードの場合はあらかじめリードにJ型のシェイプがついているために直型のスタイレットを用いて伸ばしておいて，右心耳基部にリード先端を引っ掛けるように挿入する．リードをゆっくり挿入しつつスタイレットをゆっくり引き抜く．スタイレットを引き抜くと通常はリードが前を向くようになっている（正面像の透視を見ればリード先端が術者のほうに向かってくる）ので，このことを確認しながら挿入していき，あらかじめリードについているカーブを右心耳にフィットさせて留置する．
- スクリューリードの場合はリード先端を右房の低位に挿入した状態でJ型のスタイレットを挿入する．スタイレットが奥まで挿入されれば，スタイレットとリードが一体化される．スタイレットを回転させてリードが前を向くように調節し，右心耳基部に先端を導く．
- **LAO像でリード先端が肺のほうを向いていないかを確認**してからスクリューインを行う．

### 1歩先行くテクニック

抵抗がありJ型スタイレットをスクリューリードに十分挿入できない場合は，スタイレットとリードをそのまま一体化させた状態でゆっくりとリードごとスタイレットを体内に挿入していく．そうすれば抵抗がなくなりリードの奥までスタイレットを挿入できるようになることがほとんどである．このとき，リード先端はしっかり透視で確認しておくことが必要である．

> **One Point Advice**
> リードがうまく右心耳基部に挿入されるとリード自身が8の字にワイパー運動する。

- 心室リードと同様に心内P波と閾値を測定する。心房のP波は少なくとも1〜2mV以上必要である。心室波をファーフィールドセンシングしていないかのチェックも必要である。もしもそのようになっていれば留置場所を変更する。ペーシング閾値は心室と同様に1V×0.4msec以下が望ましい。

### 1歩先行くテクニック

心房リードが浮いていたり，落ち着きが悪い場合は120〜150bpmで2〜3分間ペーシングする。こうすればリードが自分のほうから右心耳の中の落ち着く場所を探して入っていってくれるようになり，良好な固定が得られる場所に落ち着く。

- 閾値より少し高い刺激でペーシングしながら深呼吸を促し，ペーシング不全にならないか確認する。最大刺激でtwitchingがないか確認する。留置場所が決まればリードのたわみを付けて固定する。
- **リードのたわみは非常に重要**である。深吸気で息を止めてもらい，この状態でリードのたわみに余裕があることを確認してスリーブでリードを固定する。

> **One Point Advice**
> スリーブは強すぎず緩すぎず固定することが大事であり，**固定した後に透視で確認して過剰にリードが締め付けられていないか（スリーブ部分のリードに結紮糸によるくぼみができていないか）チェック**，あとはリードを出し入れしようとして動かないかどうかチェックしておく。

## 9 ポケット内洗浄，ジェネレータ接続

- リードが固定されれば温生食500mL程度でポケット内を洗浄する。ポケット内の血栓，細菌を除去し，最終的な出血の有無を確認する。
- 次にリードとジェネレータを接続する。
- リードのコネクター部は生理食塩水で濡らしたガーゼにより，血栓などを拭き取り，さらに乾いたガーゼで拭いておく。**リードピンはしっかりと奥まで挿入**することが重要である。中途半端に挿入した状態で固定するとルーズピンの原因となる。

> **One Point Advice**
>
> トルクレンチでデバイスのねじを回してリードを固定するが，このとき**トルクレンチをしっかりデバイスに立てた状態にしてから**リードを奥まで挿入して回すことが必要である(図8)。トルクレンチを立てて中の空気を抜いておかないと，リードピンが奥まで挿入されずにルーズピンの原因となる。

**図8　トルクレンチをデバイスに立てている図**

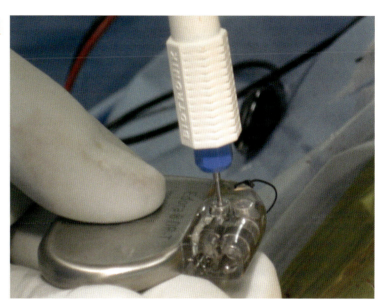

- トルクレンチをカチカチという音がするまで回し，ゆっくりと引き抜く。接続した後は適度な力でリードを引っ張ってみて抜けないか確認する。最後に透視でリードが奥まで挿入されているかを複数人で確認する。

## 10　本体の固定，縫合

- デバイスにリードが正しく接続された後に，デバイスを前胸部に固定する。**しっかり糸を筋肉にかけて**デバイスを固定することが大事である。脂肪組織などに固定すると，後にデバイスが前胸部から外れてポケット内で落ちていき，リードが牽引され，ディスロッジの原因となる。
- リードは急峻に屈曲しないように緩やかに巻き，デバイスの裏側に収まるようにポケット内に収納する(図9)。デバイスの上にリードが乗ってしまうと電池交換術の際にリード損傷の原因となる。
- デバイスが問題なく挿入された後，心房・心室の最終的なリード位置を透視で再確認して(図10)ポケット部の皮膚縫合をしていく。
- 縫合は大胸筋筋膜，中縫い，外縫いの三層縫合で行う。

図9 ペースメーカリードを緩やかに巻き，ポケット内に収納

リードピンがしっかり奥まで挿入されていることを確認する。

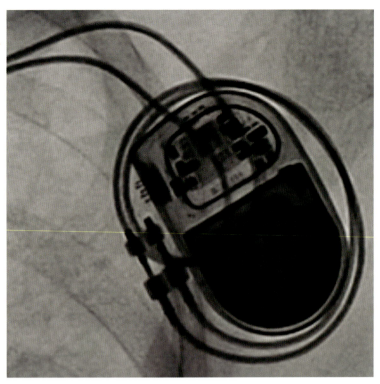

図10 心房・心室の最終的なリード位置

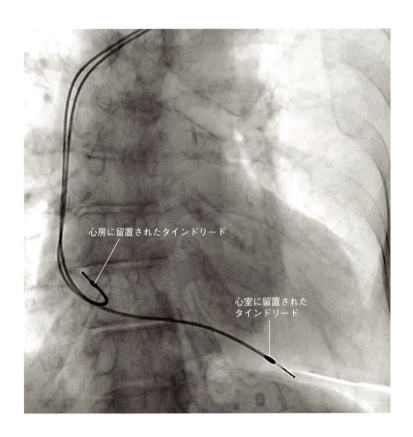

心房に留置されたタインドリード

心室に留置されたタインドリード

## 200字でまとめるKey sentence

- **鎖骨下クラッシュ症候群**

  鎖骨下静脈にリードを挿入する場合，標準穿刺法で血管穿刺すると第一肋骨と鎖骨の間の肋鎖靱帯を経由してリードが挿入される。このルートでリードが挿入された場合，第一肋骨，鎖骨，肋鎖靱帯でリードが圧迫されて絶縁体被膜損傷やリード断線が起こりやすい。これを回避するために，標準穿刺法よりも遠位部からのリード挿入法（橈側皮静脈カットダウン法や胸郭外穿刺法）を選択すべきである。

- **ルーズピン（接続不良）**

  リードとデバイスを接続する場合，リードがしっかりとデバイス本体の接続部奥まで挿入されていない状態でトルクレンチを回して接続すると，センシング不全やペーシング不全の原因となる。もしも接続不良に気付かずに手術を終えた場合は，再手術にて接続しなおす必要がある。よって，リードとデバイスの接続時は複数人で確認し，さらに透視でもしっかりとリードが本体奥まで挿入されていることを確認することが大切である。

## 3文まとめ

ペースメーカ植込みの手技自体はそれほど難しいものではない。大事なことは注意深さである。
①心室リード挿入時は三尖弁輪を傷つけないように気を付ける
②心房リード挿入時はリード先端がワイパー運動する右心耳基部に導く
③リードとデバイスの接続はルーズピンにならないように注意する

### 参考文献

1) 奥村 謙：ペースメーカ・ICD・CRT/CRT-Dトラブルシューティングからメンタルケアまで，メジカルビュー社，2012.
2) Bryd CL：Clinical experience with the extrathoracic introducer insertion technique. Pacing Clin Electrophysiol 16 (9)：1781-1784, 1993.
3) 石川利之，中島 博 編：心臓デバイス植込み手技，南江堂，2018.

## II 基本の基本をマスター

# 5　足背動脈バイパス術

旭川医科大学外科学講座　血管・呼吸・腫瘍病態外科学分野　東　信良

- ▶標準的な術式として，中枢吻合部を総大腿動脈，末梢吻合部を足背動脈，グラフトには自家大伏在静脈を用いた定型的なバイパス手術を記述する。

- ▶足背動脈や後脛骨動脈末梢など足首近傍の動脈が最も病変が軽いことが多い。もっと中枢のほうが簡単だと思うのは間違いである（糖尿病患者の動脈病変後発部位は下腿動脈なので）。

- ▶麻酔は非常に重要で，末梢動脈バイパスを要する患者は周術期心血管合併症が高率に起こりうるので，中心静脈ラインや動脈ラインは必須である。

- ▶麻酔導入後の大伏在静脈マーキングや吻合部動脈のエコーチェック，マーキングは非常に重要である（血管性状の把握，正確で最小限の皮膚切開のために）。

- ▶潰瘍・壊死部は防水テープを二重に貼って被覆し，下肢全体を消毒した後，潰瘍壊死のテープ部分や足趾を透明な滅菌済み腸パックなどで覆って清潔術野から隔離する。

### 自家静脈を用いた末梢動脈バイパス術の手順は

❶ 皮膚切開
❷ 中枢動脈露出
❸ 末梢動脈露出
❹ 静脈材料剥離（採取）
❺ 中枢吻合
❻ 末梢吻合
❼ 血流解除
❽ 術終了後のグラフトサーベイランス

の順番で進める。
＊❺と❻が逆でもよい。

# 1 皮膚切開

- 虚血肢への長大な皮膚切開は禁物である。末梢動脈バイパス適応患者は創傷治癒障害の最たるものと思って手術にあたる必要がある。動脈剥離創はできるだけ小さく，また，静脈採取も全長皮膚切開は絶対に避け，**分節的皮膚切開**で行う(図1)。

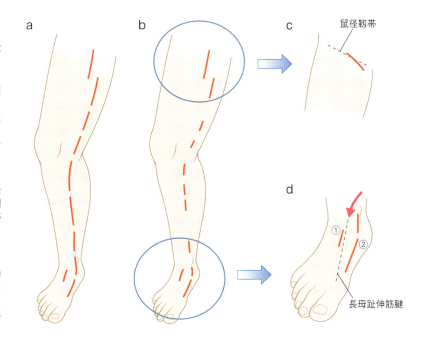

### 図1 皮膚切開図

**a. 同側大伏在静脈を用いたreversed vein graftによるバイパス手術の皮膚切開**
大伏在静脈を全長剥離して摘出する必要があるが，虚血肢への長大な皮膚切開は高率に創合併症を引き起こすので，できるだけ分節的皮膚切開とする。

**b. 同側大伏在静脈を用いたin-situ vein graftによるバイパス手術の皮膚切開**
吻合部近傍と静脈分枝の部分のみ皮膚切開を要するので，かなり皮膚切開は小さくできる。

**c. 鼠径部皮膚切開の工夫**
高BMIであったり，女性で腹部の皮下脂肪が鼠径部まで降りてきている場合など，通常の縦切開では治癒が難しいと判断した場合には，鼠径靱帯に沿った斜切開がよい場合がある。

**d. 足部の皮膚切開**
足背動脈露出に必要な創①と大伏在静脈を剥離・露出する創②は別々に置く必要があるが，その①と②の皮膚切開はできるだけ距離を離して，①と②に挟まれた皮膚が虚血にならないよう注意する。また，腱との関係をよくみて静脈グラフトの経路を作成する(赤矢印が通常のルート)。

# 2 中枢動脈露出

## 鼠径部皮膚切開

- 一つの皮膚切開で，総大腿動脈と大伏在静脈近位部を同時に露出する必要がある。
- ほとんどの剥離は電気メスで可能であるが，術後リンパ瘻を作りやすい部位であるので，**リンパ節周囲では結紮**しながら皮下組織の剥離を進める(リンパ管は電気メスで凝固するだけでは不十分)。
- 動脈の外側には大腿神経があるので，外側への深い開創鈎は禁物。

## 1歩先行くテクニック

リンパ組織のど真ん中を進まず，図のようにやや外側から進んで動脈に到達する(図2)。

### 図2　皮膚切開から総大腿動脈露出に至るまでの到達経路

皮下組織剥離はリンパ節を避けて動脈の外側で行い，結紮を多用してリンパ管をできるだけ結紮処理し，浅筋膜に到達したら，その筋膜上を内側に向かい，動脈の直上で浅筋膜切開して動脈に到達する。

A：common femoral artery（総大腿動脈）
V：femoral vein（大腿静脈）
N：femoral nerve（大腿神経）
Ln：Lymph node（リンパ節）

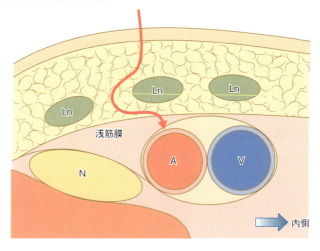

## 大腿動脈の露出・剥離

- 浅筋膜を切開して動脈前面が見えたら，まず，長軸方向に中枢・末梢へと動脈前面を広く開放する。
- 次いで，動脈の両側面を剥離する。内側には大腿静脈が隣接している。
- **動脈の外膜と外膜を走行するvasa vasorumを残して，その外側を剥離層とする**(外膜を剥かないこと)。
- 病変の分布や吻合予定部位にもよるが，通常は**浅大腿起始部と大腿深動脈起始部は全周性に剥離してテーピングしておく**(それ以外の血管テープはほとんど不要)。
- 剥離終了後，石灰化の有無および分布を確認しておく。

## 3 末梢動脈の露出

- 足背動脈は一般には長母趾伸筋腱と短母趾伸筋腱の間を走行していることが多いので，それと術前のマーキングを参考に皮膚に小切開を加える(**図1d**)。
- 厚い伸筋支帯を切開し，血管周囲の脂肪組織内に動脈を見つける。**どうしても動脈が見つからない場合は，ドプラ聴診器を用いて動脈を探索する**(常に滅菌可能なドップラー用プローブを滅菌して用意しておく)。
- 動脈を見つけたら，**動脈の石灰化程度を外膜側から観察して，良質なほうに皮膚切開を延長する**(最初から大きな皮膚切開を置かない)。
- 血管造影で描出されている枝との位置などを参考に，術前に予定していた理想的な吻合部位と術中に露出した動脈部位が同一であることを十分に確認する。
- 動脈切開仮想線を決めて，その中枢・末梢に各数mm程度の余裕があれば，剥離を完了する。

### 1歩先行くテクニック

動脈は鑷子で掴んだり，電気メスを何度も強く押し付けると攣縮を起こす。攣縮すると動脈切開が難しくなったり，まれにそこに血栓を作ることもありうる。**愛護的な動脈剥離を心がける**。動脈剥離が終わったら，攣縮の解除や乾燥防止の意味でもパパベリンを噴霧し，パパベリン浸漬ガーゼで被覆しておく。

## 4 グラフトの準備

### 大伏在静脈の利用法

- reversed法かnon-reversed法かin-situ法か，状況に応じて使い分ける。
- 初心者はreversed法をまず行うのが得策である(特にin-situ法は熟練が必要)。

### 200字でまとめるKey sentence

- reversed法とnon-reversed法

静脈には弁があるので，弁を壊さずに静脈の方向を逆さにして用いるreversed法(図3a)と，弁を破砕して順方向で用いるnon-reversed法(図3b)，さらに，静脈をそのままの位置で弁を破砕して用いるin-situ法(図3c)の3通りがある。基本的に臨床成績に有意差はないとされるが，reversed法には吻合部における動脈と静脈グラフトのサイズミスマッチの問題があるのに対して，それ以外では弁破砕に絡んだトラブルが起こりうる。それぞれの長所短所を理解して，上手に使い分けよう！

## 図3 静脈グラフトの使い方

### a. Reversed法
静脈弁をそのままとして，静脈の向きを逆転させる方法。静脈の向きを逆転させるので，動脈との中枢吻合部の静脈口径が細く，末梢吻合部の静脈口径が太く分厚くなるというサイズミスマッチが起こる。Long bypassになるほど，その傾向は強い。長所としては，グラフト内腔に弁カッターなどを挿入する必要がないので，内膜損傷などのリスクはほとんどない。

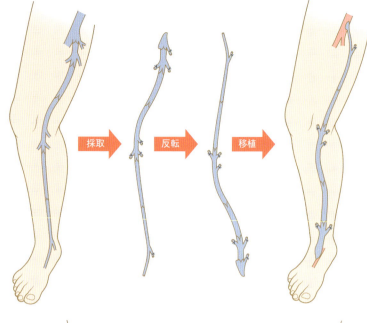

### b. Non-reversed法
いったん採取して体外に取り出した静脈の弁を破砕して，中枢末梢を反転せずに，移植する。サイズミスマッチは解決できるが，外膜側にも内膜側にも物理的侵襲が加わることになる。

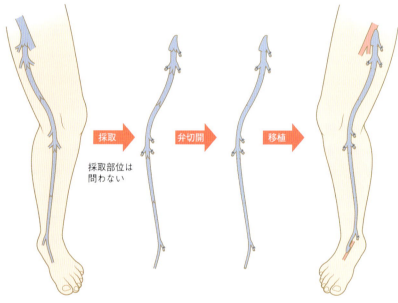

### c. in-situ法
静脈を体外に取り出さず，吻合部以外はそのままの位置で使用するので，皮膚切開は小さくかつ少ないという長所を有する。弁破砕を行うのでサイズミスマッチはない。しかし，弁カッターによる内膜損傷や遺残弁など弁破砕に関連したイベントを発生する欠点がある。また，同側肢に良質の静脈がない場合にはin-situ法は使用できないという欠点もある。

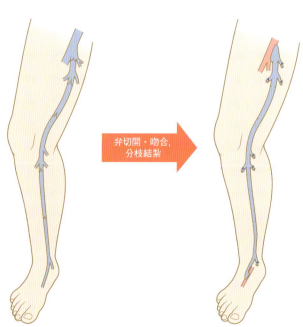

## 大伏在静脈の露出

- **大伏在静脈を愛護的に剥離する**(鑷子でガッチリ挟んだり，枝を引き抜いたりしない，熱損傷を与えない)。
- 必要な長さの分だけ剥離する(中枢吻合予定部位と末梢吻合予定部位の間の距離を絹糸などを用いて測定して，およその長さを測定しておく)。
- 静脈採取のための術創はできるだけ**分節的切開**として，あまり長い皮膚切開創を置かない(**図1a・b**)。

## 弁カッターによる弁破砕(in-situ法またはnon-reversed法の場合)

- カテーテル式弁カッターで大伏在静脈の弁を切開する。
- 2度行う(単回では，半月弁の片方が残る場合があり，後に問題を起こす)。
- 静脈本幹を損傷しないよう注意する(強い抵抗を感じたら，決して無理に引かない)。

## 静脈の経路作成

- 静脈の通り道を作る。皮下(または筋膜下)に十分な太さのスペースを確保し，シリコンチューブを通しておく。
- 経路内で静脈グラフトが腱や筋膜に挟まれないよう注意する。
- 特に足関節部においては，腱の位置，足首を屈伸した際の腱の状態をみて，それに影響をできるだけ受けない経路に静脈グラフトを通す(**図1d**)。

## 経路内に静脈グラフトを誘導する

- ねじれは禁物である。静脈はねじれに弱い(特にreversed法やnon-reversed法の場合は誘導距離が長いので要注意)
- ねじれがわかるようにトンネリング前に静脈にマーキングを行う。

### One Point Advice

静脈グラフト内を加圧しながら，常にマーキングが正面に見えるようにグラフトを導く。トンネリング後は，中枢から勢いよく生理食塩水を噴射して，淀みなく流れることを確認する。

# 5 中枢吻合

- Reversed法の場合には末梢吻合を先に行う場合も少なくない。

## 吻合部位の選定

- 確実に良好なinflowたる部位を選択する。
- 病変の部位によっては，総大腿動脈から浅大腿（あるいは大腿深動脈）にまたがる吻合口も想定される。

### 1歩先行くテクニック

腸骨動脈の狭窄がある場合，血管内治療で完全に血行再建できればそれを行う。
総大腿動脈狭窄がある場合，内膜摘除形成術を行って，同部を吻合口とする。

## ヘパリン投与

- ヘパリンナトリウム50単位/Kg（体重60Kgの患者の場合，3mL）を目安として，activated clotting time（ACT）200〜250secになるように静注している。

## 動脈遮断

- 遮断鉗子（中枢はフォガティ型遮断鉗子，末梢はブルドック型遮断鉗子）を用いた血流遮断を行う。

### One Point Advice

大腿動脈にフォガティ型遮断鉗子をかける場合，石灰化に注意する必要がある。石灰化のない部位が最も望ましいが，石灰化部を遮断する必要があるケースも存在する。総大腿動脈の石灰化の多くは背側に板状に存在する。**図4左**のように遮断してしまうと石灰化の板が割れて外膜を突き破り，遮断解除後の大出血ということになりかねない。**図4右**のように遮断するとよい。

### 図4 大腿動脈遮断における遮断鉗子の使い方

板状の石灰化を砕くような遮断の仕方は危険である。触診等で石灰化の状態・局在を確認して，適確な方向に遮断鉗子をかける。
なお，全周性石灰化で遮断できない場合は，外腸骨動脈末梢まで剥離して，遮断可能な部位を探し，それでも石灰化が高度である場合には，遮断用バルーンを内挿して遮断する。あらかじめ単純CTで，中枢吻合部近傍に遮断を阻止するような全周性高度石灰化の有無や遮断可能なセグメントを探しておく。

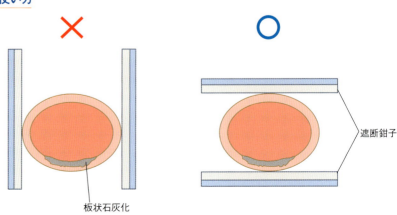

## 動脈切開

- スピッツメスを動脈壁に刺入し，血液が出てくるのを確認した後，同部にポッツ剪刀を差し入れて，中枢・末梢に向かって，切開口を広げる。
- 切開したならば，内腔をよく観察する。
- 必要ならば，健常部までの切開延長，内膜摘除などを追加する。

> **One Point Advice**
>
> 動脈切開は動脈内腔の中心線を捉えなければならない。また，尖刃による切開がしっかり内腔に達していなければ，正しくポッツ剪刀を差し入れることができない。最初の一刺しが重要となる。

## 血管吻合

- 口径が大きいもの同士の吻合の場合：heel，toeの2点支持，側壁連続縫合。
- 針糸：両端針付き6-0ないし5-0ポリプロピレン糸
    - Reversed vein graftの場合は，**口径の細い部分が中枢吻合側にくるので，heelの狭窄に注意**する（その場合は，heelに3点結節縫合を置いてから結紮する）。
    - グラフト経路によっては斜め末梢側から総大腿動脈にグラフトが向かう形になるので，吻合部直下の静脈に屈曲・くびれができない工夫が必要となる。
    - グラフト長が短い場合に，**グラフトの長軸方向にかかる極度のテンションは避ける**（テンションはびまん性狭窄の原因になるほか，下肢の急激な伸展などの運動によって吻合部破綻や仮性瘤になることがある）。
    - **人工血管との吻合はできるだけ避ける**（静脈組織は炎症に弱い。人工血管への異物反応により吻合部狭窄をきたす確率が高い）。

## 遮断解除

- 末梢吻合が完成していない時点での中枢遮断解除の場合，静脈グラフト内にヘパリン加生理食塩水を満たした状態でグラフトを遮断して，動脈のみ遮断解除して，末梢吻合の完成を待つ。

# 6 末梢吻合

## 吻合部位の選定

- 吻合口の大きさはグラフト径の約2倍（およそ5mm）程度とされている。それを念頭に置いて動脈切開仮想線を設定する。
- 動脈石灰化や病変部が局在する場合，**最も良質な部位が吻合部のtoeになるように**動脈切開仮想線を設定する**(図5)**。

### 図5　単純X線写真による石灰化評価

透析例や長期糖尿病例において，足の単純X線写真は吻合部位決定において非常に重要である。写真の症例の場合，a部はほとんど石灰化がなく理想的であるが，b部も石灰化陰影が淡く，吻合可能であると推測される。動脈内腔の病変の状態やグラフトの長さなどの関係から，どちらにアプローチするかを定める。石灰化の写真と造影写真を見比べて，さらに術中所見と併せて，石灰化もなく，病変が最も軽いセグメントを末梢吻合部のtoeとする。

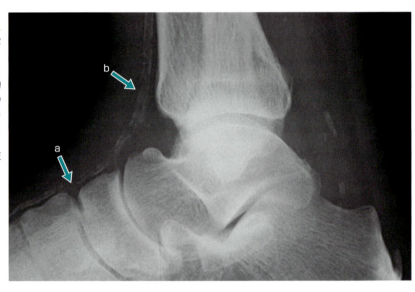

### One Point Advice

術場で消毒前にduplex scanを行い，ある程度エコーで血流が見える部位については，高度石灰化はないと判断できる。

## 血流遮断

- マイクロ用クリップで動脈切開仮想線の中枢・末梢で血流遮断する。
  - ブルドック鉗子は大きすぎて術野の邪魔になるほか，動脈壁への障害が危惧される。
  - 施設によってはエスマルヒ・ターニケット法も使用されている。
- 完全に遮断できない場合，大腿動脈等より中枢の動脈遮断，ヘッドダウン等にて，できるだけ足部に至る血流をダウンさせ，ブロワーで術野から血液をできるだけ排除する。

### 1歩先行くテクニック

- バルーン遮断

　石灰化が高度になると遮断鉗子が役に立たない。ターニケットも役に立たない。そうした場合にはバルーンを用いた動脈内腔からの遮断が威力を発揮する。

## 吻合部動脈切開

- 動脈切開仮想線の中央をスピッツメスで切開し，血液が出てくることを確認する。

### 1歩先行くテクニック

虚血が非常に強い場合，切開予定部の中枢と末梢の両方を遮断して動脈切開しても血液が出てこないことも少なくない。そのため，内腔に到達したのか，それともsubintimaであるのかよくわからない場合もある。そうした虚血の強い対象の場合，末梢動脈の末梢だけクランプして中枢はクランプせずに動脈切開を置き，**血液の噴出を確認してから中枢にもクランプをかける**のがおすすめである。

- 切開口にベックマン型尖刀を差し入れ（後壁損傷に注意），中枢と末梢に切開口を延長する。
- 内腔をよく観察し，病変が存在する場合にはその病変を越えて健常部まで切開を延長する。

### 1歩先行くテクニック

病変が強い場合には，動脈切開を長くして，静脈片でパッチ形成し，その上に吻合口を作成する。

## 静脈側の吻合口を整える

- 適切な長さであることを確認する。
- 静脈側吻合口を整形する（図6）。

### 図6 静脈グラフトの吻合口作成の一例

a. ねじれ予防のマーキングを施した静脈導管。適切な長さに切断する（長軸に対して直角に）。
b. 切断して断端を整えたら（余分な外膜や脂肪を吻合部から排除），マーキングの180°対側をベックマン剪刀で切開（カットバック）。カットバックの長さは，グラフト口径の2倍とする。
c. カットバックして，マーキングのラインの反対側から吻合口をみた図。赤マルの部分（いわゆる「みみ」の部分）をトリミングする。
d. Toe部を尖らせてはいけない。
e. Toeを幅広にすることで，末梢吻合部におけるパッチ効果を得ることができる。

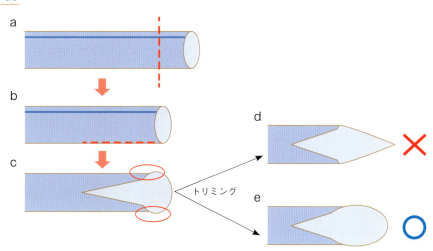

**One Point Advice**

静脈側形状について重要なのは，先端（toe側）をあまり尖らせないことである。尖らせると，パッチ効果が失われて吻合部狭窄などの問題を起こしやすい。

## 血管吻合

- 糸針：両端針付き7-0ないし8-0ポリプロピレン糸
- Heel側は無支持連続縫合（パラシュート縫合）：5針程度でパラシュートを降ろして，側壁まで連続吻合する**(図7a)**。
- Toe側は3針ないし5針結節で糸をかけ，まとめて結紮する**(図7b)**。
  - Toe側も無支持連続で縫合しても構わないが，攣縮を起こしている血管を全周連続縫合することによって，攣縮した状態で吻合口径を制限することを避けるために，結節縫合をtoeに数針用いている。
- 側壁を連続縫合して，側壁でheel側からの縫合糸と結紮する。通常，術者から遠い側面を先に終わらせる。

### 図7　足背動脈との末梢吻合の実際

**a. Heel側の無支持連続縫合の様子**
術者から遠い方から両端針付きポリプロピレン糸を用いて運針を開始し，heelを回って術者側に達し，5針程度かけたら，パラシュートを降ろして，**b**の操作に移行する。

**b. Toe側の5針結節縫合をかけて，結紮し終わったところ**
この後，術者から遠い方の側壁の縫合を行う（側壁縫合をtoe側とheel側から行って，側壁中央あたりで両糸を結紮する）。次いで，術者に近い方の側壁を同様に行う。

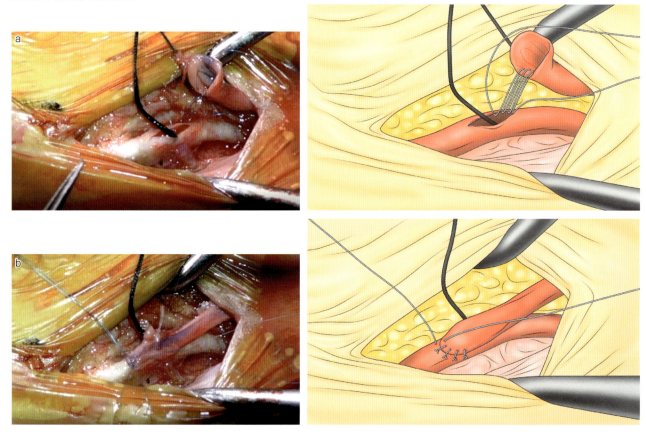

> **One Point Advice**
>
> 運針では，静脈内膜と動脈内膜との外翻が重要。
> なお，血管吻合の際の縫合法は施設によって異なる方針があるので，まずは自施設のルーチンを身に付けつつ，ドライラボ等でいろいろな縫合法を試していくのがよい。血管外科施設で実際にどのような血管縫合が行われているのかについては，日本血管外科学会発刊のテキストブックに掲載されている一覧表を参照していただきたい[1]。

## 血流再開

- Heel側から遮断解除，分枝，そして最後にtoe側の遮断を解除して，吻合完了。

# 7 吻合後の作業

## グラフト血流測定

- 冠動脈用の血流測定プローブが使用可能。装置がない場合は，術野エコーで測定可能。

## Completion angiography

- グラフトの異常（屈曲・圧排や遺残弁など）や吻合部だけでなく，足部の詳細な血管造影を得ることで，潰瘍部への血流も確認可能。

# 8 手術終了後のグラフトサーベイランス

- 退院前のduplex scan
- 外来での定期的duplex scan
  - 1, 3, 6, 9, 12, 18, 24カ月でのduplex scan
- 加速血流が発見された場合,閉塞前にグラフト修復を行う。
  - 最重要のグラフト材料である大伏在静脈を使用した以上,それを大切に永く活かすのが,外科医の責務であるので,**グラフトサーベイランスをしっかり行いましょう！**

## 3文まとめ

末梢動脈バイパス術のキモは
①手術戦略がすべて(吻合部位の決定とどこの静脈をどのように使うか)
②麻酔導入後のエコー検査で静脈・動脈の質確認とマーキングで戦略再確認を
③グラフト血流測定やcompletion angiographyで,異常がないことをしっかり確認してから手術を終了しましょう！

◆文献

1) 東 信良,宮田哲郎 編：Distal Bypass実践マニュアル－Distal Bypass Workshop公式テキストブック,日本血管外科学会.

## 基本の基本をマスター

# 6 ターゲット血管の出し方

東京歯科大学市川総合病院　小野滋司

- ターゲット血管の露出は，すべての血管外科手術の基本となる。
- 患者の体格に依らない普遍的な方法を習得し，術前検査で知り得た解剖の変異も認識した上で手術に臨むことが重要である。

### ターゲット血管の出し方のポイントは

❶ 総大腿動脈
❷ 膝上膝窩動脈（内側アプローチ）
❸ 膝下膝窩動脈（内側アプローチ）
❹ 前脛骨動脈遠位～足背動脈
❺ 後脛骨動脈遠位～足底動脈
❻ 鎖骨下動脈
❼ 腋窩動脈
❽ 頚動脈

## 1 総大腿動脈

- 総大腿動脈は鼠径靭帯を境に外腸骨動脈から総大腿動脈へと名称を変え，4～5cmほどで浅大腿動脈と大腿深動脈とに分岐する。
- 拍動を触知する場合は，位置の同定は容易であるが，触知しない症例にもしばしば遭遇する。その場合も索状物として触知することが多いが，**高度肥満などで困難な場合は，術前エコーを使用する**ことで容易にマーキングが可能である**(図1)**。
- **皮切は縦切開，斜切開のいずれでも可能であるが，術式により選択する**。たとえば，総大腿動脈のみの露出でよいステントグラフト内挿術では斜切開，浅大腿動脈や大腿深動脈まで手技が及ぶ可能性のあるバイパス術などでは縦切開を選択することが多い。
- **視野の確保にはウェイトラナーが有用**であり，切開を進めるごとにかけ直して視野を展開していく。
- いずれの皮切を選択した場合も，**皮下脂肪層にある鼠径リンパ節群の処理に留意する必要がある(図2)**。同部で難治性リンパ瘻を生じると，感染の温床となりうるからである。
- リンパ管としての同定は困難なことが多いが，リンパ節周囲組織は丁寧に結紮，切離をしながら大腿筋膜まで到達する。リンパ節を避けるためにやや外側からアプローチしたり，大伏在静脈を使用する場合には内側からアプローチすることもある**(図2)**。

- 大腿筋膜を血管直上で切開すると血管鞘に到達するため，まずは**分枝の少ない動脈前面の剥離から開始**する。続いて側面の剥離に移るが，分枝は可能な限り温存するように心がける。両側面を前面で剥離した層を保ちながら血管に沿って剥離を進めると，後壁の剥離へと繋がり，容易にテーピングが可能となる。
- 末梢へ剥離を進めると，浅大腿動脈と大腿深動脈との分岐部で，血管径が小さく変化する。必要がある場合は，同様に浅大腿動脈をテーピングし，続いて大腿深動脈をテーピングする。**大腿深動脈はバリエーションが豊富なので，術前に把握しておく必要がある。**
- 大腿深動脈をテーピングする際には，**総大腿動脈，浅大腿動脈にかけたテープを牽引しながら，可能な限り直視下に剥離を進め，外側大腿回旋動脈・静脈の損傷に留意する**（図3）。

### 図1　総大腿動脈の同定

鼠径靱帯下で触知，あるいはエコーで確認する。高位分岐などの情報も術前に知っておく必要がある。

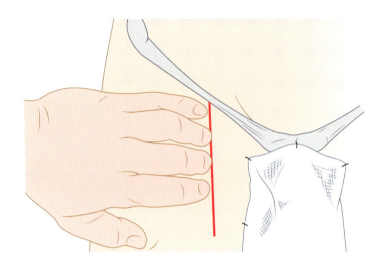

### 図2　総大腿動脈への到達経路

術式により，皮切の位置を内側寄り，あるいは外側寄りにする。直上から到達する場合は特にリンパ瘻に留意が必要となる。

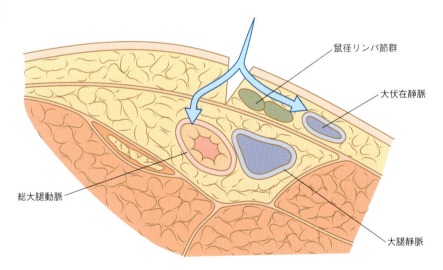

### 図3 総大腿動脈，浅大腿動脈，大腿深動脈のテーピング

皮切を延長することで浅大腿動脈，大腿深動脈も十分露出が可能となる。大腿深動脈起始部でテーピングする場合は，外側大腿回旋動静脈の損傷に留意する。

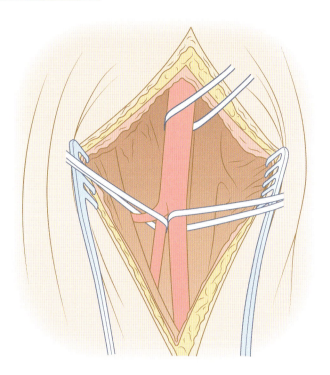

文献1)より引用

## 2 膝上膝窩動脈（内側アプローチ）

- 下肢を軽度外旋，股関節・膝関節軽度屈曲とし，大腿遠位に外側からタオルなどを入れることで良い視野の確保が可能となる。
- 大腿遠位内側で，縫工筋前縁に沿って皮切を置く。同部は**縫工筋と内側広筋との間の陥凹として触知することが可能である（図4）。大伏在静脈を使用する場合には，皮切をやや背側にずらすこともある（図4）**。
- 皮切後は縫工筋前縁を意識しながら切開を進め，両筋間で深筋膜に到達する。筋膜を鋭的に切開すると脂肪組織に富んだ膝窩に到達する。**指を入れることで膝窩動脈を触知することが可能になるため（図5）**，それに向かって鈍的，鋭的に露出を進める。
- 膝窩動脈の中枢は細静脈が網目のように巻き付いており，その奥には膝窩静脈が走行している。細静脈を必要最小限切離し，動脈分枝も可能な限り温存するよう心がけながらテーピングする。
- バイパスの末梢吻合部を求めるときは，**側副血行路となっている分枝の遠位にテープをかけると，より挙上が容易になる（図6）**。
- 内転筋間裂孔から大伏在静脈の方向へ走行する伏在神経も同定されるため，それを損傷しないように愛護的に扱うことも重要である。

### 図4 膝上膝窩動脈への内側アプローチ

縫工筋と内側広筋との間の凹みを触知し，縫工筋前縁に沿って皮切する．大伏在静脈を使用する場合は破線のように，やや背側に皮切をずらす．

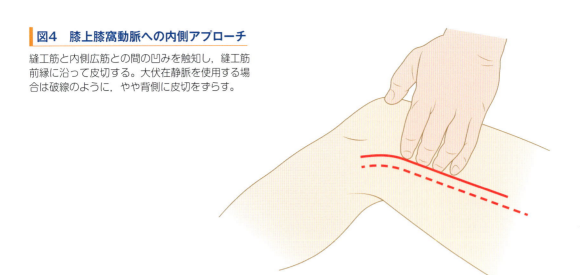

### 図5 膝窩動脈の触知

膝窩の脂肪組織内で膝窩動脈の触知が可能である．

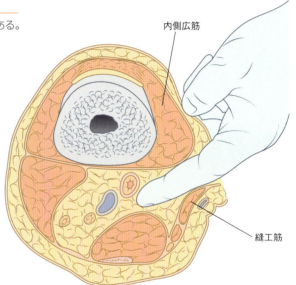

内側広筋

縫工筋

### 図6 分枝を利用して膝窩動脈を牽引

分枝を利用することで，膝窩動脈の牽引が容易になる．ただし，損傷しないように留意が必要である．

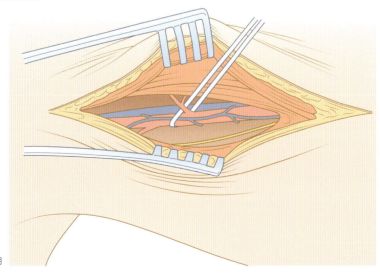

文献1)より引用

# 3 膝下膝窩動脈（内側アプローチ）

- 膝上膝窩動脈と同様の肢位とし，タオルは膝下に入れる。**大伏在静脈の走行に注意しながら，脛骨後縁に沿って皮切を置く（図7）**。そのまま**脛骨後縁に沿って筋膜を切開して膝窩に到達する（図8）**。
- 腓腹筋を背側に圧排することで視野を展開すると，膝窩動静脈を認める。膝窩静脈へ初めに到達するため，必要最小限剥離をして背側によける。伴走する細静脈を結紮・切離し，膝窩動脈を確保する。
- 末梢へ露出を進める場合は，必要に応じてヒラメ筋の脛骨付着部を切離することで視野を良好に確保できる。特に遠位では脛骨神経が動静脈に沿っているため，損傷しないよう留意する。

### 図7　膝下膝窩動脈への内側アプローチ
脛骨後縁に沿って皮切する。

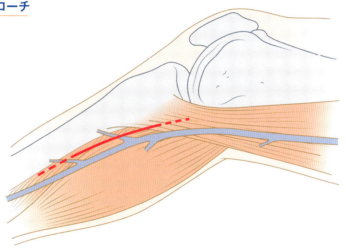

### 図8　膝下膝窩へ到達
脛骨後縁に沿って筋膜を切開し，膝窩に到達する。

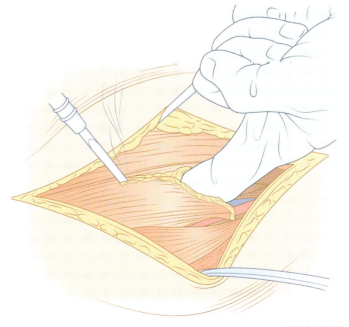

文献1）より引用

## 4 前脛骨動脈遠位〜足背動脈

- いずれも体表からエコーで確認可能のため、術前にマーキングしておく。**足関節直上で、前脛骨筋内側に沿って皮切を置く（図9a）**。浅筋筋膜を切開し、前脛骨筋腱を同定し、内側によけると、血管神経鞘が前脛骨筋外側、長母趾伸筋内側に同定される。前脛骨神経は、多くは内側に存在しているため、それを愛護的に扱う。
- さらに遠位、足背動脈は通常、第1中足骨と第2中足骨との間を走行している。**伸筋支帯遠位から、マーキングに沿ってその直上に皮切を置けばよい（図9b）**。

### 図9　前脛骨動脈遠位〜足背動脈へのアプローチ

術前にエコーで走行を確認し、マーキングしておく。動脈剥離は最小限とする。

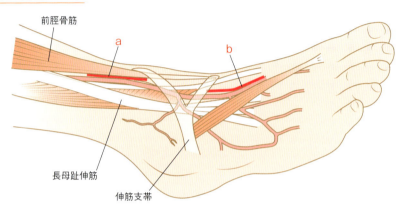

## 5 後脛骨動脈遠位〜足底動脈

- エコーでマーキングしておき、**内果から中枢にその直上に皮切を置く（図10）**。アキレス腱を同定、背側によけ、深筋膜を切開すると、後脛骨動静脈が露出される。
- 動脈の剥離、巻き付いている静脈の切離は必要最小限とする。
- 屈筋支帯を切離し、さらに母趾外転筋を切離することにより、内外足底動脈まで剥離が可能となる。

### 図10　後脛骨動脈遠位〜足底動脈へのアプローチ

術前にエコーで走行を確認し、マーキングしておく。動脈剥離は最小限とするよう心がける。

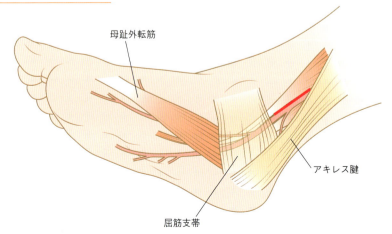

# 6 鎖骨下動脈

- 鎖骨下動脈とその分枝は，鎖骨上アプローチで露出が可能である。**鎖骨上縁から1横指上を横切開し，露出する分枝によって中枢，あるいは末梢にそれぞれ延長する**（図11a）。
- 広頸筋と胸鎖乳突筋外側頭を切離すると，肩甲舌骨筋が同定される。それを切離すると，前斜角筋とその内側に横隔神経が同定されるため，それを**愛護的によけながら，前斜角筋を切離すると**（図12），鎖骨下動脈の拍動が触知される。
- 横隔神経は牽引しないように特に留意し，また，その周囲では電気メスの使用も最小限とする必要がある。
- 筋膜を切開すると鎖骨下動脈が露出されるため，テーピングが可能となる。
- 分枝の走行は術前画像で認識しておく。なお，腕神経叢はその位置では鎖骨下動脈の上外側，やや深い層にあることを認識しておく必要がある。

### 図11 鎖骨下動脈，腋窩動脈へのアプローチ
それぞれ，a, bに沿って皮切する。

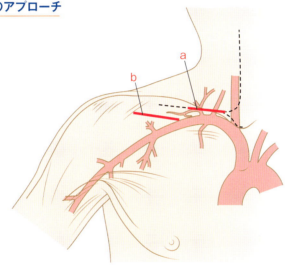

### 図12 鎖骨下動脈の露出
横隔神経は可能な限り愛護的に扱う。
前斜角筋は切離する。

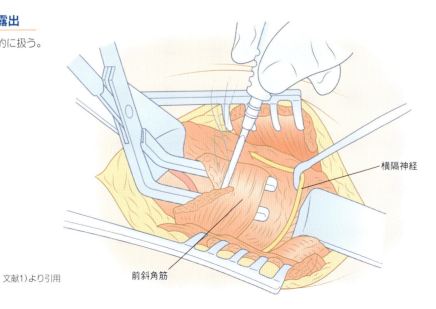

文献1)より引用

# 7 腋窩動脈

- 図に示す，**鎖骨の1横指尾側で水平に皮切を置く（図11b）**。
- 大胸筋筋膜を切開し，大胸筋を筋線維に沿って筋鈎で鈍的に分けると鎖骨胸筋筋膜に到達する。同筋膜を切開すると，脂肪組織の層に到達し，その中に腋窩動脈の拍動が触知・確認できる。
- **小胸筋は切離せず，外側に牽引するだけで十分なことが多いが**，鎖骨付着部で切離することもできる。ただし，その際には**腕神経叢からの分枝である大胸筋枝を損傷しないように留意する**。
- はじめに腋窩静脈に到達するため，それを損傷しないように尾側に牽引する。その奥に腋窩動脈が同定されるため，全周性に剥離，テーピングする。剥離操作同様，遮断時にも腕神経叢を損傷しないように留意する。

# 8 頚動脈

- 肩枕を使用し，頚部を伸展した状態とする。**胸鎖乳突筋の前縁に沿って皮切を置く（図13）**。
- 広頚筋を切開すると，胸鎖乳突筋が露出されるため，それを後方によけると，初めに内頚静脈が確認される。**前方から合流する顔面静脈を結紮・切離し（図14）**，内頚静脈を後方へよける総頚動脈に到達する。
- **迷走神経，舌下神経の一般的位置関係を認識し（図15）**，それらを損傷しないように剥離を進める。なお，頚動脈洞には圧受容体があるため，刺激により迷走神経反射から徐脈や低血圧を引き起こす可能性があることを認識しておく必要がある。

| 図13　頚動脈へのアプローチ |
胸鎖乳突筋の前縁に沿って皮切する。

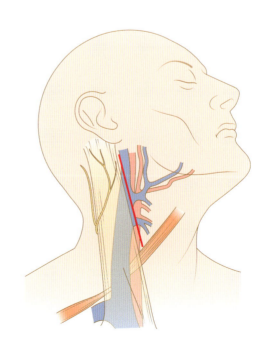

### 図14　顔面静脈の結紮・切離

顔面静脈を結紮・切離し，内頸静脈を後方へよけると，総頸動脈が露出される。

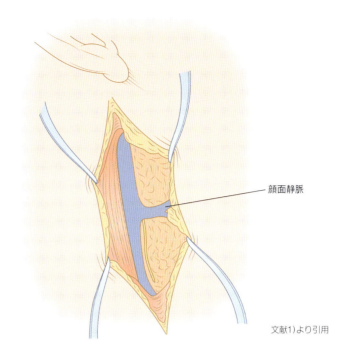

顔面静脈

文献1)より引用

### 図15　迷走神経，舌下神経の一般的位置関係

迷走神経，舌下神経の走行を理解し，それらを損傷しないよう留意する。

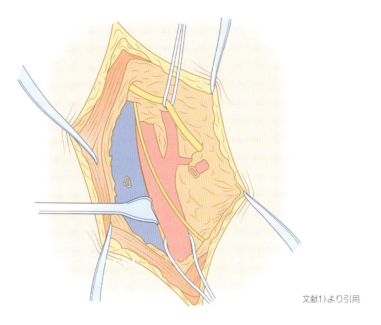

文献1)より引用

## 3文まとめ

ターゲット血管の出し方は，
①基本的解剖を理解する。
②術式，術中操作をイメージし，皮切の位置を微調整する。
③血管の前壁から剥離を開始し，層を保つことを心がける。

◆文献

1) Rutherford RB：Atlas of Vascular Surgery: Basic Techniques and Exposures, W.B Saunders, 1993.

## II 基本の基本をマスター

# 7　バイパスグラフト採取
## （1）内胸動脈

滋賀医科大学医学部心臓血管外科　**鈴木友彰**

- ▶ 超音波メス採取をマスターする。
- ▶ 内胸動脈-前下行枝バイパスが，CABGの質の8割を決定する。
- ▶ 内胸動脈を最高の状態で準備することが，CABGの質を決定する。
- ▶ 内胸動脈採取は，攻めるレイヤー（層）がすべてである。
- ▶ 内胸動脈採取が，心臓外科医としての分かれ道である。

### バイパスグラフト採取（内胸動脈）のポイントは

❶ 内胸動脈用開胸器
❷ 姿勢
❸ 胸膜
❹ Endothoracic fascia切開
❺ 静脈と動脈の間を剥離する
❻ 末梢部分
❼ 中枢部分

## 1 内胸動脈用開胸器

- 図に示すタイプが主流である（**図1・2**）。どちらも優れており遜色ない。ただ，両タイプともいくつかのメーカーから出ているが，メーカーによって展開の良し悪しに若干差がある。
- かける位置は重要である。筆者は**図3**のように，頭側は胸骨柄結合あたり，尾側は胸骨体の下端あたりにかける。**図1**タイプの場合も鉤の幅をその2点にもっていく。これにより，見えにくい第2肋骨周辺や末梢部分が良好に展開される。体格によって展開しやすさには差があるので，採取中はマメにかけ変え局所の展開を良くする。
- 開胸器の凹凸レールはなるべく尾側に置くほうがワーキングスペースは広がる。

### 図1　内胸動脈採取用開胸器（1）

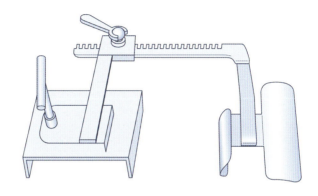

### 図2　内胸動脈採取用開胸器（2）

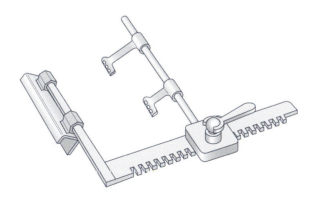

### 図3　右内胸動脈採取展開図

鉤は胸骨柄結合付近と胸骨体の下端付近にかける。開胸器の凹凸レールはなるべく尾側に置く。

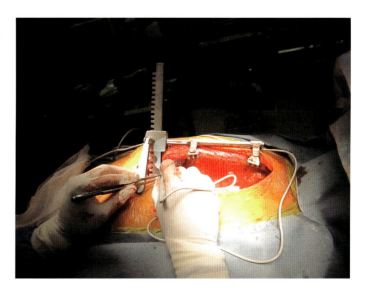

> **One Point Advice**
> 第2肋骨付近と末梢部分の視野は出しにくい。その部分の視野が良くなる位置に鉤をかける。

## 2 姿勢(図4・5)

- 内胸動脈採取が難しいのは，胸壁の裏を走り，見上げるような視野で一方向からしかアプローチできないからである。たとえば180°反転した上向きの状態で，伏在静脈採取のように手元にあるなら，内胸動脈採取はきわめて簡単である。
- 開胸器の展開，採取姿勢，ベッド調整で採取しやすい環境をつくる。採取面が垂直であればかなり快適である。胸壁を反転させ立てるようにし，見上げるようにアプローチすれば，その状態に近づく。ベッドを上げ反対側にローテーションすることで快適な視野になる。

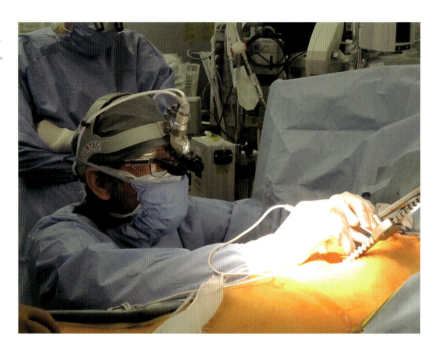

**図4　採取姿勢**
肩・肘に余分な力が入らない，楽な姿勢をとる。

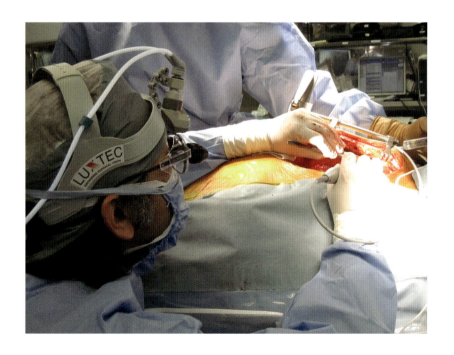

**図5　中枢部採取**

## 3 胸膜

- まず胸膜と胸壁の間のルーズな組織を電気メスで剥離する。このとき内胸動脈からの枝が何カ所か伸びてきているので，引っ張らずに丁寧に止血処理する。筆者はこの段階で全長が確認できるように広く剥離している。
- 奥（外側）への剥離は，透けて見える動静脈を少し越える程度でよい。
- このとき開胸してしまっても大きな問題はないが，開胸せずに進めるほうが快適である。

### 重要なコツ

- ルーズ組織を中枢に向かって剥離していくと，静脈が胸壁から離れ，内下方に走行する部分にぶつかる。Endothoracic fasciaはその部分から疎になり欠損する。そして静脈周囲は脂肪組織が取り巻いている(**図6**)。
- まず，静脈をスケルトナイズするように脂肪組織を電気メスで剥離する(**図7**)。このとき脂肪内を動静脈の細かい枝が絡み合うように走っているので，電気メスで丁寧に止血処理する。
- そうすると，静脈の奥に内胸動脈が確認できる。
- この段階で中枢部分の内胸動脈のオリエンテーションをつけておく。

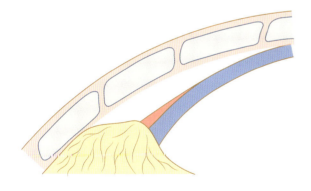

**図6　中枢部分**
静脈を中枢に追っていくと脂肪組織が取り巻いている。

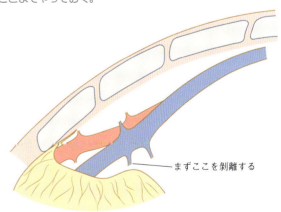

**図7　まず中枢部を剥離**
脂肪組織を剥離すると奥に動脈が見える。Fasciaを開ける前にここまでやっておく。

まずここを剥離する

### One Point Advice

まず，動静脈の中枢を覆っている脂肪組織を丁寧に剥離すると，中枢部分のオリエンテーションがつく。

- ここまでが第一段階の準備である。採取開始後1〜2分でここまでくる。

## 4 Endothoracic fascia切開

- Endothoracic fascia越しに静脈が透見できる。手前に静脈がある。
- 静脈の1cm以上内側でfasciaを開ける。開け始める部位は第3〜4肋間あたりが最もルーズで安全である。中枢のfascia欠損部あたりを突破口とすることもある。
- 静脈を見ながら全長にわたりfasciaを切開する。途中胸壁に強く癒着し，静脈から離れて切開しづらい部分があるが，静脈を傷付けないように丁寧に進める。
- 末梢のendothoracic fasciaは胸横筋に移行している。その筋肉を切開し末梢部分を確認する。
- ここまでさらに1〜2分程度で終える。
- 筆者はこの段階までは電気メスを使っている。

## 5 静脈と動脈の間を剥離する

- **内胸動脈採取の極意は，このときのレイヤー（層）の入り方に尽きる！**
- この部分のレイヤーの入り方は，非常に大きな差を生む重要なポイントである。総じて時間がかかっている術者は，まずこのときのレイヤーが微妙に間違っている。
- これまで多くの後輩の指導を行ったが，正しいレイヤーを教えるのは難しく，理解してもらえない。また，多くの先輩術者を見てきたが，時間がかかる人は必ずレイヤーの意味を理解できていない。

### 1歩先行くテクニック

コツは"静脈をスケレトナイズする"である。

- 動静脈がはっきりと分かれている部分から始める。やはり第3〜4肋間あたりが簡単である。
- 切開したfascia縁を把持し，奥に向かって押し下げる。この操作で内胸動脈がローテーションし，静脈と離れる方向にシフトする(**図8・9**)。
- このときから超音波メスを用いる。
- そしてポイントであるが，動脈を見ながら動脈の周囲を剥離する意識ではなく，静脈を見ながら静脈のぎりぎりを跳ね上げるように剥離することがコツである(**図10**)。
- まずは容易に切離できる枝を処理する。そうすると，攻めるべきレイヤーがよりはっきりする。
- ここが理解してもらえないポイントであるが，大切なのは"静脈を剥離する"意識である。

#### One Point Advice
切開したfasciaを奥下方に押し下げると，内胸動脈はローテーションし静脈から離れ，枝が見やすくなる。

### 図8 Endothoracic fascia切開

Fasciaは静脈のかなり手前で切開する。Fascia断端を利用して視野を展開する。

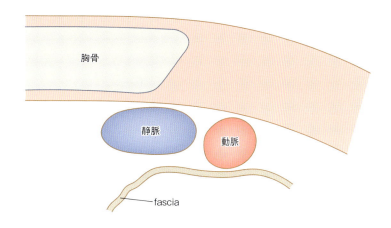

### 図9 Fasciaを押し下げる

Fasciaをピンセットで奥に押し下げるようにする。初心者は手前に引っ張りたくなるが，それだと余計にやりづらくなる。押し下げることで動脈はローテーションし，静脈から離れる。

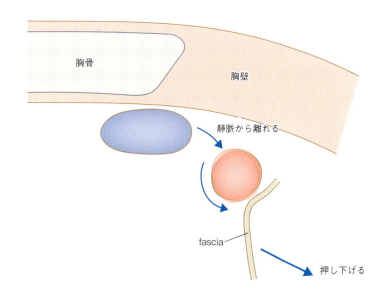

### 図10 静脈ぎりぎりのレイヤーへ

ここが最重要ポイント。普通の感覚では･･･▶のような入り方になる。しかし━▶のように動脈を見ずに静脈をスケレトナイズする意識が大切である。

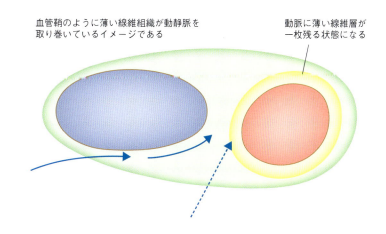

> **One Point Advice**
> ここが最重要ポイントである。動脈周囲を剥離する意識ではなく，静脈ぎりぎりを跳ね上げるように剥離する。動脈周囲には薄く線維組織が残るくらいがちょうどよい。

- 静脈をスケレトナイズしていると内胸動脈は自然と離れ，枝が橋桁のように視認できる(**図11**)。
- この操作を中枢末梢にわたり進める。胸壁表層に向かう貫通枝，奥に向かう肋間枝，手前に向かう胸骨枝などがあり，適宜処理する。胸骨枝は静脈表面を渡るように走っていることが多い(**図12**)。

### 図11 動静脈が少し離れる

薄い線維層に覆われた動脈は波状に走る。そして波の頂点に枝が出ている。

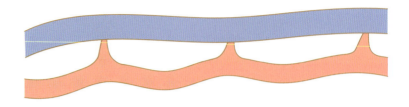

### 図12 枝の分岐形態

動脈の枝はおよそ図のような3方向に出ている。

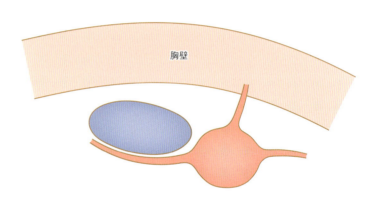

# 6 末梢部分

- 筆者は末梢部分から先に完結させている。実際に一番難しいのは末梢部分かもしれない。末梢部分の内胸動脈は愛護的に扱わないと容易に損傷する。

## 1歩先行くテクニック

末梢部分は動静脈が絡み合っている(図13)。ここは、スケルトナイズにこだわると損傷する。難しいと判断したら、いったんセミスケルトナイズ(静脈を動脈に付けた状態)で落とす。

図13　末梢部分

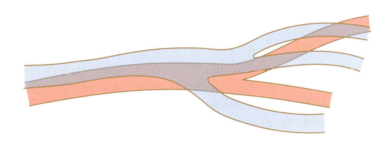

### One Point Advice

末梢部分は複雑に動静脈が絡まっており、スケルトナイズにこだわると損傷する。いったん静脈を付けた状態で胸壁から落とす。

- 末梢部分の枝は手のひら状に二次元的にしか出ていないので、動静脈を付けたまま胸壁から落とすのは、実は簡単である。
- 末梢は上腹壁動脈と筋横隔動脈の分岐点(bifurcation)を越えるところまで剥離する。
- 特に右内胸動脈は長めに採取している。
- Bifurcationまでが内胸動脈特有の弾性動脈成分であり、その部分を吻合部とする。

# 7 中枢部分

- 第2肋間あたりの動静脈が交差する手前に大きな枝が出ている。枝によって動脈がつり上がるようになっており見づらい。静脈に隠れていることも多い。

## 1歩先行くテクニック

この枝を処理しようとして出血させた経験は誰でもあるだろう。助手にその部分の胸壁を外側から押してもらうと、快適な視野になることがある。

- 動脈と静脈が交差しているが、多くの症例で静脈はこの部分で切離している。
- これより中枢の剥離は実は簡単である。
- 動脈は比較的リッチな脂肪の中を走行していき、肋間（上方向）と胸腺（内方向）に向かっていくつか枝を出している。これらの枝を処理するのは容易であるが、コツがわかっていないと難しい。
- 中枢を処理するときは支えとなるものがなく、カウンタートラクション様のテンションをかけることが難しい。
- 支えのない中空で"暖簾に腕押し"状態になっているのをよく見かける。特に内側の枝を処理するときにカウンタートラクションをかけるのが難しい。
- いくつか対策がある。
- 第2肋間の枝より中枢部分は胸壁から剥がさず置いておく。それが支えとなり内側の脂肪組織にテンションがかかる。
- 中枢部分を剥離するときは、その部分の胸膜を大きく開胸するとやりやすくなる。
- 総じて、器具を使ったり助手にアシストしてもらったり、苦労していると思われる。慣れてくると、最も簡便で迅速な方法は、自らの手で内胸動脈を把持し、うまく組織にテンションがかかるように進めることである。
- 要するにこの時点では、内胸動脈の末梢が繋がったまま剥離しているから難しいのである。末梢を切離し、フリーの状態で中枢を剥離すればきわめて簡単である。
- ここは、考え方を変えて、末梢を切離した後に中枢を剥離する、といった余裕のある姿勢が手術を快適にする。

## 3文まとめ

①内胸動脈採取は心臓外科医としての分かれ道である。その理由は、以下のことである。
②内胸動脈採取のステージに来るまでに多くの若手は胸骨正中切開から体外循環確立、伏在静脈採取までは経験しているであろう。これまで見てきた経験から、そのステージまでは誰しもが無難にこなす。しかし、内胸動脈採取になると力量にかなりのばらつきが見えはじめる。内胸動脈をすばやくきれいに採取できないものが、冠動脈吻合のステップに進んではいけない。
③内胸動脈採取は、心臓外科医としての資質を占う最初のステップである。

# I 基本の基本をマスター

## 8 バイパスグラフト採取 (2)大伏在静脈

岸和田徳洲会病院心臓血管外科　畔柳智司

- 冠動脈バイパス手術（CABG）において動脈グラフトの優位性が説かれているが，大伏在動脈（SVG）は絶対に必要なグラフトであり続ける。

- SVG採取は心臓外科医にとって，はじめの一歩であり，まず越えなければならない関門となる。血管を扱う基本手技が詰まっており，非常に重要な手技である。

- 大腿部，下腿部，さらにはopen hervest（OVH），endoscopic hervest（EVH）とさまざまあるが，すべてにおいて基本的なアプローチは同じである。まずはunroof，次いで剥離と枝処理となる。

- SVGは術中，緊急に必要になる場合も多く，損傷なく確実に採取することのみならず，採取するスピードも重要である。

### バイパスグラフト採取（大伏在静脈）の手技は

❶ エコーによる大伏在静脈の確認
❷ アプローチ部位の皮膚切開
❸ Unroof
❹ 末梢側の切離，SVG拡張（必要な場合）
❺ 剥離，枝処理
❻ 中枢側の切離
❼ 閉創

の順番で進める。

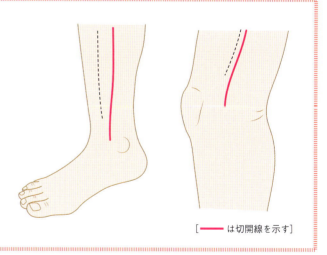

[―― は切開線を示す]

# 1 エコーによる大伏在静脈の確認

## 性状の確認

- 大伏在静脈の性状を確認する。
- **静脈径：エコーでの麻酔後臥位での評価で，2mm台がよい。**3mm台前半も，やや太いが使用には耐えると思われる。細すぎるもの，太すぎるものは使用に適さない。
- 静脈瘤の有無：静脈瘤の存在するものは，基本的には使用に適さない。ほかに選択肢がない場合には形成して使用することもないわけではない。
- 大伏在静脈は，**大腿部のほうが下腿部と比べて一般的に太い。**また枝が多い。このため，下腿部のほうが，より枝の少ないSVGが得られる場合が多い。元々の径により，SVGとして適した径の大伏在静脈を選択すべきである。

## 走行の確認

- 大伏在静脈の性状に問題がないことを確認したら走行を確認する。**特に最初の皮切の部分，すなわち，大腿であれば膝上部，下腿であれば内果上2cm程度の部分から数cmは正確に位置を同定し，同時に深さも確認する。**マーキングしておくとよい。
- 採取に際しての違いは，下腿のほうが脂肪が少ないため走行している深さが浅いということに尽きる。**OVHに関しては下腿のほうが早くきれいに採取可能である。**このため，緊急を要する場合には下腿から採取することになる。
- 大腿の場合は，脂肪層が厚くなるため，閉創にも時間を要する。EVHに関してはこの脂肪層の厚みが逆に作用する。鈍的な剥離を行うことになるため，ある程度の脂肪の厚みがないと手技が困難になる。このため，**EVHは大腿部で行うのがよい。**下腿部でも可能ではあるが，working spaceの確保も困難で，全長採取は困難である。当院では現在は施行していない。

# 2 アプローチ部位の皮膚切開

- エコーで確認した部位を4～5cm程度，メスで皮膚切開を行う。このとき，**大伏在静脈の直上を切開することが重要である。**皮切がずれると，削ぐように切開することとなり，創の治癒が妨げられる結果となってしまう。
- また，この部位から剥離を始めるため，この部位の皮切がずれると，修正が困難となる。特に大腿部の場合，脂肪によって位置がずれやすいので，両側に均等にtensionをかけて，ずれないように保持するようにする。脂肪層を大伏在静脈に向かって垂直に切開を行い，大伏在静脈まで到達する。
- 電気メスを用いると出血のコントロールがしやすいが，大伏在静脈を損傷しないように注意が必要である。**鈍的に大伏在静脈の一部が見えるまで剥離を行い，確認した後に切開を広げると，損傷のリスクは低減できる。**このステップまではOVH，EVHともに同様である。

## 3 Unroof

- この項からはOVH, EVH別々に説明する。

### 200字でまとめるKey sentence

- **EVHハーベスタ**
当科では先端送気タイプのハーベスタを用いている。トロッカー送気と比べて, 出血時や脂肪が多い場合など視野確保困難時の視野確保が有利である。こちらのタイプは先端にワイパーが装備されており, この点においても出し入れの頻度が下がり, 有利と思われる。

## OVH

- **大伏在静脈の皮膚側には基本的に枝はない**。大伏在静脈の皮膚側を切開し, 皮膚側の面をグラフト採取部位全長にわたって開放するのがunroofとなる。先に皮膚切開において取り掛かりをつけた大伏在静脈を, 中枢側に向かって延長していく作業となる。
- 皮膚切開から取り掛かりをつけた作業同様であるが, くれぐれも大伏在静脈に向かって垂直に切開を行うことが重要である。どのように走行に沿わせて切開を広げるか, に関しては施設によってさまざまな方法論がある。筆者も施設ごとに違う方法を教えていただいた経験があるので, この方法が唯一の方法とは言えないが, 一方法論として紹介する。
- 手術において決定的に大切なのは, レイヤーである。適切なレイヤーに沿って進む限りは出血もほぼない。大伏在静脈の剥離に際しても, このレイヤーを見極めるのが大切である。大伏在静脈周囲の結合組織の緩いレイヤーに沿って, 剥離を進める。
- **筆者はまず鈍的に剪刀を進める。4～5cmほど進めたら, それに沿ったラインをメスで皮膚切開を行う**(図1)。そこから垂直に電気メスで切開を行い, 剪刀を挿入したレイヤーまで切開する。**鈍的に剪刀を進めるときに, 決して力を入れてはいけない**。力が必要なときは剪刀を入れるレイヤーや角度が間違っているときである。
- 基本的にこの繰り返してunroofを全長にわたって進める。

**図1　OVHのunroof**
左手の鑷子で皮膚を上方へ牽引しながら挿入する。刃先を下に向けないように, また不用意に刃先を開かないように注意する。基本的に刃先は開かない。

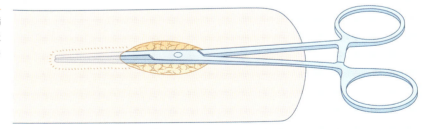

### One Point Advice

力の入れ具合がポイントで, スーッと入るレイヤーが正解, 入らない場合は間違いである。間違いのレイヤーだと出血だけでなく, グラフトを傷つけることにもなる。

## 1歩先行くテクニック

4〜5cmの切開が進むたびに必ず開創器をかけ直して，良い視野を確保することが大切である。これが次の4〜5cmのスムーズな処置に繋がる。

### EVH

- EVHはまず先端コーンを装着，4cmほど挿入し，トロッカー挿入部分を作成する。挿入していくレイヤーはOVHと同じレイヤーである。**決して力は必要ない**。すっと入るレイヤーに入れることが大事である。
- 剥離によってできた穴にトロッカーを挿入し送気を開始する。ここからunroofを行う。基本的には発想はOVHと同じである。**大伏在静脈直上のレイヤーを剥離し，皮膚側にトンネルを作成する**。数cm進み，戻る。戻ると送気によってトンネルが膨らみ，unroofされた大伏在静脈が見える。これを確認して，レイヤーと方向を修正しながら次のトンネルを進める。
- この繰り返しで鼠径部まで進める。鼠径部では大伏在静脈と皮膚が近づいてくるので，触診，視診で適切な場所まで来たことがわかる。この部位まで進める。

## 4 末梢側の切離，SVG拡張（必要な場合）

- OVHのみの手技である。手順は末梢側を鉗子で挟んで結紮できる状態にしておいて大伏在静脈を切離，ダイレータを挿入して5-0絹糸で結紮しておく。
- 大伏在静脈を5cmほど中枢側で圧迫し，適宜加圧，大伏在静脈を拡張させる。これにより，大伏在静脈が拡張し，枝がはっきりすることと，大伏在静脈が拡張して辺縁がわかりやすくなるのがメリットである。

# 5 剥離，枝処理

## OVH

- 大伏在静脈本管を軽く挙上しながらメッツェンバウム剪刀を辺縁ぎりぎりの層に通して剥離していく（図2）。Unroofと同じ層になる。この際に枝の部分は持ち上がらないので大体の位置がわかる。
- 枝の部分は鈍的に周囲を剥離する。枝は本幹から1mm程度離れた場所で結紮切離する。**本幹から離して結紮切離することにより，本幹の損傷や内腔の乱れを予防することができる。**枝処理は本幹側を5-0絹糸で結紮し，剪刀で切離，対側は電気メスで止血している。基本的にはこの繰り返しで鼠径部まで処理を続ける。

### 図2　OVHの枝処理

グラフトを軽く引き上げながら直下の層へ挿入する。枝がわかりにくい場合は，左右にわずかにずらして挿入し直すと，よく見えることがある。

> **One Point Advice**
> 枝処理の際に，必ずグラフトから1mm残すのが重要。

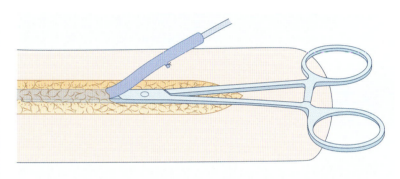

## EVH

- Unroofでできたトンネルを開始点まで戻り，**同じレイヤーを用いて大伏在静脈周囲を剥離する。枝があるレイヤーになるので，抵抗があったら違う角度に変えて枝の損傷を防ぐ**（図3）。
- 数cm進んでは戻る動きを繰り返して，送気によりトンネルを膨らませ，枝と大伏在静脈本幹を確認しながら進む。できるだけ，枝周囲の組織も剥離するようにする。**脂肪組織が本幹側に多少残るが，あまり深追いはしないほうがよい。**
- 全長において剥離が終わったら，ハーベスタを用いて枝処理を行う。ハーベスタを最奥まで挿入する。挿入時に枝や本管を損傷しないように注意する。
- 最奥部でVキーパーで大伏在静脈本幹を保持する。ここから手前にハーベスタを引くと枝や残存組織に引っかかる。**引っかかったらハーベスタを回転し，本幹を圧排して枝が牽引される位置に固定する。この状態でVカッターを用いて枝を焼灼切離する（図4）。**
- **切離するにあたって本幹からできるだけ距離を置くことが肝要である。**あまり力を加えず，焼灼にある程度時間をかけないと出血するので注意が必要である。残存組織も同様に切離する。これを繰り返し，トロッカーの位置まで到達したら終了である。

### 図3　EVHのunroof

白く見えるのが静脈。圧迫されるため，この段階では静脈は白く見える。引いて静脈への圧迫を解くと血液が入り，確認できる。

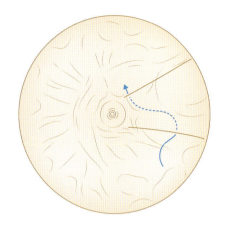
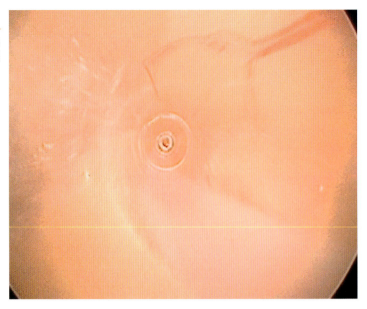

#### One Point Advice

OVHの剥離同様，力の入れ具合がポイント。方向が違うと，グラフトを貫通してしまう。スーッと入らない場合はまず戻り，方向を確認することが大切。

### 図4　EVHの枝処理

対側へ本幹を牽引し，枝を見えやすくするとともに，カッターの位置へ誘導する。ハーベスタとVカッターは固定されているので，この位置関係を作るのがすべてである。

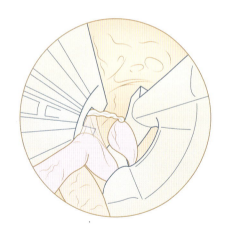
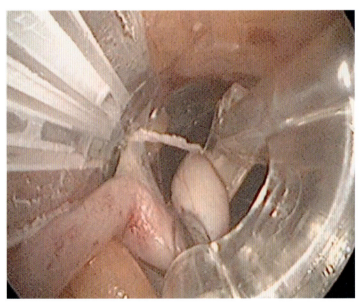

#### One Point Advice

枝処理の際に本幹から処理部までの距離を稼ぐため，本幹をきちんと圧排することが大切。本幹周囲の脂肪組織はEVHでは多少残るが，深追いするとグラフト損傷を起こすので，ほどほどで終えておき，後から治したほうがよい。

## 1歩先行くテクニック

周囲剥離にあたり，中に枝がいないように見えて実は小さな枝があることがある。出血は視野が失われ致命的となる。組織も枝もしっかりと焼灼しておくほうがよい。

# 6 中枢側の処理

## OVH

- 末梢側と同様である。

## EVH

- 中枢側に戻り，剥離の終端部を確認する。この部位ではカメラの位置が触診でわかるため，皮膚を圧迫して大伏在静脈終端部直上を探る。
- **終端部直上で1cm程度の切開を置き，モスキート鉗子を挿入して大伏在静脈本管を把持する(図5)**。把持する段階になるとトンネルが潰れて視野が悪くなるので手早く行う。
- 把持した本幹を外へ引っ張り出す。本幹を2カ所結紮する。末梢側を結紮した糸は片側を十分に長く置いておく。この状態で切離する。
- 長く置いた糸の静脈と反対側は鉗子で把持しておき，ハーベスタを用いてトンネルから大伏在静脈を引っ張り出す。引っ張り出したら末梢側も結紮の上，切離する。創内に糸が残った状態となる。この糸の末梢側にドレーンを結紮して中枢側から引き出すと，創内全域にドレーンを挿入することができる。

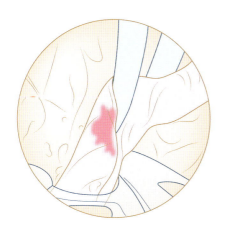
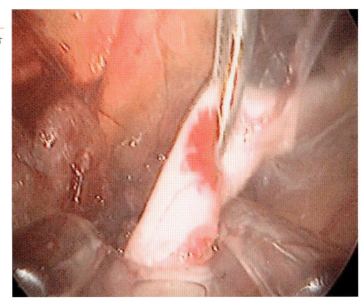

**図5 EVHの中枢側処理**
モスキート鉗子が外から入ってきてグラフト本幹を把持する。手早く行わないと，創気圧が抜けて視野が潰れる。

### One Point Advice

把持する部分は切断部で使用しないので，しっかりと鉗子がロックするまで把持して構わない。把持がゆるいと創内へ落ちてしまう。切断前に静脈本管を確実に結紮しないと，止血困難で大変なことになる。

# 7 閉創

## OVH

- 特に特異的な手技はない。Dead spaceを残さないように2～3層で縫合する。

## EVH

- ドレーンを持続陰圧吸引とすることにより，dead spaceを消すことにする。出血が多い場合はプロタミン中和後に再度止血を確認してもよい。当科ではナイロン糸による結節縫合としている。

### 1歩先行くテクニック

EVH後にドレーンが多い場合があるが，基本的には静脈の枝の再出血である。弾性包帯で大腿全体を圧迫することにより止血を図ることもできる。ただ，まれに小動脈からの出血があり，この場合は開創止血を要するので，注意が必要である。

### 3文まとめ

グラフト採取のためにするのであって，グラフトのqualityこそ最優先である。
①いずれの方法においても抵抗がある場合はいったん撤退
②枝を処理する際，本幹側に1mm残す
③出血などでEVHが困難となったら躊躇せずOVHすべき
である。

## 基本の基本をマスター

# 9 心臓血管外科周術期の投薬

滋賀医科大学医学部心臓血管外科　榎本匡秀・木下　武

- 心臓血管外科の周術期管理において使用される薬物は多岐にわたる。それぞれの薬物の適応疾患、特徴、作用機序、作用時間、用法用量、副作用といった知識の習熟は大きな武器になる。
- 各作用機序の薬の中で1～2種類ずつ使い慣れた薬剤があれば、十分に管理を行える。
- 経験に基づいた使用だけではなく、エビデンスに基づいた使用も重要である。
- 一律に捉えるのは危険だが、疾患の特徴と術式に配慮することで、術式による使用薬剤を標準化することができる。

### 心臓血管外科周術期の投薬のポイントは

❶ 冠動脈バイパス術
❷ 弁置換、弁形成術
❸ 大動脈置換術
❹ 大動脈解離手術
❺ 不整脈手術
❻ その他の投薬に関するコツ

に分けて整理することが可能である。

## はじめに

当科では、主に以下の薬剤を用いて周術期管理を行う。
手術が終了し、集中治療室で管理を開始する際には、点滴薬を主に用いる(**表1**)。
術直後の点滴薬のセットは以下のようになる。

1. 中心静脈ライン輸液(40mL/h)：大塚糖液5%® 500mL
2. 末梢静脈ライン輸液(10mL/h)：ソルアセト® 500mL
3. 降圧薬：ミオコール® 25mg/50mL
4. 鎮静薬：1%ディプリバン® 50mL
5. 血糖降下薬：ノボリン®R 100単位/mL 0.5mL ＋ 大塚糖液5%® 49.5mL
6. 追加薬剤：イノバン®、ドブポン®、ニカルジピン®、オノアクト®、プレセデックス®、オリベス®、ヘパリンナトリウム

術後呼吸循環動態が安定し、抜管できていれば、経口にて内服薬による管理を開始する(**表2**)。
呼吸器からの離脱が困難で抜管できない症例であれば、経管にて内服薬の投与や貼付薬の併用を開始する(**表3**)。

### 表1　心臓血管外科周術期に使用する基本点滴薬

| | |
|---|---|
| 輸液 | アセテートリンゲル(ソルアセト®)，5％ブドウ糖液(大塚糖液5％®) |
| 昇圧 | ドパミン(イノバン®)，ドブタミン(ドブポン®)，ノルアドレナリン(ノルアドレナリン®) |
| 降圧 | ニトログリセリン(ミオコール®)，ペルジピン(ニカルジピン®)，ランジオロール(オノアクト®) |
| 抗生剤 | セファゾリン(セファメジン®)，バンコマイシン(バンコマイシン®) |
| 鎮静薬 | プロポフォール(ディプリバン®)，塩酸デクスメデトミジン(プレセデックス®)，ミダゾラム(ドルミカム®) |
| 抗不整脈薬 | リドカイン(オリベス®)，アミオダロン(アンカロン®) |
| 心不全治療薬 | カルペリチド(ハンプ®) |
| 急性肺障害治療薬 | シベレスタット(エラスポール®) |
| 血糖降下薬 | インスリン(ノボリン®R) |
| 抗凝固薬 | ヘパリンナトリウム |

### 表2　心臓血管外科周術期に使用する基本内服薬

| | |
|---|---|
| 抗血小板薬 | アスピリン(バイアスピリン®)，クロピドグレル(プラビックス®) |
| 抗凝固薬 | ワルファリンカリウム(ワーファリン®) |
| 利尿薬 | フロセミド(ラシックス®)，アゾセミド(ダイアート®)，スピロノラクトン(アルダクトンA®)，トルバプタン(サムスカ®) |
| カルシウム受容体拮抗薬 | アムロジピン(アムロジン®)，ニフェジピン(アダラート®)，ベラパミル(ワソラン®) |
| アンジオテンシン変換酵素阻害薬/アンジオテンシンⅡ受容体拮抗薬 | エナラプリル(レニベース®)，ペリンドプリル(コバシル®)，カンデサルタン(ブロプレス®)，オルメサルタン(オルメテック®) |
| スタチン | プラバスタチン(メバロチン®)，アトルバスタチン(リピトール®)，ロスバスタチン(クレストール®) |
| β受容体遮断薬 | ビソプロロール(メインテート®)，カルベジロール(アーチスト®)，メトプロロール(ロプレソール®) |
| 胃薬 | プロトンポンプ阻害薬 |
| 便秘薬 | 酸化マグネシウム(マグミット®) |
| 鎮痛薬 | ロキソプロフェンナトリウム(ロキソニン®)，アセトアミノフェン(カロナール®)，トラマドール(トラマール®) |

### 表3　心臓血管外科周術期に使用する基本貼付薬

| | |
|---|---|
| 硝酸薬 | 硝酸イソソルビド(フランドルテープ®) |
| β受容体遮断薬 | ビソプロロール(ビソノテープ®) |
| β2受容体刺激薬 | ツロブテロール(ホクナリンテープ®) |

## 1 冠動脈バイパス術(表4)

- 当科での単独の冠動脈バイパス術は心拍動下に行い，動脈グラフトを多用する。
- 基本的に術後の未分画ヘパリンの持続投与は行わず，術翌日から抗血小板薬の内服をするのみである。術後の抗血小板薬は1剤で基本はアスピリンを選択する。
- **正に動脈硬化性心血管疾患であり，血管リスクの高い症例群である**ことから，スタチンの導入は可能な限り行う。
- 左心機能低下を合併する症例では，左室のみならず左房のリモデリングに対し，積極的にアンジオテンシン変換酵素阻害薬/アンジオテンシンⅡ受容体拮抗薬を早期から使用することが勧められる。
- **術中に動脈グラフトを含め血管攣縮の傾向が強かった場合**には，ペルジピン等のカルシウム受容体拮抗薬を使用する。

### 表4 冠動脈バイパス術後1日目の処方薬一例

|  |  |
|---|---|
| バイアスピリン®100mg | 1錠 分1 |
| ネキシウムカプセル®20mg | 1カプセル 分1 |
| ラシックス®40mg | 1錠 分1 |
| アルダクトンA®25mg | 1錠 分1 |
| クレストール®2.5mg | 1錠 分1 |
| アーチスト®2.5mg | 2錠 分2 |
| アムロジン®2.5mg | 1錠 分1 |
| マグミット®330mg | 3錠 分3 |
| ロキソニン®60mg | 3錠 分3 |

## 2 弁置換，弁形成術(表5)

- **弁置換術の術後は体液管理に特に注意する**。詳細は別の指南書にお任せするが，大動脈弁狭窄症の場合は心筋の肥厚に伴い拡張障害を伴うものが多いため，ややin balanceに傾け，僧帽弁閉鎖不全症の症例では弁逆流の消失にて一時的に左室の負担は増えるため，ややout balanceに傾ける。
- 弁膜症手術のうち，**僧帽弁置換術後は左室破裂の危険性**があるため，血圧管理を厳密に行う。
- 当科では生体弁置換後の抗血小板および抗凝固療法はアスピリンとワルファリンカリウムの内服で行い，未分画ヘパリンを用いたヘパリンブリッジは行っていない。弁形成術後も同様である。機械弁置換術後に限り，ワルファリンカリウムの効果が有効域に達するまで，APTT秒がコントロール値の2倍前後に達するように未分画ヘパリンを持続で投与する。
- 左心機能低下症例では，アンジオテンシン変換酵素阻害薬，アンジオテンシンⅡ受容体拮抗薬による心房細動発症抑制効果が期待される。
- 大動脈弁狭窄症のように心筋肥大が強い症例や術前から内服していた症例では，β受容体遮断薬を少量で術直後より開始する。しかし，心筋虚血に対しては利点があるが，周術期の脳卒中や低血圧リスクの観点から，**考えなしに高容量で開始するのは危険である**。

**表5　大動脈弁置換術後1日目の処方薬の一例**

| 薬剤 | 数量 | 用法 |
|---|---|---|
| バイアスピリン®100mg | 1錠 | 分1 |
| ワーファリン®1mg | 3錠 | 分1 |
| パリエット®10mg | 1錠 | 分1 |
| ラシックス®40mg | 1錠 | 分1 |
| アルダクトンA®25mg | 1錠 | 分1 |
| レニベース®2.5mg | 1錠 | 分1 |
| アーチスト®2.5mg | 2錠 | 分2 |
| 大建中湯® | 3包 | 分3 |
| カロナール®300mg | 6錠 | 分3 |

## 3 大動脈置換術(表6)

- 大動脈置換術の術後としては，血圧管理を厳重に行う。ペルジピンといったカルシウム受容体拮抗薬やニトログリセリン等の硝酸薬を持続投与し降圧する。ただし，術後早期の循環動態の変動が大きい時間帯には，ジルチアゼムのような半減期の長い薬剤の使用は避けたほうが無難と考える。

**表6　下行大動脈置換術後1日目の処方薬の一例**

| 薬剤 | 数量 | 用法 |
|---|---|---|
| タケプロン®15mg | 1錠 | 分1 |
| ラシックス®40mg | 1錠 | 分1 |
| アルダクトンA®25mg | 1錠 | 分1 |
| アムロジン®5mg | 1錠 | 分1 |
| クレストール®2mg | 1錠 | 分1 |
| マグミット®330mg | 3錠 | 分3 |
| ロキソニン®60mg | 3錠 | 分3 |
| トラマール®25mg | 4錠 | 分4 |

## 4 大動脈解離手術(表7)

- 血圧管理は重要な点は上記と同様である。ランジオロールといった**半減期の短いβ受容体遮断薬の併用も反射性交感神経刺激を抑制する意味で有効である。**
- 循環停止下でのopen distalで人工血管の末梢側吻合を行った場合は，脳浮腫の改善を目的にグリセレブ®やステロイドを使用する。
- 大動脈解離に伴うサイトカイン放出による他臓器への侵襲により，急性肺障害，急性腎不全，播種性血管内凝固症候群をきたす。シベレスタットナトリウムやカルベリチド等の使用も考慮する。

### 表7　緊急上行大動脈置換術後1日目の処方薬の一例

| | | |
|---|---|---|
| ビソノテープ®4mg | 1枚 | 分1 |
| フランドルテープ®40mg | 1枚 | 分1 |
| タケキャブ®10mg | 2錠 | 分1 |
| マグミット®330mg | 3錠 | 分3 |
| 大建中湯® | 3包 | 分3 |
| センノシド® | 2錠 | 分1 |

## 5 不整脈手術

- 術後は洞調律維持のために**体液管理や電解質管理を細かに行う**。過度の脱水を避け，また血清K値を4.0mEq/mL以上に調整する。
- 心機能が問題なければβ受容体遮断薬を少量から開始する。
- 抗不整脈薬を使用する際は，心機能や腎機能に注意し，QT時間を含め12誘導心電図での評価をこまめに行う。
- 抗凝固療法に関しては，経口でのワルファリンカリウムのみで問題ないと考えるが，**術前より血栓塞栓症の既往のある患者や，左房径の大きい患者は，ワルファリンカリウムの効果が有効域に達するまで，APTT秒がコントロール値の2倍前後に達するように未分画ヘパリンを持続で投与する。**

## 6 その他の投薬に関するコツ

### 脳神経合併症予防

- 術後脳梗塞は手術手技の影響も大きいため，薬物により予防できるものは限られる。その予防できる脳梗塞としては，**心腔内血栓による脳塞栓症**と頚動脈および頭蓋内動脈の狭窄がある症例の**低血圧に伴う相対的な脳低還流**が挙げられる。前者に関しては，手術部位の出血リスクとの兼ね合いを検討し，Maze術後の患者の中でも術前より血栓塞栓症の既往のある症例や，左房径の大きい症例に対して，未分画ヘパリンによる抗凝固療法の開始を検討する（**表8**）。後者に関しては，術中および術後の血圧を高めに維持する薬物管理を行う。

### 表8　未分画ヘパリン使用方法

ヘパリンナトリウム®（1万単位/10mL）10mL ＋ 大塚糖液5%® 40mL
持続2mL/hから開始。
APTT秒をコントロール値の2倍前後（50秒〜72秒）を目標に，2.5mL/h（＝12,000単位/日），3mL/h（＝14,400単位/日）と増量していく。

## 抗凝固のタイミング

- 術後に抗凝固薬が必要な症例は，生体弁置換，機械弁置換，弁形成，Maze手術，周術期心房細動等が挙げられる。生体弁置換や弁形成，洞調律に復帰したMaze手術症例では，術後1日目（術後24〜36時間）よりワルファリンカリウムの内服を開始する。機械弁置換の症例では，ドレーンの出血量が問題なければ術後6時間をめどに未分画ヘパリンの持続投与を開始し，術翌日よりワルファリンカリウムの内服を開始する。

## スタチンの使い方（表9）

- スタチンは，高LDLコレステロール血症に第一選択薬であり，ACC/AHAガイドラインでも一次予防あるいは二次予防において動脈硬化性心血管疾患の発症リスクを有意に減少させると結論付けている。また，CABG患者を含めて予後改善効果を示す報告が複数見られる。いち心臓血管外科医師として，手術をして終了ではなく，その後の冠血管リスク管理にも注力するべきである。AHA/ACCのガイドラインでは，LDL-Cの具体的な管理目標値は明確に設定されておらず，
    - ①動脈硬化性心血管疾患の既往，
    - ②LDL-C＞190mg/dL，
    - ③LDL-Cが70〜189mg/dLで40〜75歳の糖尿病患者，
    - ④LDL-Cが70〜189mg/dLで40〜75歳の非糖尿病患者のうち10年の動脈硬化性心血管疾患リスクが7.5％以上

には，スタンダードもしくはストロングスタチンを導入することとしていた。すなわち，**心臓血管外科領域の患者はほぼ高リスクの症例といえ，LDL-Cの値にかかわらずスタチン服薬を推奨する治療が望まれる**。副作用は横紋筋融解症が代表的だが，他には肝機能障害，糖尿病の発症，脳出血の発症，認知機能低下が報告されている。しかし，高リスク患者においてはスタチンの内服継続が不可能であることは致命的であり，減量してでも継続することが望ましい。

表9　スタチン処方例

| | | |
|---|---|---|
| メバロチン®10mg | 1錠　分1 | 状態をみてストロングスタチンに変更 |
| クレストール®2.5mg | 1錠　分1 | 状態をみて5mgへ増量 |

## β受容体遮断薬の使い方（表10）

- 高リスク患者に対するβ受容体遮断薬の心血管関連イベントの減少は周知の事実であり，β受容体遮断薬は心臓血管外科領域と切っても切れない関係である。しかし，潜在的な害の存在も知った上での使用を行う必要がある。徐脈やうっ血性心不全の発生の危険性があるため，**術後新規に使用する場合は，患者の全身状態を把握した上で必ず低用量から始める**。一方で**術前より投与されていたβ受容体遮断薬を術後中止する危険性**の報告もあり，このような**症例では早期に再開するべきである**。

表10　β受容体遮断薬処方例

| | | |
|---|---|---|
| メインテート®0.625mg | 2錠　分1 | 状態をみて2.5mgへ増量 |
| アーチスト®2.5mg | 2錠　分2 | 状態をみて10mgへ増量 |

## 術後の心房細動

- 心房細動への移行は「結果」なので，「原因」の検索に注力する。
- 心筋虚血，うっ血，脱水，電解質異常，便秘，疼痛，甲状腺機能に代表される内分泌異常の検索を行い，まずはその治療を行う。その上で除細動を施行する。薬理学的除細動に用いる薬物としては，ベラパミルが副作用も少なく使用しやすい。シベンゾリンをはじめとするNaチャネル遮断薬は臨床上優位な器質的心疾患の残存がない症例では有効であり，クラスⅠに位置付けられている。しかし，wide QRSやQT延長をきたす可能性があるため，腎機能障害のある患者や心機能の悪い患者への使用は注意する。カルディオバージョンは，**心房細動発生より48時間以上経過してから行う場合，心エコーにて心房内血栓を評価してから行うのが望ましい**。チオペンタール（ラボナール®）など半減期の短い鎮静薬を用いた後，二相性除細動器では100Jから同期下に行う。

## 利尿薬あれこれ

- 当科では術後の利尿薬はラシックス®40mg1錠　分1とアルダクトンA®25mg1錠　分1で開始する。多くの患者はこの処方のみで術後3〜7日目で術前体重まで減少し，利尿薬を終了できる。**低左心機能患者を含め，ハイリスク患者は術後早期に余剰水分の回収を焦りがちだが，そのような症例ほど，急激な除水が臓器虚血に繋がるため，緩徐に行うことが重要**と考える。そのような背景を加味した上で，除水を強化したい場合は，ラシックス®40mg2錠　分2に増量するか，サムスカ®7.5mg1錠　分1を追加する。

## 失敗経験

### ジルチアゼム（ヘルベッサー®）

- 半減期が1.9時間と長い薬品であり，心臓血管術後に高容量で使用したため，pre shockの状態が遷延し，循環器内科医師も集合しちょっとした騒ぎになったのを目撃したことがある。多くの術後は，入室直後は交感神経優位と末梢血管収縮に伴い一時高血圧となるが，数時間後には低下する。降圧にはニトログリセリン（半減期30分）やペルジピン（半減期50分），ランジオロール（半減期4分）といった短時間作用型の薬剤を用いるのが安全と考える。

### β受容体遮断薬とベラパミル（ワソラン®）

- ともに心収縮，心機能抑制作用をもつ薬剤であり，併用の際には注意が必要である。大動脈解離術後，頻脈性の発作性心房細動が収まらず，ビソプロロール（メインテート®）の増量のみでは抑制できず，非ジヒドロピリジン系のベラパミル（ワソラン®）を併用し，こちらも増量してやっとのことでレートコントロールができたと思ったら，急性心不全に陥った症例を経験したことがある。後日精査を行うと，中等度以上の僧帽弁および三尖弁の閉鎖不全症と，左前下行枝に75〜90％の狭窄が見つかった。併用に注意することだけでなく，**症状が出現した「原因」に注力する必要性**を痛感させられた経験であった。

## 3 文まとめ

心臓血管外科周術期の投薬で注意すべきことは，
①起きている事象の改善と起きうる事象の予防に用いるのが薬物であるが，その事象の原因を突き止めることを忘れないこと
②薬物の作用機序と作用発現時間，持続時間を把握すること
③各種モニタリング下に少量より開始し，増減する度に評価すること
である。

◆参考文献

1）日本循環器学会：循環器病の診断と治療に関するガイドライン2013：心房細動治療（薬物）ガイドライン（2013年改訂版）．
2）大野博司：ICU/CCUの薬の考え方，使い方，中外医学社，2011．
3）半田俊之介，伊刈裕二：循環器内科ゴールデンハンドブック，南江堂，2013．
4）國原　孝：ハートチームのための心臓血管外科手術 周術期管理のすべて，メジカルビュー社，2017．
5）鈴木友彰，浅井　徹：滋賀医科大学心臓血管外科編 成人心臓血管外科手術スキルアップガイド，中外医学社，2017．

# Ⅲ

## 術式を一通り押さえよう

# III 術式を一通り押さえよう

## 1　大動脈弁置換術

明石医療センター心臓血管低侵襲治療センター　岡本一真

> ▶大動脈弁置換は開心術の入り口である。運針，糸の結紮など心臓手術の基本動作を身に付けたい。
>
> ▶手技に時間がかかっても心筋保護さえ確実にできていれば問題はおきない。焦らず手技を進める。
>
> ▶石灰化した大動脈弁はハサミで綺麗に切除できることが多い。石灰そのものに切り込むのではなく良い層に入って石灰を剥がすイメージで操作するとen-blockに弁尖が取れ，弁輪も損傷しない。
>
> ▶人工弁はなるべく大きなサイズのものを縫着するべきだが，大きすぎる人工弁選択はトラブルの元凶となる。体表面積から最低限必要なサイズを想定しておくべきである。
>
> ▶経カテーテル大動脈弁留置（TAVI/TAVR）時代において，大動脈弁置換術の絶対優位性は弁周囲逆流（paravalvular leakage；PVL）がないことである。PVLがない正確な手技が求められる。
>
> ▶異なる人工弁の縫着法の理論とテクニックを理解し，最大のパフォーマンスが実現できる大動脈弁置換をめざしたい。

**大動脈弁置換術の手技は**

❶ 体外循環確立・心筋保護　　❼ 人工弁カフへの糸かけ
❷ 大動脈切開　　　　　　　　❽ 人工弁縫着
❸ 視野展開　　　　　　　　　❾ 人工弁チェック
❹ 弁尖切除　　　　　　　　　❿ 大動脈閉鎖
❺ 縫着糸の糸かけ　　　　　　⓫ 体外循環離脱
❻ 人工弁サイジング　　　　　　　　　　　　　の順番で進める。

# 1 体外循環確立・心筋保護

- 大動脈弁置換では，**上行大動脈からの送血と右房からの1本脱血による体外循環が基本**である。この設定は逆行性冠灌流カニュラを右房からブラインドで留置する場合に成立するが，右房を切開して直視下で逆行性冠灌流カニュラを留置する場合は脱血を上大静脈と下大静脈からの2本脱血にし，上大静脈と下大静脈のテーピングをスネアしてtotal bypassとした上で右房切開ができるようにする。

- 大動脈弁逆流の程度によって，順行性心筋保護液投与を上行大動脈に留置した心筋保護液注入針から投与するか，上行大動脈切開後に冠動脈入口部から直接心筋保護液を注入する選択的冠灌流を選択する。**大動脈弁逆流がmild程度であれば選択的冠灌流は不要だが，moderate以上では必要であることが多い**。大動脈弁逆流のために心筋保護液が冠動脈に回らず，左室に流入する結果，心臓停止が得られないとなってから慌てないように，選択的冠灌流の回路や冠灌流チップはすぐに術野に出せるように準備しておくべきである。

- **心筋保護液を注入して左室が膨張してくる場合は大動脈弁逆流がそれなりに存在する。右手でしっかり心室を握って心室の過膨張を予防しながら順行性心筋保護液注入を続ける**。このとき，左室が少し張っている程度であれば左室ベントを緩めるか停止したほうがよい。そうしないと心筋保護液が冠動脈に還流せず，ベントに引かれてしまう。

- 用手的圧迫にもかかわらず左室が過膨張してくるようであれば心筋保護液注入を中断し，大動脈切開し選択的冠灌流による順行性心筋保護に切り換えるべきである。

- 重度の大動脈弁逆流がある症例では最初から順行性心筋保護液投与には期待せず，逆行性冠灌流による心筋保護を行うため，上行大動脈に心筋保護液注入針は留置しない。左室ベントを効かせたまま，上行大動脈を遮断し，冠静脈洞に留置したカニュラから逆行性心筋保護液投与を開始する。すぐに上行大動脈を切開し冠動脈入口部からの順行性選択的冠灌流に移る。左右の冠動脈入口部がしっかり観察できるまで大動脈切開を延長し，左冠動脈に選択的冠灌流チップを留置し心筋保護液を注入する。この時点で逆行性心筋保護注入は停止する。左冠動脈が終了したら右冠動脈に心筋保護液を注入する。

- **理論上は逆行性心筋保護注入だけでも良好な心筋保護が得られるとされるが，特にブラインドで逆行性冠灌流カニュラを留置した場合は右冠動脈領域の保護が不十分なことが多いため，順行性冠灌流の併用が望ましいと考える**。大動脈遮断直後に順行性に心筋保護液を初回量投与し，その後は20分ごとに逆行性心筋保護液を投与する。大動脈遮断から1時間が経過した時点で再度順行性を追加する。順行性心筋保護液の確実性を尊重すべきである。

# 2 大動脈切開

- あらかじめ付けておいたマーキングに沿って上行大動脈切開を置く。左室ベントが効きすぎていると，上行大動脈が潰れて切開部位を認識しにくいこともあるため，大動脈切開前にベントを一度止める。**上行大動脈切開の場所は右冠動脈起始部より1.5cmもしくは1横指上としている。その部位を尖刃で横切開し，それをメッツェンバウム剪刀で延長する。大動脈は斜切開とするので，まず肺動脈主幹部に向かって斜めに切り上げるが，必ず大動脈内を目視して大動脈内の構造を確認しながら切開する。次に反対側に切開を延長するが（図1），無冠尖と左冠尖の交連より上方を通過して左冠動脈起始部の上方1.5cmのところまで延長する。** 結果的には上行大動脈を2/3～3/4くらい開いてしまうイメージである。

- 上行動脈切開はなるべく基部に近いところが望ましいが，バルサルバ洞そのものには切り込まないよう，必ずsino-tublar junction (ST junction)より上方で切開を延長する。上行大動脈と異なり，バルサルバ洞壁は薄く脆弱で，後に縫合線からの出血コントロールに難渋することがある。

- 生体弁置換の際にはステントポストの高さより高い上行大動脈切開を好む外科医もいるが，ステントポストが切開線より高くても大動脈閉鎖は可能であるため，低めの切開のほうが弁尖切除や人工弁縫着にとって有利である。

### 図1　大動脈斜切開

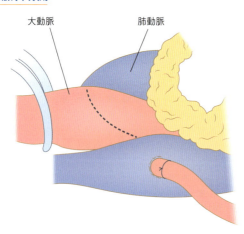

肺動脈側は大動脈の長軸に並行になるくらいまで切り上げる。

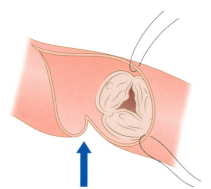

大動脈の背側の断端はST junctionに並行に左-右交連の遠位側5mm程度を通過して左冠動脈口の上方付近まで切り込む。

> **One Point Advice**
> 上行大動脈切開は思い切って大動脈の裏側まで切り込むと，良い視野が得られる。

# 3 視野展開

- 大動脈切開が終わったら，4-0ポリプロピレン糸を用いて，大動脈切開断端を軽く牽引する（図2）。右冠尖-左冠尖の交連と右冠尖-無冠尖の交連の上方の大動脈断端に全層で糸をかけ，大動脈を展開して固定しておくが，大動脈壁は容易に損傷するので，良い展開を得ようとして無理に引っ張ってはならない。上行大動脈の頭側断端は切開端の外膜に糸をかけ，上大静脈付近の心膜を利用して背側に折り畳むようにしておく。
- 大動脈弁手術に用いられる大動脈弁鉤にはさまざまなものがあるが，なるべくプロファイルの小さなものが望ましい。工夫すれば通常の鑷子だけで十分に視野展開できる。

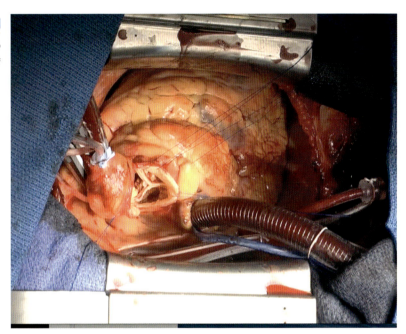

**図2　牽引糸を用いた大動脈弁の視野展開**

大動脈切開後，大動脈壁に糸をかけて大動脈弁の視野を展開する。鉤を用いなくてもほぼ大動脈弁が視認できる視野が得られる。

**One Point Advice**

大動脈壁を3本の糸で牽引することで，鉤を用いずとも良好な視野が得られる。

# 4 弁尖切除

## 大動脈弁閉鎖不全症

- 弁尖はやわらかく，メッツェンバウム剪刀で容易に切除できる。鑷子で弁尖を牽引し，大動脈への付着部（ヒンジ）を1〜2mm程度残して切除する。

## 大動脈弁狭窄症

- 大動脈への付着部付近に高度な石灰化があることが多いが，基本的にはメッツェンバウム剪刀で綺麗に切除できることが多い。
- 右冠尖-無冠尖の交連付近から切除を開始する。この付近で**弁尖を組織鑷子のような頑丈な鑷子でつまみ上げた状態で，交連付近の弁尖に切開を入れ，弁尖基部にある石灰化と大動脈壁との間に隙間を作る。ここに剪刀の先端を入れて石灰塊を大動脈壁から剥がしていくイメージで切断と剥離を組み合わせながら左-右交連の方向に進む（図3）。弯曲した剪刀の先は必ず大動脈内腔に向くようにして大動脈壁に切り込まないように注意する**。うまくいくと硬化した弁尖は弁輪に付着した石灰ごと綺麗に大動脈弁輪部から剥がれていく。時折カルシウムが弁輪に食い込んでいる場合もある。このような場合はあえて石灰を剥がさず，石灰そのものを離断してしまうようにして，一度石灰は弁輪部に残しておく。
- ある程度進んだら，左-右交連付近に切開を入れ，逆向きに弁尖切除を進め，右冠尖を切除する。
- この時点で1/4程度の大きさに切ったガーゼを濡らして左室内に入れ，落下してくる石灰片をトラップする。
- 次に，左冠尖を左冠尖-無冠尖の交連に向かって弁尖を切除する。ある程度進んだら，左冠尖-無冠尖の交連から逆向きに進む。
- 最後に無冠尖を切除する。以上のように剪刀だけで石灰化した弁尖は大体取り切れる。
- 残った石灰はロンジュールで軽く潰して可能な限り剪刀で切除するが，弁輪に石灰が食い込んでいて，石灰を取る際に弁輪が破壊される危険がある場合は，必ずしもすべての石灰を完全に取り除く必要はなく，弁置換のための糸がかかる程度に石灰除去できればよい。また，弁輪に人工弁の縫着に耐えうるだけの組織が残るように注意する。
- 弁尖を切除している間は，石灰の破片や冠動脈口から逆流してくる血液を助手に細めの吸引管で吸引して視野を確保してもらう。
- CUSA（超音波吸引器）はよほどのことがなければ不要である。

### 図3 大動脈弁の切除

鑷子で弁尖を牽引しながら，剪刀で石灰化を大動脈壁から剥がしつつ，剪刀で切断できる固さの弁輪部は切断する。この方法で，高度に硬化した大動脈弁でも良い層で切除できる。剪刀の先は必ず大動脈壁から離れる方向を向く。

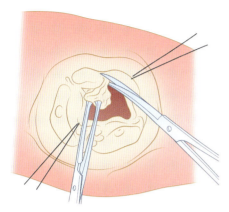
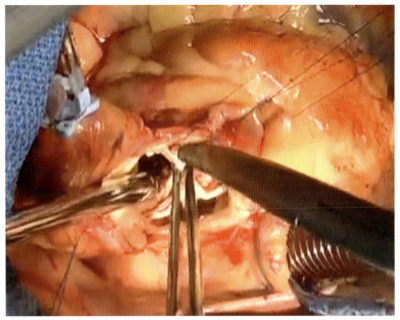

> **One Point Advice**
> 高度に石灰化した大動脈弁でも，剪刀で剥がせるレイヤーがある。

## 5 縫着糸の糸かけ

### Mattress縫合（supra-annular position）

- **主に生体弁を縫着する際に用いられる**方法で，人工弁のカフを弁輪の上に載せるイメージになる。一般的には大きいサイズの生体弁が入れられるという利点があるが，半面，生体弁のカフの内側に弁輪組織がはみ出てきて有効弁口面積が小さくなるという欠点がある。また，プレジェットが左室側になるので，結紮時に糸を切ってしまったり結紮が緩んだときにプレジェットの回収や糸のかけ直しに難渋する。
- On-X®やSJM regent®といった**一部のハイパフォーマンス型機械弁もこの縫着法の適応**となる。
- 2-0の両端針非吸収性ポリエステルブレイド縫合糸（Ticron™，ETHIBOND®など）に小さめのプレジェットもしくはスパゲティと呼ばれる小さな中空チューブを通しておき，これらの補強材が弁輪の左室側に位置するように，両側の針を左室側から大動脈側に通す。左室流出路をなるべく広げるためにプレジェットよりさらにプロファイルの小さいスパゲティを使用するのが望ましい。

- すべての縫着法に共通だが，大動脈弁置換では冠動脈入口部の存在を常に意識しながら弁留置のデザインを決める。
- 左冠動脈-右冠動脈交連の部位から時計回りに糸をかけていくが，**運針の間隔はプレジェットの幅より少し大きめの間隔とする**。この間隔が小さすぎると糸を結紮したときにプレジェットがしっかりシーティングしないことになる。一方，間隔が大きすぎるとプレジェットでカバーされていない部分で弁輪のカッティングが起きる可能性がある。ゆっくりと2本の糸を引っ張り上げ，プレジェットがひっくり返っていないかチェックする。
- 針を刺出する場所は，弁尖から大動脈壁に連続する接合部（ヒンジ）の部分より1mm弁尖側とする。深く運針しすぎて，大動脈壁に針を刺入すると出血や外膜血腫の原因となるため，そこまで深く運針しないようにする。
- 交連部分は弁尖の大動脈壁へのヒンジがNadirよりつり上がっている。**糸針をかけるレベルをなるべくNadirのレベルに揃えるよう，刺入点を左室側に移動するとともに刺出点も場合によってはヒンジよりも左室側にすることもある**。
- 交連の最初のペアをかけ終わったら，**後でかけたほうの糸2本を鑷子で術者側に引っ張ることで弁輪を引き寄せ，同時に助手が大動脈壁を避けて右冠尖弁輪部の視野を展開する。この状態で次の針をバックハンドで把持し，前の糸から1～2mm程度間隔を空けて左室側から大動脈側に刺出する**（図4）。ここでまったく間隔を空けずに真横に刺入すると，前にかけた糸を貫いてしまったり，組織のカッティングに繋がるため，少しだけ間隔を空けたほうがよい。同様に反対側の針をバックハンドで左室側から大動脈側に刺出する。前の糸と同様にプレジェットのサイズより少しだけ大きめの間隔とする。

### 図4 縫合糸を用いた視野展開
先にかけた糸を牽引すると，次にかける部位が展開される。

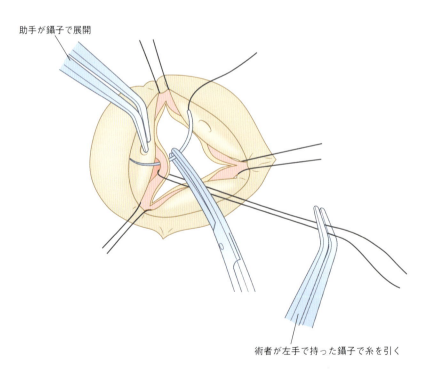

助手が鑷子で展開

術者が左手で持った鑷子で糸を引く

**One Point Advice**
人工弁縫着用の糸の牽引を有効に用いると，次の運針に役立つ。

- 組織を取るバイトを大きくしすぎると生体弁を縫着した後に弁座の中に弁輪組織がはみ出て，結果的に左室流出路の中に障害物が残る。すると，有効弁口面積が小さくなる。一方でバイトが小さすぎて，弁輪組織をしっかり取れないと人工弁の固定が悪くなったり，弁周囲逆流の原因となりうる。
- このまま右冠尖に3～4ペア運針する。次に右冠尖-無冠尖交連の運針をするが，この交連部には三角形の膜性中隔があり，刺激伝導系が走っているため運針はあまり深くしないようにしつつも，支持組織を可能な範囲でしっかり取るようにする。
- 右冠尖の運針が終わったらそのまま時計回りの方向，すなわち，無冠尖弁輪部へ進むが，ここからは順手での運針とし，3～4ペア運針する。
- 左冠尖-無冠尖の交連付近では僧帽弁前尖との関係に注意しながら運針を進める。あまり深い運針を行うと僧帽弁前尖を損傷することもある。交連部位では糸の刺出点がなるべくNadirの高さに近づくように低く縫着するようなイメージで運針する。一周糸をかけると通常は12～15針(ペア)前後になる。
- 続いて左冠尖部に運針を進める。この部位では大動脈側の糸の刺出点が左冠動脈入口部になるべく近づかないように配慮する。刺出点が冠動脈の近くになると当然その上に生体弁が乗った際に冠動脈閉塞のリスクが高くなる。

## Everting mattress縫合(intra-annular position)

- 人工弁を弁輪というリングの中にすっぽり入れてしまうという方法なので，弁輪の上に人工弁のカフを載せるsupra-annular positionより留置できる弁のサイズが小さくなる。**主として機械弁のスタンダードタイプで用いられる**。プレジェットが弁輪の上に残るため，糸の断裂や緩みがあってもリカバリーしやすい。そのため，初心者向けの縫着法であるが，機械弁，しかもスタンダードタイプの機械弁を留置することが少なくなってきたためeverting mattress縫合を用いること自体が減っている。
- 生体弁でもカフがやわらかいタイプであれば生体弁をeverting mattressで留置することができる。ただし，この場合はintra-annular positionというよりは，外翻した弁尖および弁輪の上に生体弁が載る形になる。
- Supra-annular positionのときと同じように左冠尖-右冠尖の交連から開始して時計回りに運針する。なるべくプレジェットとプレジェットが重なり合わないように一定間隔かつプレジェットより少し大きめの間隔で運針する。一周で合計15針程度になる。
- 若い大動脈弁閉鎖不全症の患者に適応することが多く，視野展開に困ることは少ないが，視野の展開のしかたはsupra-annular positionのときと同じく，自分で一つ前にかけた糸を鑷子で牽引して弁輪を引っ張り出しながら視野展開する。右冠尖部は順手で，無冠尖弁輪部から左冠尖弁輪部の途中まではバックハンドでの運針となる。
- 大動脈側から左室側に刺入し，プレジェットは弁輪の大動脈サイドに残る。運針の間隔はsupraのときと同じ間隔で行うが，取る組織の量(バイト)は大きめにしっかり取って問題ない。Intra-annular positionの場合は弁輪組織がすべて人工弁の外側に圧排されず，弁下の左室流出路に組織が出てこないためである。

## Simple interrupted縫合

- 結節縫合で弁輪と人工弁を縫着する方法である。**主に生体弁に用いる(図5)**。針数がmattress縫合の二倍になるデメリットはあるが，最大の人工弁が縫着でき，かつ**左室流出路に障害物が出ないため有効弁口面積が最大になるというメリットがある(図6)**。狭小弁輪で人工弁サイズや有効弁口面積が重要な意味をもつ場合には特に有用な方法である。
- 人工弁の降ろし方や縫着するときの誘導により，生体弁はsupra-annular positionに縫着することもできるし，intra-annular positionに縫着することもできる。
- また，mattress縫合ではないので，左室側から大動脈側でも，大動脈側から左室側に向かってでも，運針する箇所に応じてやりやすい向きで運針できるのも大きなメリットである。
- 最初に左冠尖-右冠尖の交連の両サイドの二針をかけて，右冠尖部の弁輪に時計回りに運針していく。この場合でも人工弁をNadirのレベルに縫着できるように，交連部では弁輪よりも左室側に針を刺入する。交連付近では左室側から大動脈側に向けて順手で運針する。組織をしっかり大きめに取っても問題ない。運針のピッチは基本的には3mmずつ間隔を取る。4針目くらいでNadirに近づくが，Nadirを過ぎたあたりからバックハンドでの運針に変更する。右冠尖弁輪部が終わりに近づき右冠尖-無冠尖の交連にさしかかってくる頃から順手で大動脈側から左室側への運針に切り換える。このように糸をかけやすい方向に運針方向を自在に切り換えることができる。右冠尖弁輪部に8～9本の糸をかける。
- 同様に無冠尖から左冠尖へと運針する。
- この方法では糸整理が非常に重要である。筆者はAとBが区別できるタイプのスーチャーガイドを利用して，Aを大動脈弁側に抜いたほうの糸(**A**bove)，Bを左室側の糸(**B**elow)と決めて糸をスーチャーガイドへ確実に収納するようにしている。人工弁に糸をかける際はBの側の針を用いて人工弁のカフを下から上にかけていく。

### 図5　弁輪への糸かけ法

A：Everting mattress with pledgets (intra-annular position)。主に機械弁のスタンダード弁に用いる。
B：Simple interrupted suture。生体弁やハイパフォーマンス型機械弁に用いる。
C：Mattress with pledgets (supra-annular position)。生体弁やハイパフォーマンス型機械弁に用いる。

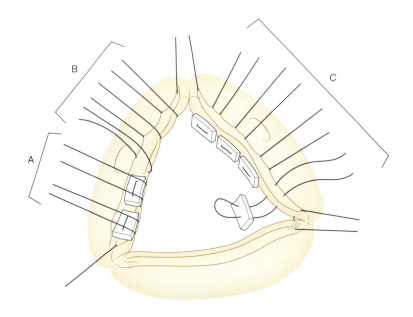

**One Point Advice**
人工弁の種類によって縫着法が異なることを理解しよう。

### 図6 人工弁の縫着ポジション

A：縫着の際に最小限の弁輪組織を取った場合は生体弁内に組織が出てこないため左室流出路の血流は障害されない。
B：弁輪組織をしっかり取りすぎると，弁輪組織が生体弁内に張り出してきて有効弁口面積が小さくなる。これがsupra-annular positionの弱点である。
C：Simple interrupted sutureで縫着すると，弁輪組織をしっかり取っても弁輪組織は生体弁の中に張り出してこない。そのため，同じサイズの生体弁でも有効弁口面積が大きくなる。

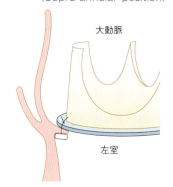
A：Everting mattress
(Supra-annular position)

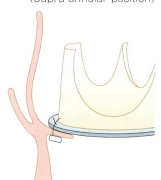
B：Everting mattress
(Supra-annular position)

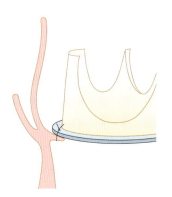
C：Simple interrupted suture

> **One Point Advice**
> 人工弁の縫着位置ごとのメリットデメリットを理解しよう。

## 6 人工弁サイジング

- 弁輪への糸かけが終わったら，人工弁サイザーを用いて人工弁のサイズを決定する。**ただし，大動脈弁置換術を行う際は，人工弁メーカーが出しているEOAチャートから，体表面積に適合して最低限必要な目標人工弁サイズを前もって決めておくべきである。**
- 人工弁によって異なるが，人工弁のサイザーには弁輪の大きさを確認するシリンダー型サイザーと人工弁そのもののサイズを模したレプリカ型サイザーが棒の両端に付いているタイプが多い。シリンダー型サイザーは弁輪の大きさの目安になるが，最終的にはレプリカ型のサイザーで弁輪やバルサルバ洞，冠動脈口の位置などをチェックして，人工弁が無理なく縫着できるのか確認する。
- 生体弁の場合はsupra-annular positionで縫着するので，基本はレプリカ型のサイザーが弁輪の上にしっかりと載ればよい。しかし，mattress縫合の場合は結紮を進めると巾着効果で本来の弁輪の大きさより若干小さくなることもあるので，レプリカ型サイザーが弁輪をなんとか通過する程度の少し小さめのサイズを選択するほうが間違いはない。サイザーが一部でも浮くようであれば大きすぎると判断する。
- 事前に目標としていたサイズが弁輪に載らない場合はもう一度弁輪組織をよく見て，取り切れていない石灰化部位などがないか，もう少し弁輪の組織を削れるところはないかチェックする。石灰化を1カ所切除するだけで1サイズ上のサイザーにマッチすることもある。
- 弁輪のサイズでは問題なくてもSTJが小さくてサイズが不適切な場合もある。STJをサイザーが楽に通過できるかどうかもチェックする。

- さらに、**生体弁のステントポストによって冠動脈への血流が阻害されるのを予防するために、ステントポスト部や縫着用カフなど生体弁の一部が冠動脈を塞いでしまわないかレプリカ型サイザーを用いてチェックする**。冠動脈入口部がバルサルバ洞の中央に位置せず、交連の近くに偏位していたり、低位で弁輪の近くに位置することもある。よく観察して、問題がある場合は、冠動脈入口部がフリーになるように人工弁を回転させて縫着するなどの工夫が必要である。
- Everting mattress縫合によるintra-annular positionで縫着する場合(主にスタンダードタイプの機械弁の場合)は弁輪の中をレプリカ型サイザーが通過するサイズを選択する。
- SJM regent®やATS AP360®のようなハイパフォーマンス型機械弁の場合は生体弁と同様にsupra-annular positionで縫着するが、SJM regent®は左室側に飛び出たピボットガードが弁輪を通過しなければならないのでサイザーが弁輪を確実に通過するサイズを選択しなければならない。いずれにせよ、各種人工弁ごとの形状の特徴に精通しておくべきである。
- Simple interrupted縫合の場合はsupra-annular positionに縫着することも、intra-annular positionに縫着することもできる。縫着するデザインに合わせてサイジング法を変更する。

# 7 人工弁カフへの糸かけ

- 人工弁のカフに糸をかける際は**カフの中央に針を刺入する**ことを心がける。外側にかけすぎるとカフをしっかり取れていないことがあり、内側にかけすぎると弁尖を損傷するリスクがある。
- 運針が均等になるよう、全体の糸数からピッチを決める。基本は弁輪部にかけたピッチと人工弁のカフにかける糸のピッチを同じにすることであるが、多くの場合は人工弁のほうが小さくなる。
- 生体弁の場合は交連にかけた糸を生体弁のステントポスト部(交連部)に一致させるようにデザインする。交連にかけた糸と次の交連にかけた糸との間には4ペアか5ペアの糸がかかっている。これを均等にカフに糸かけすることで、大きなエラーが起きないようにする。
- 人工弁のカフ上のマーカーが機種ごとに異なる。線が3つ入っているものや4つ入っているものなどがあるため、毎回慎重に確認して間違えないようにする。
- 先にカフにかけた糸を次の針で刺入しないように気を配り、糸と糸の間隔を多少空けるようにする。

## 8 人工弁縫着

- カフに糸を通し終わったら，糸を3つのグループごとに束ねて，人工弁をゆっくりと弁輪まで降ろす。人工弁を降ろす際に糸を引っ張りすぎるのは避けるべきである。引っ張りすぎると，弁輪が締まってしまい，予定していたサイズの人工弁を縫着できなくなったり，弁輪組織がちぎれたりすることがある。糸に軽くテンションをかけながら，まずは人工弁を弁輪に密着させる。その後に糸をゆっくりとたぐればよい。
- 人工弁を降ろしていく際に引っかかりを感じる場合は，糸に隣の糸が刺入されていることが多い。慎重に解決することで糸が断裂するのを避ける。
- 人工弁が降りたら，Nadirの部分にかかっている糸から順番に結紮を始める。生体弁の場合，**結紮する前に人工弁のカフが弁輪に密着する高さまで人工弁が降りていることを確認した後に結紮するが**，結紮中に人工弁が浮かないようにペアンなどでカフを把持し弁輪に押し付けながら愛護的にかつ確実に結紮する。**人工弁が浮いたまま結紮を開始して，糸を締め込むことでカフを弁輪に縫着しようとするのは危険で**，弁輪組織をカッティングしてしまうリスクがある。
- 結紮前に弁尖を愛護的に開いて人工弁の中から縫着部を確認することも大切である。人工弁がしっかり降りていると思っていてもトラブルが起きていることがある。
- Nadirの部分を結紮し終えたらその両サイドの糸を結紮する。
- **Simple interrupted縫合の場合は特に愛護的に結紮するべきで，弁輪組織をカッティングしないようにそっと結紮する。弁が弁輪に降りていればそれ以上締め込む必要はない。**
- スタンダードタイプの機械弁では弁輪の中に人工弁をすっぽりと入れてしまうので，結紮に苦労はないが，結紮を開始する前に，プレジェットが弁輪の上にあり，ひっくり返ったりしていないことを確認する。ときに，プレジェットが弁輪と人工弁の間に挟まっていることがあり，このまま結紮を進めていくと当然のことながら弁輪と人工弁の間に隙間ができ，PVLの原因となる。

## 9 人工弁チェック

- 結紮を終えたら人工弁が適切に縫着されているかチェックする。
- 弁輪とカフがしっかり密着しているか一周チェックする。生体弁の弁尖を傷つけないように注意しながら，弁の中からもフィッティングをチェックする。
- 機械弁の場合はリーフレットが障害なく動くことを確認する。リーフレットを傷つけないように専用のリーフレットアクチュエーターを用いるか，ゴムでカバーした鑷子を用いる。
- **左右の冠動脈口を視認する**。特に右冠動脈口が右バルサルバ洞の中央になく，弁輪の近くや交連近くに偏位していることもあるので，生体弁を縫着した場合は特に慎重に右冠動脈口を観察する。
- 人工弁が浮いている，弁輪組織が損傷しているなど問題を発見したら追加針をかけてPVLが出ないように修正する。ハイパフォーマンス型機械弁をsupra-annular positionに縫着した場合などは追加針をかけることは困難なので絶対にエラーが起きないよう特に慎重に手技を行う。

# 10 大動脈閉鎖

- 大動脈切開は二層に閉鎖する。
- 一層目はmattress縫合で大動脈壁が外翻してずれなく密着することを目標に運針し，二層目は連続縫合の運針で均等間隔に大動脈壁を閉鎖する。
- **術者から見て手前の断端，つまり，左冠尖部の断端から縫合を開始するが，この部位では糸が生体弁のストラッドに引っかかったり，運針で生体弁を傷つけるリスクがある。しっかり中を見ながらトラブルを起こさないように運針する。この部位ではバックハンドで運針すると縫いやすい（図7）。**
- 一層目の運針が終わり結紮する前に左室ベントを止めておき，大動脈内を血液でしっかり満たした状態で，麻酔科医に肺を膨らませてもらいその状態で結紮することで，左室および大動脈内の空気をなるべく追い出し，大動脈遮断解除後の空気抜きを円滑にする。

| 図7　大動脈壁の閉鎖 |
大動脈切開部の術者側の断端はバックハンドで運針すると閉鎖しやすい。針の先で生体弁のステントポストや弁尖を引っかけないように中を覗きながら運針する。

①一層目：mattress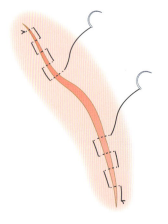

②二層目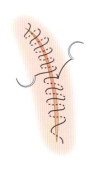

③大動脈切開手前側断端の閉鎖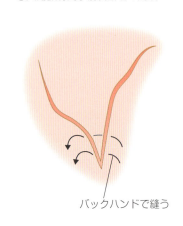

バックハンドで縫う

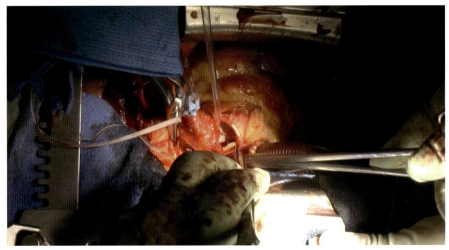

**One Point Advice**
大動脈切開部閉鎖では，確実な閉鎖が常に行えるように手技をルーチン化する。

# 11 体外循環離脱

- 大動脈遮断を解除し,体外循環から離脱する際には人工弁関連の異常がないか確認する。
- **生体弁ではPVLの有無が重要である**。その位置や逆流jetの向き,逆流の大きさなどをチェックする。PVLがまったくないのが理想だが,弁輪の石灰化が非常に強い場合,大動脈遮断時間が長引いてPVLを修正する余裕がない場合など,PVLを受容せざるをえないシチュエーションもある。残しておいてよいPVLかどうか,しっかり議論して方針を決定する。
- 機械弁の場合はリーフレットが二葉ともしっかり開閉しているか確認する。
- 体外循環から離脱し,カニュラを抜去したら止血を確認するが,確認するべきところは,大動脈切開部位,右房の切開部位,送血管,脱血管,左室ベント,心筋保護液注入針などのカニュレーション部位など,出血リスクのある部位からの出血をすべてチェックする。

## 3文まとめ

大動脈弁置換術で注意すべきことは,
①確実な心筋保護。
②石灰化した弁尖をしっかり切除しつつも弁輪やバルサルバ洞を損傷しないこと。
③正確で均等な運針と縫合糸の結紮をミスなく行うこと。
である。

# III 術式を一通り押さえよう

## 2 冠動脈バイパス術

熊本大学病院心臓血管外科　**福井寿啓**

- 冠動脈バイパス術はカテーテル治療の進歩により減少傾向にある。しかし，弁膜症や大動脈疾患と同時に行われる複合手術症例が増えている。そのため心臓血管外科医が必ず習得しなければならない基本手技のひとつである。

- 人工心肺を使用するon-pump CABGと使用しないoff-pump CABGがある。off-pump CABGでは人工心肺装置に起因する合併症を減らすことができ，術後の経過も比較的良好とされている。しかし，視野展開や吻合に技術を要するため，安定した成績を得るにはある程度の訓練が必要である。

- On-pumpでもoff-pumpでも自分に合った術式を習得し，高い開存率と完全血行再建をめざすことが最も重要である。

- グラフトには内胸動脈，橈骨動脈，右胃大網動脈，大伏在静脈が使用され，それぞれに適した部位に使用する。

### 冠動脈バイパス術の手技は

❶ 心膜切開とつり上げ
❷ 標的血管の確認
❸ 吻合部位の固定
❹ 各吻合時の無血視野確保
❺ 末梢側血管吻合
❻ 中枢側吻合
❼ グラフトの選択
❽ 心膜閉鎖と閉胸

の順番で進める。

## 1 心膜切開とつり上げ

- 心膜前面を逆T字切開する。横隔膜面の切開は心臓の脱転がしやすいように左右とも大きく切開する。
- 左ITAが通過する経路を作成するために左心膜と胸膜を剥離し，主肺動脈左側の心膜を切開する（図1）。この際，横隔神経の損傷に注意する。
- 胸腺組織および左側の心膜をつり上げる。Off-pump CABGの場合，右側心膜はつり上げない。むしろ，off-pump CABGの際には右側を開胸し，心尖部を右胸腔内に脱転することもある。

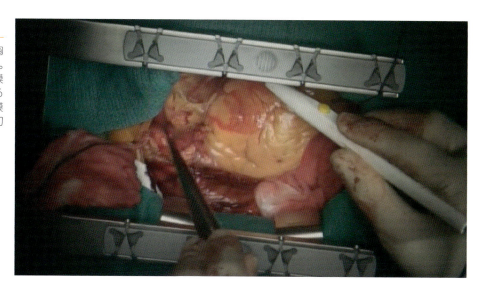

**図1　心膜切開とつり上げ**
心膜の切開は逆T字状に切開し，胸腺組織と心膜を皮膚につり上げる。Off-pumpで行う場合，右側の心膜はつり上げない。左ITAが通過する経路を作成するために左心膜と胸膜を剥離し，主肺動脈左側の心膜を切開する。

### One Point Advice
ITAの通路は，左側の心膜を切開し胸膜と心膜の間を剥離して作成する。この際，横隔神経に注意する。

## 2 標的血管の確認

- 心臓が拍動している状況で心臓全体の大きさと標的血管の位置を確認する（図2）。On-pump CABGの場合，人工心肺回路を接続し心臓を虚脱してから観察すると，血行動態が安定した状態で確認できる。心臓が拍動している状況であれば冠動脈にも血流が流れているので走行を確認しやすく，静脈と間違いにくい。
- 標的血管と吻合予定部位をすべて確認し，使用するグラフトやその長さを最終的に確認する。予定していた吻合部位が予想以上に動脈硬化が強いため吻合に適していない場合や，心筋内を走行しているため予定していたところに吻合できないなどの事態があり得るからである。

- Off-pumpの場合，ハートポジショナーを使用し吻合部を展開すると血行動態は安定している（図3）。ハートポジショナーを使用せずにoff-pumpでバイパスする際には，背側の心膜を数カ所左側につり上げて心臓の脱転を行う。

## 1歩先行くテクニック

ハートポジショナーは心尖部とは限らず，心尖部からずらして，やや側壁や右室全面などに接着して使用したほうが，より心基部に近い部分の標的血管を展開することが可能である。

### 図2　冠動脈の確認

心臓が拍動し，冠動脈に血流がある状態で冠動脈の走行と位置を確認する。この段階であれば静脈と間違うことなく動脈を見極めることができる。また，術前冠動脈造影で予想できなかった心筋内走行や，びまん性動脈硬化病変などをこの段階で調べることができる。

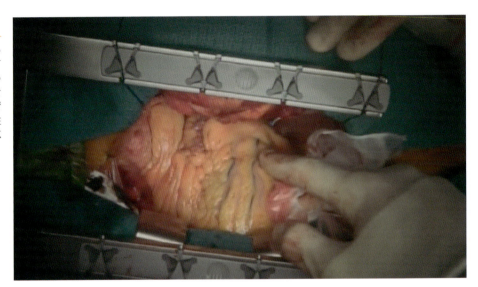

**One Point Advice**

心臓が拍動している段階であれば，冠動脈は白っぽく，冠静脈は暗赤色に見えるので容易に見分けはつく。

### 図3　Off-pump CABGでの心臓の脱転

ハートポジショナーを使う場合，脂肪組織より心筋が表面に見えている部分に吸着すると，しっかり固定ができる。その場合，心尖部とは限らず心尖部からずらして，やや側壁や右室全面などに吸着して使用したほうが脱転に有利なことがよくある。

**One Point Advice**

脂肪にハートポジショナーを吸着して脱転すると表面の脂肪組織が裂けることがあるので，できるだけしっかりした心筋に吸着させる。

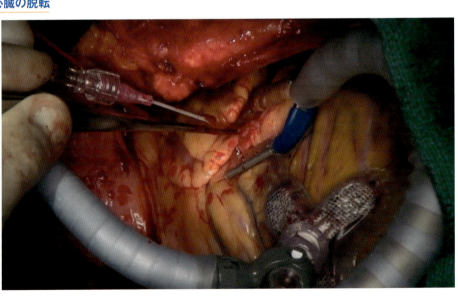

## 3 吻合部位の固定

- Off-pumpで行う場合，スタビライザーは吻合予定部位の心筋の起伏に合わせて左右先端の形状をやや変化させることで，より圧着し固定しやすくできる。スタビライザーは冠動脈に並行して設置し，スタビライザーの中央部分に吻合予定部位を持ってくると，吻合中にずれたりすることを防止できる（図4）。
- On-pumpで心停止下に吻合する場合，心臓の脱転と吻合部の展開は助手が用手的に行ったり心臓ネットを使用したりすることで，容易に吻合部を展開することが可能である。
- 下壁吻合時の視野展開はハートポジショナーを心尖部につけ，上方に引き上げることで横隔膜面の冠動脈がよく展開できる。極端に頭側に引き上げすぎると右室流出路が圧迫されて血圧が低下するので注意する。左室横隔膜面は比較的平坦なため，スタビライザーの固定は安定して行える（図5）。右冠動脈本幹（#3）に吻合する際は，ハートポジショナーを右室前面に接着し頭側に牽引すると展開可能である。
- 側壁吻合時の視野展開ではoff-pumpの際に最も血行動態が不安定となり得る。また，吻合する血管が術者にとってほぼ垂直となり，吻合自体テクニックを要する。ハートポジショナーは心尖部でなく側壁あるいは前側壁に圧着し，心尖部を右上方あるいは右下方に脱転する。右側胸骨が右室を圧迫することで血行動態が不安定になる場合には，心尖部を右胸腔内に脱転したほうが血行動態が安定する（図6）。視野を確保するために開胸器を十分に開ける。心側面は弯曲が強いためスタビライザーの角度を変化させ，吻合予定血管を十分に固定する（図7）。

### 1歩先行くテクニック

スタビライザーを吻合部に固定する際，根元の関節の部分を固定することが重要で，しっかりと根元を固定することで吻合部が見えやすくなり，心拍動でずれることも少ない。

### 図4 吻合予定部の固定

Off-pump CABGの場合，スタビライザーを使用して吻合予定部位周囲を固定すると吻合がやりやすい。吻合予定部位の心筋の起伏に合わせて左右先端の形状をやや変化させることで，より圧着し固定しやすくなる。その際，スタビライザーは冠動脈に並行して設置し，スタビライザーの中央部分に吻合予定部位を持ってくると，吻合中にずれたりすることを防止できる。

#### One Point Advice

スタビライザーの先端部分は両側独立して変形することができるので，冠動脈が確実に固定できるまで何回でも調整する。

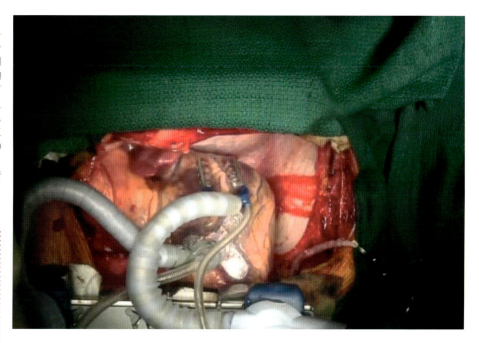

### 図5　右冠動脈末梢への吻合

ハートポジショナーを心尖部に付け，上方に引き上げると右冠動脈末梢の血管がよく展開できる。スタビライザーの固定は左室横隔膜面の場合，比較的平坦なため比較的容易に行える。

> **One Point Advice**
> 右冠動脈末梢の吻合ではハートポジショナーは心尖部に付けると展開しやすい。

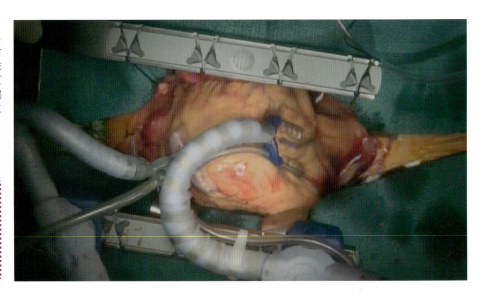

### 図6　回旋枝への吻合

ハートポジショナーは心尖部から側壁あるいは前側壁に圧着し，心尖部を右方に展開する。右側胸骨が右室を圧迫することで血行動態が不安定になる場合には，心尖部を右胸腔内に挿入すると比較的安定することもある。

> **One Point Advice**
> 回旋枝の吻合では，ハートポジショナーは側壁から前側壁に付け展開すると視野を得やすい。

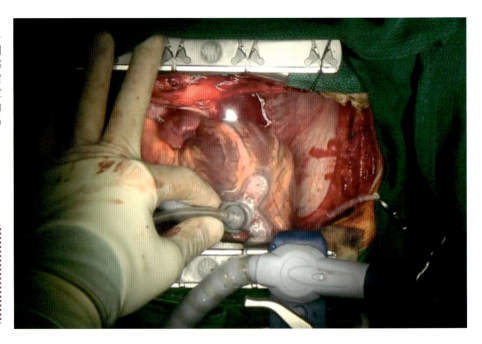

### 図7　スタビライザーの固定

スタビライザーは心筋の弯曲に沿って先端の形態を変形させて密着させる。

> **One Point Advice**
> スタビライザーを固定する際は，心臓を圧迫しすぎないよう血行動態を観察しながら行う。

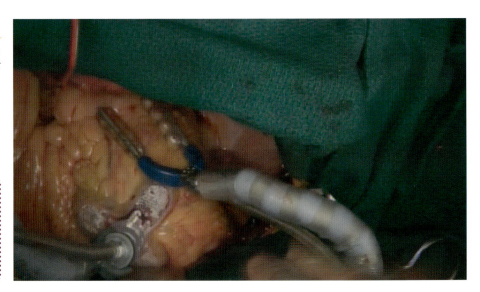

- 前壁吻合時の視野展開では，心臓の後方にガーゼを詰め込むことでLADや対角枝は展開可能であるが，ハートポジショナーを右室に圧着し右前方に引っ張ることで，さらに展開が容易にできる。LAD周囲に脂肪組織がたくさんある症例ではスタビライザーの吸着が悪いことがある。安定した固定が得られるようになるまで，スタビライザーの両端の角度や高さを微妙に調整する(図8)。

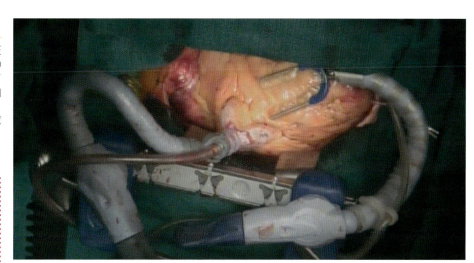

### 図8 前壁血管への吻合

ハートポジショナーを右室前壁に圧着し右前方に引っ張ると容易にLADが展開できる。吻合中にスタビライザーがずれないようにしっかりと固定する。あまり押さえつけないでも，吸引と圧迫をうまく組み合わせれば安定した固定が得られる。

**One Point Advice**

LAD吻合の際もoff-pumpならばハートポジショナーを使用し，確実に視野が良好な場所を探して吻合を行う。

## 4 各吻合時の無血視野確保

- 各吻合時の無血視野を確保することは，吻合の質を良好に維持するために必須である。
- ビーバーメスで吻合予定部位の心外膜を切開する。吻合する部分のみでなく，その頭尾側も切開しておくと，縫合糸が心外膜に引っかかったりすることを防げる。
- Snare sutureを吻合予定部位の中枢側のみにかける。末梢側にかけると新しく狭窄病変を作る可能性があるので使用しない。また，側枝や中隔枝を損傷しないようにゆっくりと刺入する。
- 吻合する部分の血管を切開し，先端が尖った剪刀で前後の切開を延長する。
- 内シャントチューブを挿入する場合，内腔のサイズにあったものを適切に選択する(図9)。それでも噴出する血液は$CO_2$ blowerを使用して無血視野を確保する。グラフトに直接$CO_2$を当てすぎると血管壁が解離することがあるので注意する。

### 1歩先行くテクニック

吻合部の切開は血管の中央を切開し，血管に並行になるようにまっすぐ切開を延長する。側壁に寄ったり斜めに切開すると吻合部狭窄の原因になる。

### 図9 内シャントチューブの挿入

内シャントチューブを挿入する場合，内腔のサイズにあったものを適切に選択する。両手に鑷子を持って確実に挿入する。

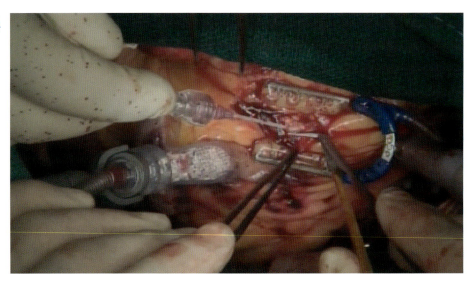

> **One Point Advice**
> 内シャントチューブを挿入しての血管吻合は困難なことがある。しかしシャントチューブは柔軟で取り回しが良好なので，鑷子でコントロールしながら吻合を確実に行う。

## 5 末梢側血管吻合

- 7-0あるいは8-0ポリプロピレン糸の連続縫合あるいは結節縫合で行う。連続縫合であれば吻合部の両側を両端の針を使用して，できるだけ順手で縫合すると安定した運針ができる(図10)。
- グラフト断端と冠動脈側壁との端側吻合の場合，鑷子でグラフト内膜を損傷しないように，できるだけ外膜を持って吻合するようにする。
- 内シャントを使用していない場合，ゾンデを挿入することで縫合糸が反対側壁や後壁を引っ掛けていないかを確認することができる。
- 縫合糸を結紮する際，締めすぎて狭窄を作らないように血流を再開させながら出血しない程度で結紮する。心停止下の場合，逆行性あるいは順行性に心筋保護液を注入させながら結紮するとよい。

### 200字でまとめるKey sentence

- **Sequential吻合**
一本のグラフトを数カ所の冠動脈に吻合する方法をいう。数カ所に吻合したほうがグラフトの血流が増加するので一般的に開存率は高いといわれている。吻合する冠動脈の大きさや狭窄度に応じてこの方法を行うか否か，個々の症例で決定する。

### 図10　血管吻合

連続縫合あるいは結節縫合で血管を吻合する。7-0あるいは8-0ポリプロピレン糸を使用する。Off-pump CABGの場合，吻合部の固定が安定し，血行動態が安定しているのを確認してから吻合を開始する。

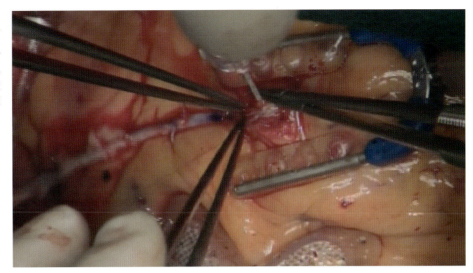

> **One Point Advice**
> 吻合はできるだけ順手で行うのが安定して行える。特にtoeの部分では，冠動脈の内膜にしっかり針がかかるように内外で運針したほうがよい。

## 6　中枢側吻合

- Off-pumpの際，心臓は充満しているのでグラフトの長さの調節は行いやすい。On-pumpの際は人工心肺技師に指示して心内腔に血液を充満させた上でグラフトの長さを調整する。
- Off-pumpで行う場合，ハートポジショナーを右室流出路に吸着した上で尾側に牽引すると，大動脈を十分露出できる（図11）。
- エコーで大動脈の内膜面の性状を確認し，サイドクランプあるいは中枢側吻合用デバイスを使用して吻合する。
- 6-0あるいは7-0ポリプロピレン糸を使用し，連続縫合で吻合する（図12）。
- 大動脈の正常が不良なため中枢側吻合を他のグラフトの側壁に吻合することをcomposite graftと呼ぶ。その中で最も行われている方法はradial arteryや右ITAの中枢側吻合を左ITAと吻合する場合で，Y graftあるいはT graftと呼ばれている。左ITAはLADと吻合されていることがほとんどであり，その側壁に吻合する際には左ITAを損傷しないように細心の注意が必要である。

### 200字でまとめるKey sentence

- **Composite graft**
グラフト同士を吻合し，一本のグラフトから他のグラフトに血流を供給する方法をいう。中枢側吻合を大動脈に作成できない場合，あるいは大動脈に操作を行いたくない場合，好んで行われる。

### 図11　大動脈の露出

Off-pump CABGで行う場合，ハートポジショナーを右室流出路に圧着し，尾側に牽引すると大動脈を前面を十分露出できるし，大動脈の拍動によるぶれを防止できる。

> **One Point Advice**
>
> グラフトの長さの決定はon-pumpの場合，心臓に血液を充満させた状態で行う。Off-pumpならば心臓は充満しているので長さの決定は比較的容易である。

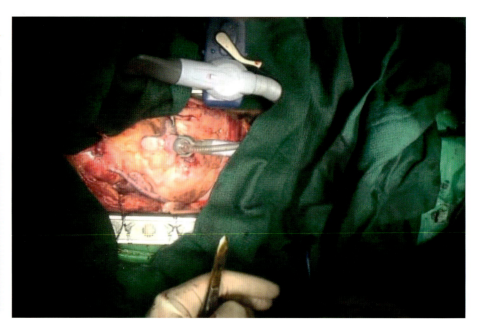

### 図12　中枢側吻合

Off-pump CABGの場合，術前のCTや術中の直接エコーで大動脈の性状を確認し，吻合する方法を選択する。内膜の性状が良ければ大動脈側壁遮断鉗子を使用したり，悪ければ中枢側吻合デバイスを使用することもある。

> **One Point Advice**
>
> 中枢側吻合デバイスを使用する際，吻合する糸をデバイスに引っ掛けないように注意しながら吻合する。

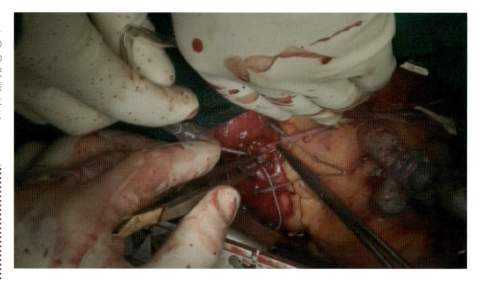

## 200字でまとめるKey sentence

- **No touch aortic technique**

　Off-pump CABGにおいて，大動脈に一切操作を加えないほうが脳梗塞のリスクを減らせると考えられており，composite graftやsequential吻合を組み合わせて大動脈に中枢側吻合を行わない方法をいう。

## 7 グラフトの選択

- 左ITAは必ず使用し，LADに吻合することが推奨されている．10年後の開存率も90％以上といわれているため，第一選択である．
- 次の動脈グラフトとしてradial arteryあるいは右ITAを使用されることが多く，この場合回旋枝領域に使用されていることが多い．動脈グラフトは狭窄程度が低い冠動脈に吻合されるとflow competitionを起こし閉塞してしまうことがあるので，狭窄度が高い冠動脈に吻合する．
- 右冠動脈の高度狭窄の場合，右胃大網動脈の開存率が高く，使用されることが多い．
- 現在でも大伏在静脈はグラフトとして広く利用されている．内視鏡下に低侵襲で採取する施設もあれば，広く皮膚切開を置き周囲脂肪組織ごと採取するno-touch SVGで採取する施設もあり，その採取方法はさまざまである．

## 8 心膜閉鎖と閉胸

- 再開心手術の際にグラフトや心臓を損傷する可能性があるので，心膜を閉鎖しておいたほうがよい．しかし，閉鎖した心膜がグラフトを圧迫して走行が屈曲したり閉塞したりすることがあり得るので，それが予想されるようであれば無理に閉鎖しない（図13）．
- ドレーンは縦隔には心嚢内と胸骨裏面に留置するが，ドレーンがグラフトに接触して損傷する可能性があるので，留置部位には十分注意する．特に心嚢ドレーンが右冠動脈に吻合したグラフトに接する可能性が高いので，できるだけドレーン先端を心尖部に向けるか，むしろ右房脇に留置することもある．

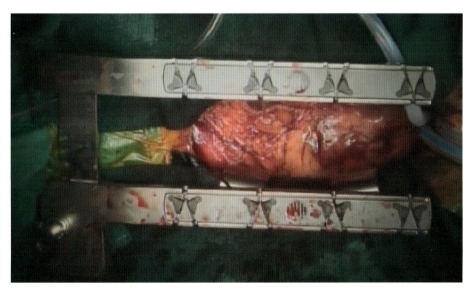

**図13 心膜閉鎖**
閉鎖した心膜がグラフトを圧迫して，走行が屈曲したり閉塞したりすることがあり得るので，無理に閉鎖しない．

**One Point Advice**
心膜を閉鎖する際にグラフトの走行を必ず確認する．特に内胸動脈は心膜で屈曲しやすいので閉胸の直前でも再度確認する．

## 3文まとめ

冠動脈バイパス術で重要な点は，
① On-pumpでもoff-pumpでも自分に合った術式を習得し吻合を確実に行う訓練をすること．
② グラフトを確実に採取し，それぞれのグラフトの適性を知った上で適切な場所に使用すること．
③ 心膜の閉鎖とドレーンの留置でグラフトを屈曲させたり損傷しないよう最後まで注意する．

# III 術式を一通り押さえよう

## 3 僧帽弁置換術

明石医療センター心臓血管低侵襲治療センター　岡本一真

- 僧帽弁置換術は頻度が少なくなり，あっても技術的難易度が高く，弁尖切除，運針など細心の注意を要する症例が多い。
- 大動脈弁置換術や三尖弁形成術などとの複合手術が多く，トラブルなく確実に手技を進める正確性が求められる。
- 後尖の弁輪組織と左右の線維三角を特に意識し，針をしっかり刺入するように意識する。
- 前尖側の運針は左房側に大きく刺入しないよう心がける。
- 大動脈弁，左冠動脈回旋枝，左室心筋に関連する合併症を避けるのが重要である。

**僧帽弁置換術の手技は**

❶ 体外循環確立・心筋保護
❷ 左房切開
❸ 視野展開
❹ 弁尖切除
❺ 縫着糸の糸かけ
❻ 人工弁サイジング
❼ 人工弁カフへの糸かけ
❽ 人工弁縫着
❾ 人工弁チェック
❿ 左房閉鎖
⓫ 体外循環離脱

の順番で進める。

## 1 体外循環確立・心筋保護

- 僧帽弁置換術では上行大動脈送血と上大静脈および下大静脈への二本脱血による体外循環確立が基本である。上大静脈と下大静脈はテーピングし，スネアすることでtotal bypassとする。これは，心停止中に，右房から右室，肺動脈を経由して肺静脈に還流する血液を少なくすることで左房内を極力無血視野とするためである。ただし，気管支動脈経由で肺循環に入り肺静脈に還流する血液をゼロにすることはできない。
- 大動脈弁逆流がなければ上行大動脈からの順行性心筋保護で問題ない。しかし，**僧帽弁を展開していると大動脈弁がひずんで大動脈弁逆流を生じるため，順行性心筋保護液を注入する度に僧帽弁の視野展開をいったん解除しなくてはならず**，この手間を省くために逆行性心筋保護液注入を組み合わせることが有効である。
- 右房を切開せずに手術を進める場合，順行性に心筋保護液を注入する際だけは上下どちらかの大静脈のスネアを緩めないと，冠静脈洞から右房に戻ってきた心筋保護液が右房からドレナージされない。

## 2 （右側）左房切開

- **僧帽弁に到達するアプローチは右側左房切開が基本である**。右の上下肺静脈起始部と右房の間にある粗な組織であるSondergaard's plane（Waterstone's groove）を心房中隔に向けて可能な限り奥まで剥離する。メスやメッツェンバウム剪刀などを用い，**電気メスは使用しないようにする（図1）**。多少出血することがあるがそれは後で止血する。Sondergaard's planeは極力奥へ心房中隔に達するまで剥離を進める。丁度，左房の上に乗っかった右房を蝶番となる心房中隔までめくり上げるイメージである。

### 図1　Sondergaard's plane（Waterstone's groove）の剥離
電気メスを使用しないでメスや剪刀で剥離する。

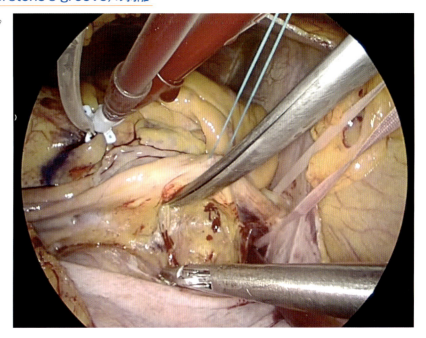

**One Point Advice**

右房と左房の境の粗な結合織の剥離は，メスや剪刀を用いて行う。

- 左房の切開はSondergaard's planeの極力奥側を縦切開とし，**術者から見て左側すなわち頭側の切開は右上肺静脈起始部の頭側端に切り込むくらい，右側すなわち足側の切開は右下肺静脈と僧帽弁輪の間に達するまで十分切開する**（図2）。
- 頭側切開は奥に行きすぎると下大静脈の裏になり縫合閉鎖が困難になる。足側切開は心臓の背側に至るまで十分切開して差し支えない。
- 左房が小さい症例では経中隔アプローチにより良好な視野が得られる。**右上肺静脈起始部にSondergaard's planeに垂直な方向に切開を置き，右房の中央に向けて右房切開し，さらに心房中隔を卵円孔に向けて切開する**（Dubost切開，図3）。それでも視野が悪ければ，さらに心房中隔まで切開を延長する。
- 心房縦切開による経中隔アプローチはさらに有効である。右房をSondergaard's planeに平行に切開し，さらに右心耳の方向に切開を進める。心房中隔は卵円窩のすぐ右側をやはりSondergaar's planeに並行に切開する。

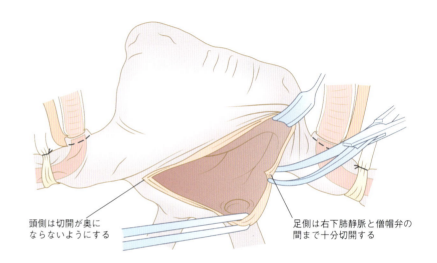

**図2　右側左房切開**

Sondergaard's planeを十分剥離した上で，なるべく右肺静脈起始部から遠いところで切開する。

**One Point Advice**

右側左房切開の頭側端が上大静脈の裏側になると，閉鎖困難になることがある。

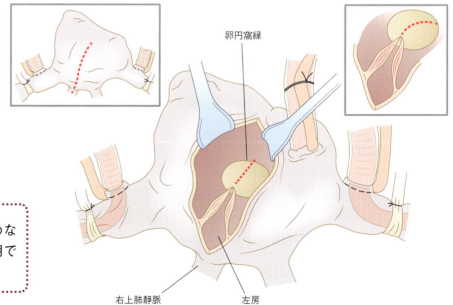

**図3　Dubost切開**

右上肺静脈の起始部から左房に切開を入れ，その切開を卵円窩に向けて延長する。途中から右房の切開と心房中隔の切開に分かれる。視野が悪ければ卵円窩も横断する。

**One Point Advice**

右側左房切開で視野が悪そうな時には，Dubost切開が有用である。

- さらに視野を得るためには，**右房切開を右心耳と上大静脈の間に延長し，左房の天井に向かって切開を進め，心房中隔の切開線と繋げてしまう**（superior trans-septal approach，**図4**）。この方法が最も良い視野が得られるが，高率にsinoatrial node artery（洞房結節動脈）を切断した結果，洞不全や心房性不整脈が起こり，ペースメーカ留置を要する率が上がるとされている。また，切開線の閉鎖距離も長くなるため，縫合線からの出血や心房中隔での残存シャントの懸念がある。
- 上述した背景から，Sondargaard's planeから直接左房のみを切開する右側左房切開を基本としつつ，再手術例など僧帽弁の視野展開に難渋しそうな症例については経中隔切開，特にsuperior trans-septal approachを採用する。

### 図4 Superior trans-septal approach
中隔切開だけでは視野が悪い場合は，右房の切開を左房の天井まで延長し，中隔切開のラインと接続する。

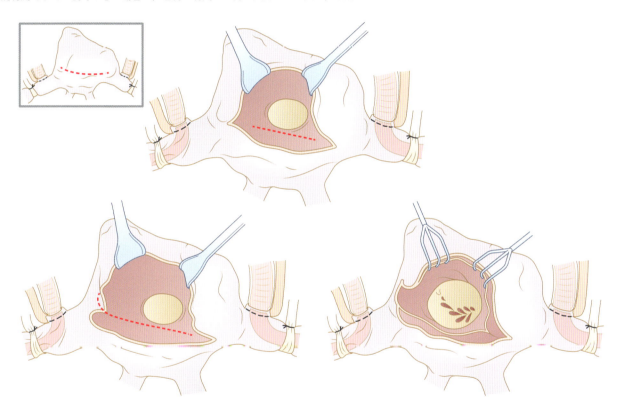

**One Point Advice**

Superior trans-septal approachは，僧帽弁視野展開の伝家の宝刀である。

## 3 視野展開

- 僧帽弁の視野展開はSondergaard's planeの十分な剥離と僧帽弁の弁輪面をできるだけ術者の方向に向け，さらにこの面を術者に近づけることに尽きる。
- 左房鉤で左房を展開する際には左房壁を上方につり上げるというより，左房壁を左側にめくり上げて僧帽弁輪を相対的に手前にするというイメージで視野展開する。
- 僧帽弁輪を術者の方向に向けるために，左側の心膜のつり糸を緩め，上大静脈と下大静脈のテーピングを患者の左側に向かってつり上げる。上大静脈の背側を完全に剥離する。手術台をヘッドアップにしてさらに左側にローテーションする。
- 左線維三角に糸をかけ，心室の外側にガーゼを詰め込むことで視野を変化させる。
- 無血視野を得るためにバスケットサクションを左上大静脈に留置し，ベンティングサクション回路に接続する。

## 4 弁尖切除

- 現在，僧帽弁置換術は多くの場合，リウマチ性僧帽弁狭窄症か感染性心内膜炎の場合に施行される。
- リウマチ性僧帽弁狭窄症では弁尖切除困難例があるが，それでも，**前尖の右線維三角付近はやわらかい弁尖組織が残存していることが多い。尖刃でこの部位を切開し，これを手がかりとし前尖の弁輪に沿って左線維三角に向かって切開を拡大する（図5）。**
- **弁尖は左房との接合部（ヒンジ）から3〜4mm残すようにするが，弁尖が硬くて切除が困難な場合は多少残す幅が変化してもよい（図6）**。また，リウマチ性では腱索が肥厚して，弁尖への付着部は切断困難なことも多い。また前尖を切除し過ぎると大動脈弁に近い位置で縫合糸を刺入することになり，大動脈弁に影響がでる可能性が高まる。また**大動脈弁との二弁置換では，大動脈弁縫着のスペース確保のため弁尖を利用して糸かけすることがある。**
- 前尖切開が進んだら切開部越しに腱索の乳頭筋への連続が見えてくる。リウマチ性では前尖側の腱索を温存する意義は少ないため，腱索は乳頭筋への付着部で切断する。

**図5 僧帽弁前尖の切除**

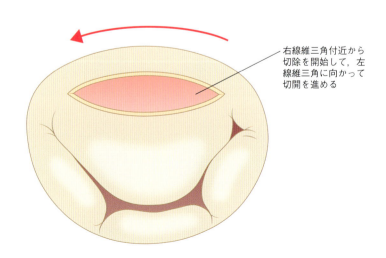

右線維三角付近から切除を開始して，左線維三角に向かって切開を進める

**One Point Advice**

右線維三角付近は前尖の石灰化が軽微なことが多いので，ここから切除を始める。

- 前乳頭筋側の腱索を切断するとさらに前尖の展開がよくなるため，前交連側で弁尖を離断するまで切開を進める。後尖と癒合している場合は適当な部分で後尖との癒合を切断する。
- 次に反対側，すなわち後乳頭筋付近で腱索を切断し，後交連で前尖を完全に切除してしまう。
- 非リウマチ性では前尖がやわらかいため，前尖組織および腱索を温存することができるが，**機械弁のスタックや生体弁尖との癒合を予防するために，弁尖を弁輪付近で折り畳んで人工弁縫着糸で押さえ込んでしまうべきである(タッキング)**。
- 弁尖の切除が難しいときは，人工弁縫着糸をかけて視野展開をしながら，弁尖切除を進める方法もある。
- 術後の左室機能や僧帽弁置換後左室破裂の予防を考慮すると，後尖およびその腱索は温存することが望ましい。
- 後尖は弁尖が残っている状態で，弁尖のやわらかさを確認する。弁尖の先端すなわちrough zoneの硬化は人工弁縫着を妨げないが，弁腹特に弁輪付近の弁尖が硬く，縫合糸の刺通が困難，あるいは人工弁のフィッティングが良くない場合は後尖を切除する。
- 後尖の一部が板状に硬くなっている場合はその部分だけ切除して，比較的やわらかい弁尖のみを利用する。

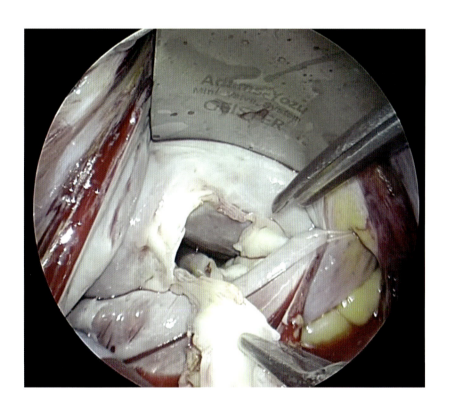

**図6　前尖の切除**
適切な幅で前尖の弁輪への付着部を残す。

# 5 縫着糸の糸かけ

- 弁輪にかける縫着糸は，均等に，かつ，隣接する糸と糸が近接し過ぎないよう，しっかり間隔を空けて縫着する。また弁輪への縫着糸の間隔と人工弁のカフに縫着する際の間隔が同じでないと，人工弁縫着時に間隙ができて弁周囲逆流(para valvular leak；PVL)の原因になる。また縫着糸同士に適切な間隔がないと縫着糸結紮時に弁輪組織のカッティングによるPVLが起きる。
- 弁輪に対しては，支持力のある組織に刺入するべきである。石灰化組織を除去した後は特に弁輪組織が脆弱なため，左房壁も広めに拾う，自己心膜を用いたパッチを利用して支持組織を作成するなどの工夫が必要である。弁輪が脆弱だからといって組織を大きく取りすぎると左室心筋に針を刺入し僧帽弁置換後左室破裂の原因になる。また，石灰化組織に刺入すると石灰化組織が割れて支持力を失い，PVLを起こすこともある。
- 僧帽弁の周囲の重要構造物として大動脈弁，左冠動脈回旋枝(P1からP2の弁輪部)があり，これらを損傷しないようにする。冠静脈洞(P2からP3の弁輪部)や房室結節(右線維三角付近)も近傍にあるとされるが，これらを損傷することはまれである。
- **機械弁はintra-annular position，つまり，プレジェットを左房側に残した形のeverting mattress sutureで人工弁を縫着する。生体弁の場合はintra-annular positionでも，プレジェットを左室側に残し，僧帽弁輪の左房側に人工弁を載せる形態(non-everting mattress suture)でも縫着が可能である**(図7)。
- 後者のほうが大きい弁が縫着可能な上，生体弁の後尖側strutの先端が左室心筋から少しでも離れた位置になるため，生体弁では第一選択の縫着法だが，一方で左室から左房に向けた運針が必要になるため多少難度が高くなる。
- **前尖弁輪を12時としたときの10時の位置，すなわち左線維三角付近から時計回りに運針する**(図8)。弁輪に対して直角な角度で針を刺入し，抜いた針糸をスーチャーホルダーに固定する。反対側の針を持針器で把持しプレジェットの幅より少しだけ小さめの間隔で刺入する。**線維三角の硬い部分を確実に刺入する。**

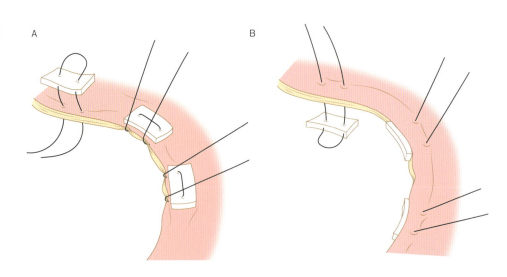

**図7 弁輪への糸かけの種類**

A：Everting mattress suture (intra-annular position)，主として機械弁に用いる。
B：Non-everting mattress suture，主として生体弁に用いる。

### One Point Advice
人工弁の種類によって糸かけ法を使い分ける。

### 図8 前尖部弁輪への糸かけ

10時方向から時計回りに糸をかけていくと助手が糸整理しやすい。弁輪から離れて左房側に寄りすぎて刺入すると，裏側にある大動脈弁に影響を与えるので注意を要する。

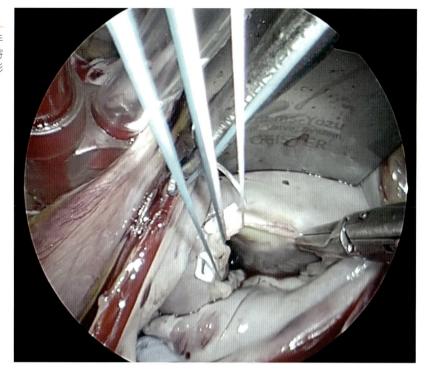

> **One Point Advice**
> 10時方向から12時方向では，裏側の大動脈弁に気を付けよう。

- プレジェットがひっくり返らないようプレジェットの向きに注意しながら運針するが，プレジェットが反転しないようにするために，1針目を通した後にプレジェットが弁輪にseat downするまで糸を引っ張りプレジェットをコントロールする。
- 次に11時付近の運針をする。刺入する場所は先のプレジェットから少し間隔を空け，プレジェット同士が重ならないようにする。また，刺入する場所が近接しすぎると組織をカッティングして支持組織が脆弱になるおそれがある。**11時から1時にかけての部分には線維三角のような硬い部分はなく，いわゆる「弁輪」は大動脈弁と僧帽弁の間に介在するaorto-mitral curtainである**。その組織を利用して人工弁を縫着するが，それほど支持力のある組織ではない。また，リウマチ性では弁尖が肥厚して支持組織として機能するため，弁尖に糸をかけることも可能である。この部位で左房側を大きく取り過ぎると大動脈弁を変形させたり，ときに大動脈弁を針で損傷することがあるため，前尖の左房への付着部の1〜2mm外側に糸をかける。
- **2時付近に右線維三角がある。この部位では確実に硬い部分を刺入する（図9）**。この部位は房室結節が近いが房室結節を直接損傷する頻度は少なく，むしろその3時方向にかけて走行する房室結節動脈の損傷による房室ブロックが起こる可能性がある。
- ここまでは針を斜め45°くらいの角度を付けて把持し順手で運針し，次の運針からはバックハンドで運針するのがよい。バックハンドでも正確に運針できる技量が求められる。
- **3時付近以降は左房壁を大きめに取りつつ，僧帽弁後尖の左房への付着部（ヒンジ）の外側2mm付近にある弁輪組織を確実に刺入することを意識する（図10）**。しかしながら，針が左室心筋に刺入しないよう，大きすぎる運針は避ける。僧帽弁後尖の裏側を観察すると弁尖が左室心筋に連続する部分で白く硬い組織を形成している部分がある。ここを針が通過するのが理想的だが，これより左室寄りは左室心筋であり，心筋に刺入するのは左室破裂を惹起するため厳に慎むべきである。後尖温存のケースでは刺出部位の正確な確認が困難である。そのため，浅めの運針になる可能性があるが，この白い部分から刺出するイメージで運針を進める。

### 図9　前尖部弁輪への糸かけを左室側から観察した図

弁尖付着部(ヒンジ)と心室中隔の間にある白っぽい線維組織をねらって刺入する。

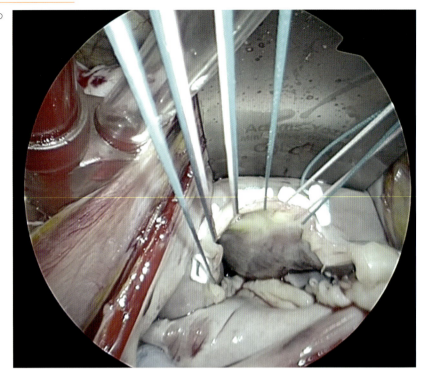

> **One Point Advice**
> 白っぽい線維組織が，めざす弁輪である。

### 図10　後尖側の糸かけ

ヒンジより左房側に3mm程度離れたところから刺入し，弁輪を確実に捉えつつも，背後にある左室心筋を刺さない向きで運針する。

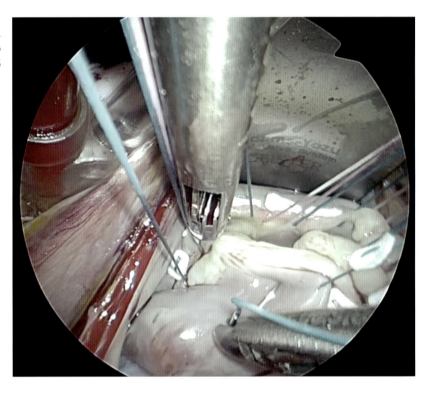

> **One Point Advice**
> 後尖側では，決して左室の筋肉に針を刺入してはならない。

- 8時付近の弁輪からは，術者の上体を左にひねって運針を再び順手とする。この付近から10時付近まで，僧帽弁輪の背側に冠動脈回旋枝が走行している。回旋枝に刺入したり，近接した運針により冠動脈を折れ曲がらせたりするリスクがあるため注意深く運針する。左房壁を沢山取らずに，必要最低限の組織を取る。
- 一周でおおよそ14〜16針程度の糸かけとなることが多い。
- Non-everting mattress sutureでは左室側で直接弁輪の硬い組織を確実に刺入する。刺入点が弁尖の裏側になる前尖付近では，弁尖を反転させて刺入部を視認し，刺入間隔やプレジェットの向きを確認する。

## 6 人工弁サイジング

- サイザーが弁輪を通過する最大のサイズを選択するが，僧帽弁置換時のサイジングは大動脈弁置換の際と比較するとそれほど厳密ではない。というのもリウマチ性あるいは加齢性の僧帽弁狭窄症患者は小柄な女性が多く，27mmのサイズの人工弁で十分で，このサイズの弁サイザーが弁輪を通過しないことは少ないからである。一方，若い男性などの感染性心内膜炎の場合などは弁輪は大きく，31mmのサイザーが楽に通過することが多い。
- **小さい高齢女性は左室破裂のリスクファクターである。無理に大きな人工弁を縫着しようとするのは危険**で，体格にもよるが27mmの弁が入れば十分，場合によっては25mmでも許容するつもりで手術に臨むべきである。
- **サイザーを無理に押し込んで弁輪や左室を傷つけないよう気を付ける(図11)。**
- **二弁置換の際には余裕をもって，ジャストサイズより小さめのサイズを選択する。**また，non-everting mattress sutureで左房側に人工弁を縫着する。

### 図11 機械弁のサイジング

サイザーが余裕をもって通過するサイズを選ぶ。前尖は完全切除し，腱索も乳頭筋直上で切断されている。後尖側は弁尖も腱索も完全に温存されている。

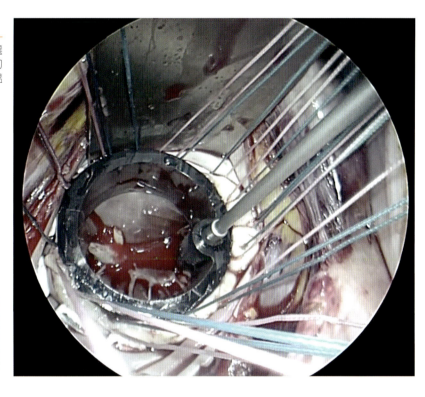

**One Point Advice**

機械弁のサイジングでは，サイザーが完全に通過するサイズを選択する。

# 7 人工弁への糸かけ

- まず人工弁を縫着する向きを決定する。
- 機械弁の場合は，二葉のリーフレットのヒンジ部をどの向きに縫着するかで2パターンに分かれる。ヒンジを前尖弁輪中央と後尖弁輪中央を結ぶ線上に持ってくるパターンをanti-anatomical positionとよび，二葉弁の接合面は前尖と後尖の生理的接合面と垂直方向になる。一般的にはこれに近いポジションとする。一方，ヒンジが両側の交連を結ぶ線と平行な線上に並ぶような向きはanatomical positionとよばれる。
- もしanatomical positionで縫着すると，前尖側と後尖側のリーフレットとで通過血流量に著しい差が生まれ，前尖側リーフレットのみが開閉する一葉弁となる可能性がある。一葉弁となった後に，万が一，血栓形成やパンヌス形成などの理由で前尖側のリーフレットもスタックしてしまうと，急激な血行動態の破綻が起こり危険である。Anti-anatomical positionで縫着すると二葉のリーフレットを均等に血流が通過するため，急激な血行動態変化は起こりにくい。
- **よって，anti-anatomical positionを基本とし，弁葉開閉が弁下組織によって妨げられない向きを慎重に選択する。**弁ハウジングが深く左室内に張り出し，リーフレットをガードするタイプの機械弁を選択すると，弁スタックのリスクは軽減できる。
- **生体弁の場合はstrutが左室流出路の中央に張り出してこない向きを選択する。さらに，後尖中央側に位置するstrutが左室後壁の心筋に当たらないか確認が重要である。**左室心筋に当たることが危惧される場合はローテーションさせた位置で縫着する。
- 人工弁カフに均等に針をかける。カフ上のマーカーを目印にして，大きなずれがないように調節しながら一周かける。刺入した糸に近接しすぎて次の針を刺入すると，前の糸の中に刺通してしまったり，弁輪側の運針の歩みとミスマッチして弁周囲逆流の原因になるので，弁輪にかけた糸針のピッチに合わせて人工弁側も運針する。
- カフの中央に針を刺通する。人工弁の弁尖に近い場所を刺通すると弁尖損傷のリスクがある。機械弁の場合は結紮した後の糸の断端がリーフレットに近いと，リーフレットと機械弁のハウジングの間に縫合糸断端が挟まって人工弁の開閉が妨げられることがある。同様の理由で，結紮した後に縫合糸を切る際に糸を長く残しすぎないよう心がける。

# 8 人工弁縫着

- 生体弁ホルダーは可能な限り外さない。ホルダーを付けたまま弁輪レベルまで人工弁を降ろし，まず三つあるstrut付近の縫合糸から結紮し，必要があればこの時点でホルダーを外す。**Strutの部分の糸を結紮する前にホルダーを外すと，見えないところで縫合糸がstrutに引っかかり，弁尖を巻き込んだまま結紮してしまうことがある。**これをジャミングといい，弁尖の損傷やstrutの歪みなどの生体弁機能不全を惹起する。
- **機械弁などで，intra-annular position(everting mattress)で縫着する際には，人工弁をseatingさせたときにすべてのプレジェットが左房側にあり，裏向きになったりしていないことを確認しなければならない(図12)。**
- 生体弁などnon-evertingで縫着する場合にはプレジェットは左房側から見にくいが，プレジェットがひっくり返っていないことを確かめてから人工弁をseatingさせる。

- 縫合糸の結紮は極力対角線上の反対側の縫合糸同士を結紮するのがよい。この順番で結紮することで無理なく人工弁を縫着できる。
- また，結紮しながら人工弁を押し込むのは弁輪組織のカッティングを起こす危険があるため避ける。まず人工弁を所定の位置まで押し込んだ後に，その場に固定する意識で結紮する。

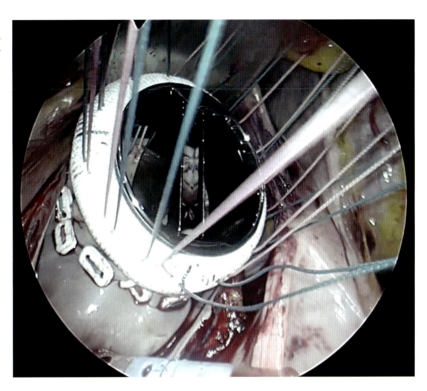

**図12　機械弁のseating**
すべてのプレジェットが左房側に確認できなければならない。

**One Point Advice**
Intra-annular positionでは，すべてのプレジェットが見えることを確認する。

## 9 人工弁チェック

- 機械弁の場合はリーフレットとハウジングの間に挟まりそうな構造物（腱索の断端，弁尖に残された石灰化，石灰化した乳頭筋の先端など）や縫合糸がないかチェックする。リスクのありそうな構造物を見つけたら適宜除去しておく。また，温存した弁尖がリーフレットの開閉を妨げることもあるので**リーフレットアクチュエーターを用いて弁尖を実際に開閉させてみて，問題がないことを確認する**（図13）。問題がありそうならリーフレットをローテーションさせて最も問題の起こらなさそうなポジションを探す。
- カフと弁尖組織の間に隙間がないことを確認する。
- 生体弁の場合は機械弁のようなリーフレットのスタックは起こらないが，縫着時にstrutをゆがめて弁尖の接合が悪くなっていないか，ジャミングにより弁尖（特に交連部）に損傷を与えていないか等をチェックする。
- 生体弁の場合でも人工弁が弁輪組織から浮かずに縫着できているかチェックする。特に石灰化が残ったままの後尖を温存して縫着した場合などは精査する。

### 図13 機械弁のリーフレットの動きを確認する

Anti-anatomical positionに縫着した機械弁のリーフレットの動きをリーフレットアクチュエーターを用いてチェックする。動きを妨げそうな組織があるなど懸念があれば，回転させてリーフレットの向きを変える。

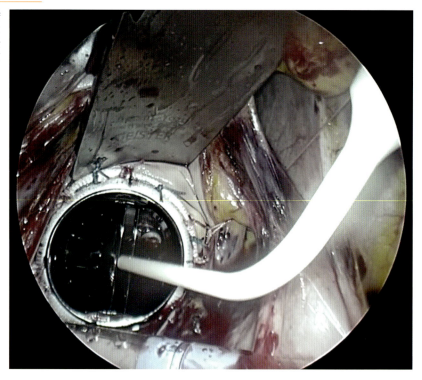

**One Point Advice**

機械弁のリーフレットがスタックしていないことの確認を怠ってはならない。

## 10 左房閉鎖

- 左房は4-0のポリプロピレン糸を用いて一層で閉鎖する。頭側，足側の端の部分ではfigure-of-eight縫合としleakを予防する。左房壁のみでなく，可能であれば剥離して授動した右房周囲の組織も一緒に縫い込んでしまうことで縫合の支持となる。
- 二重に閉じる方法もあるが必ず二重に閉じなければならないわけではない。
- 右肺静脈付近では左房壁が縫合線の中に内翻して肺静脈狭窄をきたさないよう細心の注意を払う。
- 左房を閉じ始める際には左房／左室ベントを完全に止めておき，左室の残存空気が残らないように配慮する。左室が血液で満たされて残存空気がなくなったと判断したらゆっくりベンティングを再開し，左房閉鎖縫合がやりやすいように左房内の血液をコントロールする。最終的に左房縫合を完成させる際には肺を膨らませて，肺内の残存空気を除去した上で結紮する。

## 11 体外循環離脱

- 僧帽弁への手技が終了して大動脈遮断を解除する前に，できる限り心内残存空気を除去する。左室ベントを一度止めて，上行大動脈の心筋保護液注入針から空気を抜きながら大動脈遮断解除する。心拍動が開始されたら呼吸を開始して，人工心肺からボリュームをもらって肺循環を開始する。経食道心エコーで左室に大きな残存空気の塊がないことが確認できたら，左室の空気が完全に抜けなくても左室ベントを左房に抜き，肺静脈からの残存空気を吸引できるようにする。肺循環する血流量が多くなれば左室内の残存空気は左室から大動脈に駆出され，上行大動脈の心筋保護液注入針から除去される。
- 次に経食道心エコーで人工弁周囲に異常がないかチェックする。
- 機械弁ではリーフレットが二葉とも動いているかチェックするが，人工心肺から体内にある程度ボリュームを入れて肺循環する血液量を確保しないと，僧帽弁通過血流が不十分でリーフレットが開閉しない場合がある。**リーフレットの動きが悪いと指摘された場合でも，落ち着いて肺循環の血流を増やすように体外循環技師に指示してしばらく待っていると，通常はリーフレットの開閉が始まる。**
- 生体弁では弁尖の動きに問題が出るシチュエーションは少ないが，縫合糸のジャミングで交連部の開閉に問題がある場合がある。
- 人工弁ではある程度のtrans valvular leakageが起きるのは避けられないが，PVLは避けなければならない。
- 人工弁周囲をくまなくチェックして弁周囲に逆流がないことを確かめる。弁周囲に逆流があり，それが人工弁の外で起きていることが確認された場合は，再度心停止して修正する必要があるが，その前に，経食道心エコーの3D像などを駆使してPVLの発生箇所を正確に同定し，そのメカニズムをある程度推定した上で再度心停止させる。
- Trans valvular leakageであっても，あまりに逆流量が多い場合は許容できない。機械弁のリーフレットが完全に閉じない状況や生体弁のstrutが曲がったことによる生体弁逆流と判断したら，速やかに修正もしくは再弁置換するべきである。
- 人工心肺離脱時に側壁領域のST変化がみられるとともに心室細動を繰り返す場合は，左冠動脈回旋枝の狭窄や屈曲が疑われる。弁形成の際よりも頻度は少ないと考えられるが，強く疑われる場合は再度心停止させ，人工弁を外し，慎重に再弁置換する。P1〜P2の弁輪への糸かけが問題である可能性が高いが，弁輪に対して大きすぎる人工弁を無理に縫着したことが原因の可能性もある。適切なサイズの人工弁を選択しているか確認する。
- 僧帽弁置換術後に急に心臓の裏から赤い血が湧いてきたらまず左室破裂を疑う。迅速に大動脈を遮断し心筋保護液を注入し心停止を得，左房を開ける。僧帽弁を一度外して，左室後壁や弁輪部をチェックする。拍動したままの心臓を脱転してはならない。左室の損傷部を同定したらその部位を大きくカバーするような自己心膜やウシ心膜を左室に当てて，左室を内側から修復した上で再弁置換する。再弁置換は機械弁を用いるのが望ましい。

## 3文まとめ

僧帽弁置換術で注意すべきことは，
①僧帽弁に対する手術操作を開始する前に，僧帽弁の視野展開を確実に行う。
②周囲の重要組織を意識した確実な運針を行う。
③サイジングで無理をして大きすぎる人工弁留置を避ける。
である。

# III 術式を一通り押さえよう

## 4　僧帽弁形成術

明石医療センター心臓血管低侵襲治療センター　岡本一真

- 現代の心臓血管外科において僧帽弁形成術は重要性が高くなっている．しかし，若手修練医にとって僧帽弁形成術の習得は容易ではない．
- まずは弁輪への弁形成リングの縫着をマスターするべきで，本稿では僧帽弁輪形成について解説する．
- 人工弁輪の固定で重要なのは左線維三角，右線維三角，P2の弁輪の三点である．
- 弁輪組織は左房側から視認できない．僧帽弁の左房への付着部（ヒンジ）よりも2mm程度外側にある．この部位に針を刺入する．
- 同時に僧帽弁の状態を正確に評価することが重要で，僧帽弁の正しい評価を身につけることが高度な僧帽弁形成術の技量に直結する．

### 僧帽弁形成術の手技は

❶ 体外循環確立・心筋保護
❷ 左房切開・視野展開
❸ 僧帽弁の精査
❹ 弁輪への糸かけ
❺ 人工弁輪のサイズ選択
❻ 人工弁輪縫着
❼ 完成度チェック
❽ 左房閉鎖
❾ 経食道心エコーによるチェック
❿ 体外循環離脱

の順番で進める．

# 1 体外循環確立・心筋保護

- 体外循環確立から心筋保護までは「僧帽弁置換術」の項(177ページ)を参照。上大静脈と下大静脈からの二本脱血，上行大動脈送血で体外循環を確立する。

# 2 左房切開・視野展開

- 僧帽弁の視野展開においても僧帽弁置換術と同様である。特に，再現性のある僧帽弁形成術を遂行するためには僧帽弁全体をしっかり見渡せるような視野を出せなければならない。
- 上大静脈を極力剥離し，上大静脈のテーピングを助手側に牽引して右房を患者の左側に寄せることで左房の展開を良くする。
- 左房鉤は前交連の外側と後交連の外側に1本ずつ計2本使用する。左房壁を上方につり上げるのではなく，左房壁を助手側に平行に移動させるイメージで左房鉤を横に牽引する。
- 急性の僧帽弁閉鎖不全症など左房拡大のない例では特に視野が悪く，右側左房切開ではなくsuperior trans-septal approachを利用することもある。

# 3 僧帽弁の精査

- 僧帽弁が展開されたら僧帽弁をチェックする。弁尖の逸脱や硬結などを全体的にチェックするが，通常はP1に相当する場所は逸脱などの病変がない，正常な弁尖であることが多いため，**P1を正常なリファレンスとして他の部位の高さなどを比較する**。もちろんP1に病変がある可能性はゼロではない。最初に，P1をリファレンスとして用いてよいか慎重にチェックする。
- **僧帽弁の全領域を網羅的にチェックする**ため，2本の神経鉤を使用する。片方の神経鉤をP1部の弁尖に引っかけて軽く引っ張り上げながら，**AC⇒A1⇒A2⇒A3⇒PC⇒P3⇒P2の順に時計回りに弁尖の逸脱の有無や弁尖の大きさについてP1と比較しながら漏れのないよう全部位をチェックする**(図1・2)。

## 図1 僧帽弁の区分

僧帽弁の前尖, 後尖を3つに区分し, 前交連, 後交連の弁尖を独立した部分として区分する。

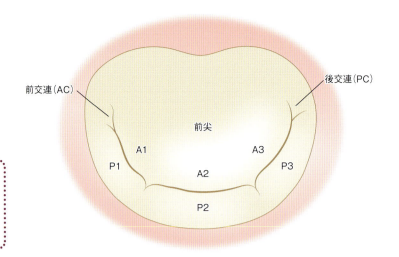

> **One Point Advice**
> 僧帽弁尖の区分は腱索の支配領域で決まるので, じっくりチェックしよう。

## 図2 僧帽弁の系統的チェック

後尖のP1は正常である確率が最も高い。P1をリファレンスとして, 僧帽弁を時計回りに前部位を一周チェックする。

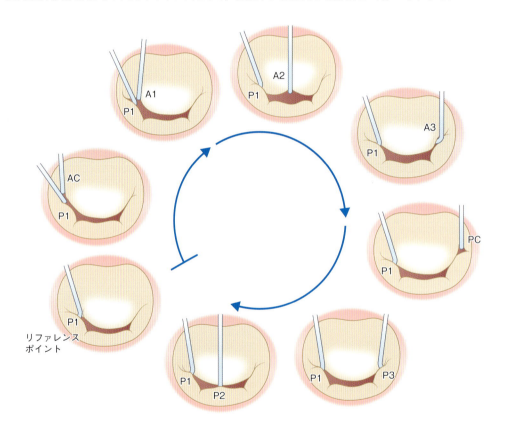

> **One Point Advice**
> P1をリファレンスとして, 時計回りでチェックすると決めておこう。

# 4 弁輪への糸かけ

- 僧帽弁輪への糸かけで重要なのは**左線維三角，右線維三角，P2の弁輪の三点を確実に捉えること**である。人工弁輪が弁輪に固着するために，この三点が力学的に重要である。
- それ以外の場所はむしろ周囲の重要構造物を損傷しないように注意を払うことが優先される。重要構造物とは**P1からP2付近の左冠動脈回旋枝，前交連付近の大動脈弁**である。
- P2～P3付近の冠静脈洞や後交連付近の房室結節はまず問題になることはない。
- また，「弁輪組織」と「弁尖が左房に付着している部分（ヒンジ）」は別の物であることを認識すべきである。弁尖を把持して動かしてみてヒンジを確認する。**真の弁輪組織は左房壁の裏側にあり左房側からは見えないが，ヒンジの2mm外側の裏側に存在する（図3）**。前尖の付着部には真の「弁輪」は存在しない。
- この弁輪組織に糸をかけるのが重要である。まず，弁尖を愛護的に引っ張ってヒンジの位置を確認する。ヒンジが確認できたら，**ヒンジより2mm外側から左室に向けて針を刺入し，左室に針先が出たらまた左房のヒンジより2mm外側に戻ってくるイメージで運針する（図4）**。

### 図3 僧帽弁輪とヒンジの関係

真の「弁輪」は，左房と僧帽弁後尖の接合部〔atrio-valvular junction（ヒンジ）〕とは別の場所にある。ヒンジより左房寄りの深い場所にある。

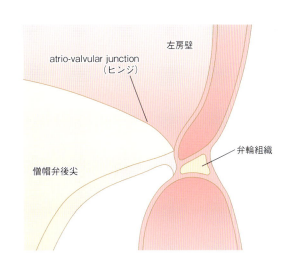

**One Point Advice**

弁輪組織とヒンジの違いを意識しよう。

### 図4 P2付近の運針の向き

ヒンジから約2mm左房よりからヒンジに対して約10°の角度で刺入し，また，ヒンジから2mm左房よりの部位に刺出する。弁輪を確実に捉えつつ，左室や回旋枝を損傷しないために，この運針を用いる。P2以外の場所では運針法が多少異なる。

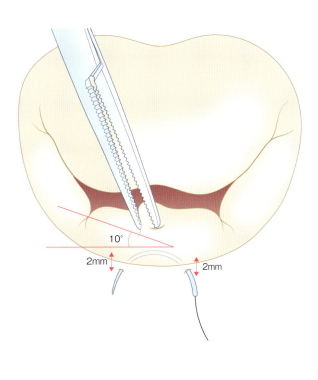

**One Point Advice**

左房から左室に向かって刺入した針を，また左房に戻してくるイメージで，ヒンジから2mm左房側で刺入する。

- 逆流が弁尖や左房壁に当たって(jet lesion)心房壁が変性した結果，ヒンジが認識しにくいことがある。その場合，弁尖の左室側から直角鉗子などを当てて，弁尖の範囲を確認するとヒンジの場所が特定できる。
- 針を左室に出すことは重要ではなく，重要なのは弁輪をしっかり捉えることである。そのために左室に針先を出すぐらいのイメージで運針するが，出し過ぎて弁輪付近の腱索を引っかけたり，左室心筋に針を刺入すると合併症に繋がる。
- **左右対称となるようにバランスよく糸をかける(図5)**。左右対称にするという観点から，**最初に糸をかけるのはP2の中央部の弁輪である(図6)**。
- そのまま**反時計回りにP3⇒後交連⇒右線維三角と糸をかける(図7・8)**。この部位には避けなければいけない重要構造物はないと考えてよい。しっかり弁輪組織を取る。

### 図5　弁輪に糸をかける順番と針の持ち方

前尖付近と後尖P2付近ではバックハンド(逆手)で糸をかける。前交連(AC)からP1，後交連(PC)からP2はフォアハンド(順手)で糸をかける。

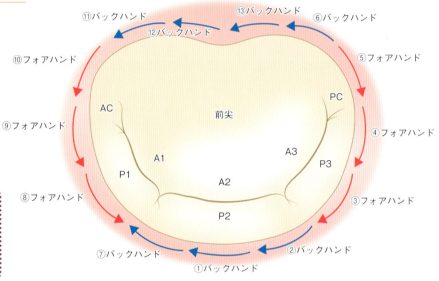

**One Point Advice**

弁輪の部位によってバックハンド，フォアハンドのどちらを使うか意識しておこう。

### 図6　P2付近の糸かけ

P2付近の糸は人工弁輪の固定に重要な部位である。深い運針が求められるが，回旋枝に注意が必要である。

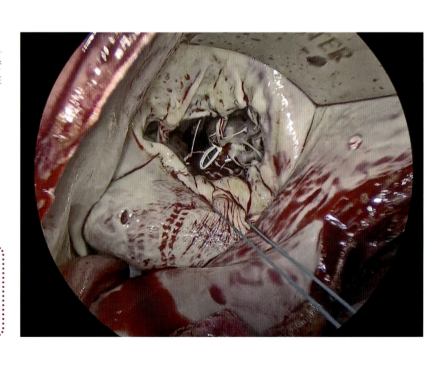

**One Point Advice**

P2弁輪に対する糸かけはとても重要。確実に弁輪組織を捉えよう。

### 図7 P2～P3の糸かけ
この部位には周囲に注意すべき組織はないので、しっかり深く運針する。

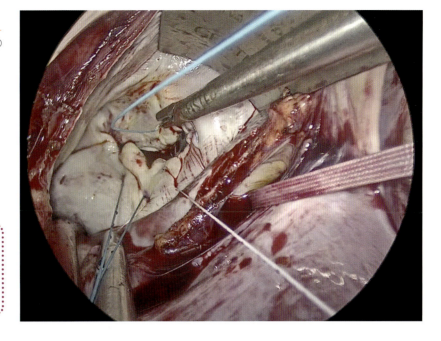

> **One Point Advice**
> P2からP3の部位は危険なものはないので、しっかり弁輪を捉える。

### 図8 右線維三角への運針
房室結節はかなり遠いのでそれほど気にせず、線維三角の固い組織を捉えるようにする。

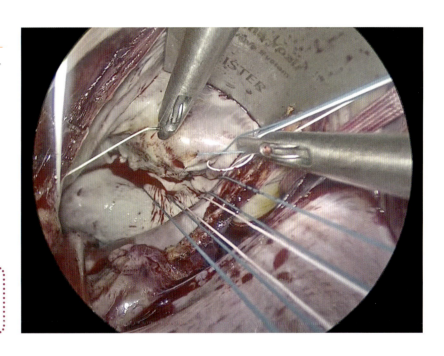

> **One Point Advice**
> 右線維三角の硬い組織を感じながら運針しよう。

- **右線維三角まで到達したら、再度後尖に戻って、P2から時計回りにP1⇒前交連⇒左線維三角の順に糸をかける(図9)。この部位には回旋枝がある**。弁輪組織を取ることに固執し過ぎないでヒンジギリギリに糸をかけてもよい。また、回旋枝を直接損傷しなくても回旋枝付近で幅を大きく取りすぎ、人工弁輪にかける幅が少ないと、この部位で回旋枝付近の組織が折り畳まれることになる。これが結果的に回旋枝の折れ曲がりや狭窄を引き起こすことになる。この部位では大きすぎる運針は避ける。
- Full ringを選択する場合は、最後に前尖部に時計回りに糸をかける。この部位は弁輪がないため、大動脈弁と僧帽弁の間のAM curtainに糸をかけることになる。**裏に大動脈弁があることと、それほど支持力は強くないことから、組織を深く取る必要はない**。

### 図9 左線維三角への運針

左線維三角の裏には大動脈弁がある。線維三角の固い組織を捉えながらも，大動脈弁を損傷しないように配慮する。

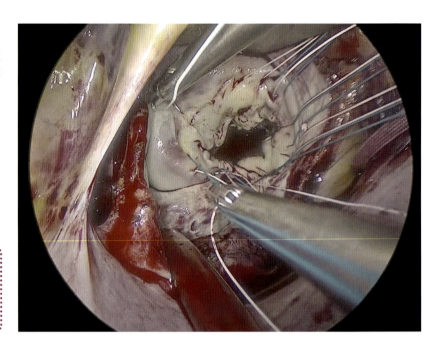

**One Point Advice**

左線維三角の後ろには大動脈弁が近いため，深すぎる運針は禁物。

## 5 人工弁輪のサイズ選択

- 人工弁輪のサイズ選択は使用する人工弁輪の種類にも依存するが，原則は**前尖の大きさに合わせた弁輪を選択する**ことである。
- **人工弁輪のサイズはjust sizeの選択が標準である。もし大きいサイズと小さいサイズで迷った場合は小さめのサイズを選択する。**
- 弁輪の糸をかけ終わったら，交連間の距離（人工弁輪によっては線維三角間の距離）をサイザーのマーカーと合わせてサイジングする。
- 次に，前尖を直角鉗子などで引っ張り，前尖の前後径をサイザーと比較する。引っ張った前尖の先端がサイザーを2mmほどはみ出る程度のサイズを選択する。
- サイザーによる前尖前後径のサイジングで重要なのはサイザーを前尖のヒンジに合わせるのではなく，両交連（もしくは両線維三角）をサイザーのマーカーに合わせてサイジングすることである。
- 前尖前後径から計測した場合と交連間の距離で計測した場合でサイズが合わない場合がある。扁平な僧帽弁形態で，交連間距離で選択すると前尖前後径よりサイザーが大きくなる場合は，前尖前後径による選択を優先させ，小さめのサイズを選択することになる。反対に縦長の僧帽弁形態で，前尖前後径で選択したサイザーだと交連間距離に比して大きすぎる場合がある。その場合は，交連間距離による選択を優先する。前尖がサイザーよりかなり大きくなるため，前尖の収縮期前方移動（SAM）発生のリスクが上がる。
- Full ringとpartial ring（band）のどちらを選択するかには定説はない。筆者はsemi-rigidのpartial bandを好んで使用している。

## 6 人工弁輪縫着

- 人工弁輪に均等に糸をかける。交連付近はすこし狭めにかけるようにすると交連付近で弁尖の接合が深くなる。
- 先に人工弁輪にかけた糸を次の糸が貫通しないように，少し離れた位置で糸をかけるようにする。
- **人工弁輪を僧帽弁輪に降ろす際には糸を強く引っ張り過ぎて組織を損傷しないように愛護的に行う。**
- 重要な三点(左右線維三角，P2付近)の結紮を最初に行い，後は順次結びやすい順に結紮する。人工弁輪がしっかりと弁輪に降りていることを確認して結紮し，結紮する際に人工弁輪を縛り込むような結紮の仕方は避けるべきである。
- 結紮中に誤って糸を切ったり，緩んでしまった場合はプレジェット付きの糸によるマットレス縫合を追加し補強する。

## 7 完成度チェック

- 僧帽弁形成の仕上がり確認は，**水試験による機能的チェックと神経鈎を用いた牽引による形態的チェックの二通りがあり，必ず両方のアプローチでチェックする。**
- まず，水試験を行う。左室を生理食塩水もしくは心筋保護液で満たし，逆流の有無をチェックする。**左室を充満させる際には左室内の空気が冠動脈に迷入しないように，上行大動脈の心筋保護液注入針を開放して空気を排出できるようにしておき，右冠動脈入口部を押さえながら左室を充満するようにする。**しっかり左室を充満させて僧帽弁の接合と左室からの液体の逆流をチェックする。
- 水試験では逆流がないかどうか以外にも，前尖後尖の接合が十分確保されているかチェックする必要がある。
- **水試験で逆流が止まっているように見えても仕上がりに問題がある可能性は残る。**弁尖を神経鈎で引っ張りながら，すべての部分で修正されていない逸脱が残っていないかなどチェックする。

## 8 左房閉鎖

- 左房を4-0ポリプロピレン糸による連続縫合で閉鎖する。右肺静脈近傍の組織は薄く脆弱なことがあるため，**Sondergaard's planeを剥離した後の右房外膜組織を補強組織として一緒に閉鎖する**（図10）。
- 右肺静脈の内腔を狭窄させないよう，しっかり肺静脈内腔を確認しながら閉鎖する。
- **縫合線を結紮する前に，肺を膨らませてもらい，肺内の残存空気を排出する。**

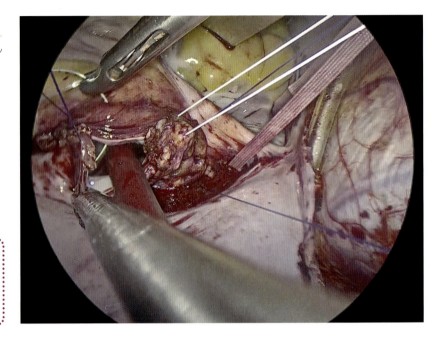

**図10 左房の閉鎖**
右房の心外膜組織を利用して左房壁を補強しながら縫合閉鎖する。

**One Point Advice**

左房壁は通常しっかりした組織だが，不安なときは右房の組織を利用しよう。

## 9 経食道心エコーによるチェック

- 大動脈遮断を解除し，左室の拍動が開始されたら，徐々に肺循環を増やし，左室を満たしていく。肺からの空気の排出が完了したら，左室ベントカニュラを左房に引き抜き，僧帽弁の残存逆流をチェックする。
- **大動脈弁逆流の有無と，回旋枝領域の左室壁の動きをチェックし**，弁輪縫着に関連した合併症が起きていないことを確認する。

## 10 体外循環離脱

- 特段の合併症が起きていないことを確認したら，型通り体外循環を離脱する。

### 3文まとめ

僧帽弁形成術で注意すべきことは，
①僧帽弁病変を慎重に確認する。
②確実に，かつ，周囲組織に注意を払いながら人工弁輪縫着糸をかける。
③正確にサイジングして適切な人工弁輪を選択する。
である。

# III 術式を一通り押さえよう

## 5　三尖弁形成術

明石医療センター心臓血管低侵襲治療センター　岡本一真

- ▶三尖弁形成術は僧帽弁形成術に併施されるものが多くを占める。
- ▶そして，そのほとんどは人工弁輪の縫着だけで終わる単純な手技であることが多い。
- ▶前尖と中隔尖の交連付近に存在する大動脈弁と房室結節，前尖と後尖の交連付近に存在する右冠動脈を損傷しないように注意する。
- ▶三尖弁周囲は僧帽弁輪と比較して脆弱であるため愛護的な操作が必要である。

### 三尖弁形成術の手技は

1. 体外循環確立・心筋保護
2. 右房切開・視野展開
3. 三尖弁の精査
4. 弁輪への糸かけ
5. 人工弁輪のサイズ選択
6. 人工弁輪縫着
7. 完成度チェック
8. 右房閉鎖
9. 経食道心エコーによるチェック
10. 体外循環離脱

の順番で進める。

# 1 体外循環確立・心筋保護

- 「僧帽弁置換術」の体外循環確立と同じセッティングで問題ない(177ページ参照)。
- 三尖弁に操作を加えるためには右房を切開する必要がある。よって，上大静脈と下大静脈にそれぞれ脱血管を留置し，上大静脈，下大静脈をスネアできるセッティングにする必要がある。
- **右房は下大静脈付近から右心耳に向かって切開する(図1)**。切開線が右冠動脈の走行する房室間溝に近くなりすぎないように注意する。

### 図1 右房切開

下大静脈付近から右心耳に向かって切開する。房室間溝と洞結節に注意を払い，これらに近付かないように注意する。

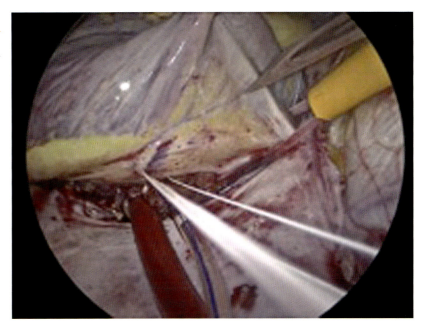

**One Point Advice**
右房切開では房室間溝と洞結節に近付かないようにする。

# 2 右房切開・視野展開

- 三尖弁の視野展開では右房壁の展開を鉤のみで行うのは困難で，右房壁を糸で牽引し，その上で鉤を補助的に使うのがよい。牽引糸は上下方向の展開を，鉤は水平方向の展開を担当する。
- 前尖と後尖の交連付近を展開する。

# 3 三尖弁の精査

- 三尖弁が展開されたら三尖弁をチェックする。通常は弁輪拡大以外の弁尖逸脱などはないことが多いが，中隔尖，前尖，後尖に逸脱弁尖などがないかチェックする。
- 右室に軽く水を入れて三尖弁を張らして各交連を確認する。交連は皮膚ペンなどでマーキングしておく。
- 特に，**後尖が2つの小葉に分かれている場合など交連の同定が困難な場合もある。交連を誤認すると弁輪形成に失敗する原因となるため，慎重に交連を同定することが重要である。**

# 4 弁輪への糸かけ

- 三尖弁輪拡大は主に後尖の弁輪で起こるとされている。よって，**拡大した後尖弁輪を人工弁輪で縮めるのが三尖弁輪形成の役割である。**この部位の糸かけが重要であることを意識する。
- 三尖弁輪への糸かけでは，**三尖弁周囲の構造物が脆弱であることと，刺激伝導系の存在に注意する**(図2)。
- 特に**中隔尖の付着部付近は脆弱なことが多い**。しっかり糸をかけることと，弁輪を降ろす際や結紮する際に愛護的に操作することを心がける。
- **中隔尖弁輪の左半分すなわち前尖との交連付近には刺激伝導系が存在する。**この部位には弁輪の糸をかけない。また，刺激伝導系そのものを刺通しなくても，近傍に起きた出血による血腫でも刺激伝導系を傷害しうるため，**刺激伝導系が存在すると思われる部位から十分離れたところに糸をかけるように心がける**(図3)。

### 図2 三尖弁と周囲組織

三尖弁の周囲には大動脈弁および刺激伝導系がある。前尖と中隔尖の交連付近にこれらの重要組織が存在するため，注意を要する。前尖と後尖の交連付近には裏側に右冠動脈が走行しているので注意を要する。

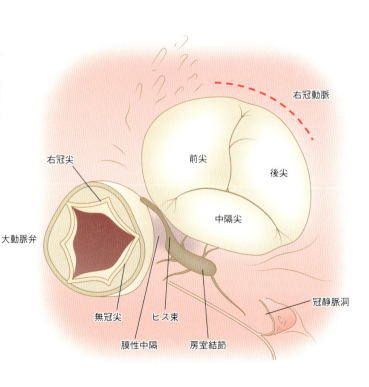

**One Point Advice**

周囲に房室結節，大動脈弁，右冠動脈があることを意識しよう。

- 前尖と後尖の交連付近を中心に前尖後尖弁輪にかけて糸をかける際には，背後に右冠動脈が走行していることを意識する。
- 前尖の左半分すなわち中隔尖との交連付近にかけては，背後に大動脈弁が存在する。深すぎる運針は大動脈弁を損傷するリスクがあることを意識する（図4）。

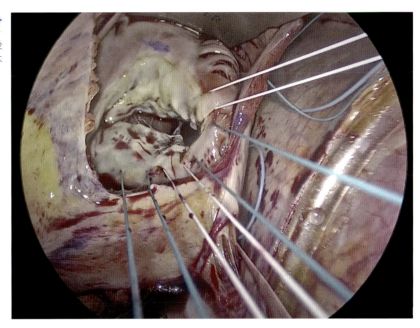

図3　中隔尖から後尖の弁輪への糸かけ
中隔尖弁輪の後尖側半分に二針糸をかける。後尖弁輪には通常三針糸をかける。後尖弁輪では弁輪組織にしっかり糸がかかるように注意する。

One Point Advice
後尖弁輪は弁輪縫縮に重要な部分である。弁輪組織にしっかりかけよう。

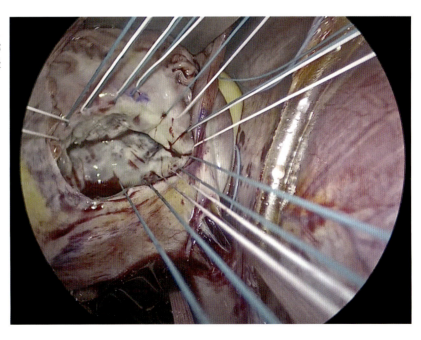

図4　三尖弁輪への糸かけ終了
後尖から前尖にかけての弁輪付近に右冠動脈が走行している。また，前尖と中隔尖付近の背後には大動脈弁があるので注意する。

One Point Advice
前尖後尖の交連から後尖弁輪にかけて右冠動脈が走行している。

# 5 人工弁輪のサイズ選択

- 人工弁輪のサイズ選択は使用する人工弁輪の種類にも依存するが，前尖の大きさおよび，前尖・中隔尖交連と中隔尖・後尖交連の距離でサイズを選択することが多い．僧帽弁の際とは異なり，サイズ選択をそれほど厳密に行わなくてもよい．

# 6 人工弁輪縫着

- 人工弁輪に均等に糸をかける．人工弁輪上の交連に該当する部位にマーカーがあるのでそれに交連あるいはその付近の糸を合わせる．
- 先に人工弁輪にかけた糸を次の糸が貫通しないように，少し離れた位置で糸をかけるようにする．
- **人工弁輪を僧帽弁輪に降ろす際には糸を強く引っ張り過ぎて組織を損傷しないように愛護的に行う．特に中隔尖付近の組織に注意する（図5）．**

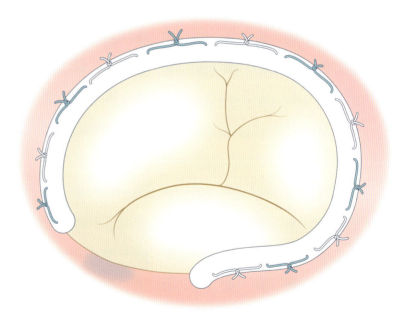

**図5 三尖弁への人工弁輪縫着**
三尖弁においては前尖と後尖の交連付近に糸をかけると房室ブロックのリスクがあるため，その部位が開いたC型のリングを縫着する．

**One Point Advice**
三尖弁輪形成リングは前尖中隔尖交連付近が開いたリングを使用する．

## 7 完成度チェック

- 三尖弁形成の仕上がり確認は難しい。肺動脈が遮断されていないため，右室に水を入れても右室が水で充満されないからである。
- しかし肺動脈を遮断するということは通常は行わず，右房側から三尖弁に水をかけて三尖弁がしっかり接合していることと，後尖の弁輪が縫縮されていることを確認する。

## 8 右房閉鎖

- 右房を4-0ポリプロピレン糸による連続縫合で閉鎖するが，右房壁は脆弱なことが多く，二重縫合で閉鎖する。
- 右房を閉鎖する前に大動脈遮断を解除しても構わない。

## 9 経食道心エコーによるチェック

- 大動脈遮断を解除し，心拍が開始されたら，徐々にボリュームを入れ三尖弁を通過する血液量を確保して，三尖弁逆流をチェックする。しかし，体外循環中は右心系の血流が不十分であるため，体外循環を停止して最終的な評価を行う。

## 10 体外循環離脱

- 特段の合併症が起きていないことを確認したら，型通り体外循環を離脱する。

### 3文まとめ

三尖弁形成術で注意すべきことは，
①周囲組織が脆弱であることを意識して愛護的に操作する。
②交連の位置を正確に把握し，後尖弁輪を縫縮することを意識する。
③刺激伝導系，右冠動脈，大動脈弁の存在を意識して操作する。
である。

# III 術式を一通り押さえよう

## 6 上行大動脈置換術

兵庫県立姫路循環器病センター心臓血管外科　田中裕史

- 上行大動脈置換術の適応は上行大動脈瘤の他に急性大動脈解離，shaggy aortaを伴う心臓手術などさまざまで，心臓手術を行うにあたって必須の手技である。
- 超低体温循環停止，選択的脳灌流を含めた循環停止に伴う脳保護法にも習熟する必要があり，大動脈外科の基本ということができる。
- 壁の薄く脆弱な大動脈壁，粥腫を伴う壁，高度石灰化を伴う壁などさまざまな性状の大動脈壁を出血，塞栓症を起こすことなく吻合することに習熟する必要がある。

### 上行大動脈置換術の手技は

❶ 術前評価：中枢側，末梢側吻合部位の決定
❷ 術前評価：送血路の決定
❸ 開胸，人工心肺確立
❹ 大動脈遮断，または循環停止後，大動脈末梢側吻合（復温）
❺ 循環停止の際の注意点
❻ 大動脈中枢側吻合
❼ 大動脈遮断解除

の順番で進める。

## 1 術前評価：中枢側，末梢側吻合部位の決定

- 石灰化，粥腫のない動脈硬化性変化の少ない症例では**大動脈径で吻合部位を決定する。**
- 中枢側は原則としてsino-tublar junction（STJ）上またはその近傍での吻合を行う。
- 患者リスク，併施手術，大動脈性状により，末梢側吻合を大動脈遮断下，または循環停止下，open distal法で施行するか決定する。**大動脈遮断下に吻合する際は，少なくとも，腕頭動脈の中枢端から遮断鉗子の幅＋縫合線の長さが必要となる**ため，大動脈径と合わせて吻合部位を決定する。
- 二尖弁，結合織疾患などaortopathyを呈する疾患を合併する際は，open distal法により吻合すべきかもしれない。

## 2 術前評価：送血路の決定

- 原則として上行大動脈，弓部などに送血するcentral cannulationを行う。
- 腕頭動脈直下で遮断の際は弓部にカニュレーションを，open distal anastomosisを行う場合は上行大動脈送血を行う。
- 拡大した上行大動脈に送血管を留置することは問題なく行うことができるが，**解離の発生には注意が必要**である。
- 動脈硬化の強い大動脈でも多くの場合，送血管を留置することは可能なことも多いが，困難な場合は腋窩動脈など末梢動脈からの送血が必要な場合もある**(図1)**。

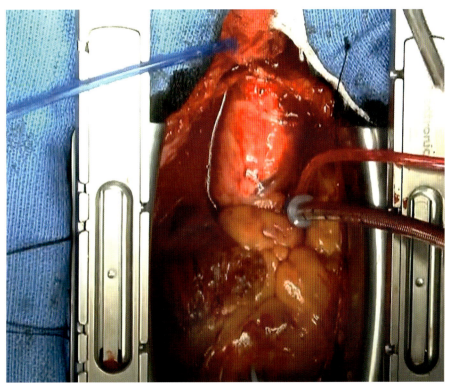

**図1　術前評価による送血路の決定**
本症例は高度石灰化上行大動脈を伴う症例で，direct echoで石灰化のない近位上行大動脈を選択し送血管を留置した。

**One Point Advice**
CT・エコーで大動脈壁を評価し，プラークのない部分を選択し送血管を挿入する。

## 3 開胸，人工心肺の確立

- 詳細は別稿に譲るが，本術式を施行する場合，**上行大動脈が遮断可能か，動脈硬化はどうかを判断して，送血部位を選択する**必要がある。
- Direct echoを用いて，大動脈の性状を確認する。

## 4 大動脈遮断，または循環停止後，大動脈末梢側吻合（復温）

- 大動脈遮断を行う場合は，遮断前にいったん体外循環を停止する。大動脈解離を予防するためである。
- 遮断後，大動脈を離断するが，**背側の右肺動脈の損傷に注意**する。
- テフロン性の帯状フェルトを外側に巻き，4-0ポリプロピレン（PROLENE®等）で吻合する。一点支持，パラシュート法どちらでもよい。
- 人工血管が内挿されるように吻合する。
- グルーを用いる際は，吻合終了後・遮断解除前に使用する。吻合部のフェルトの遠位側を利用して，**フェルトで吻合部を緊縛するように糸をかけ締める**。
- 遮断を解除し，出血部位に追加針をかける。縫合糸間隙からの出血にはinterrupted sutureで，針穴の出血にはbuttress sutureをかける**(図2)**。

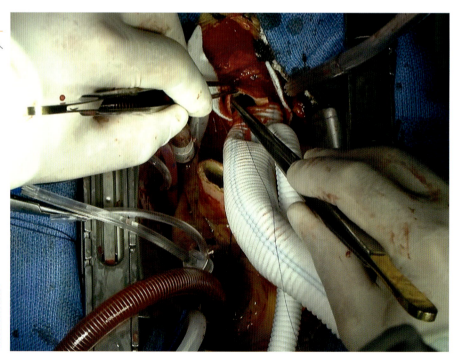

**図2 大動脈末梢側吻合**
吻合中も粥腫の迷入には気を付ける。人工血管が内挿されるように吻合する。

**One Point Advice**
大動脈壁に垂直に針を刺入するよう心がける。

# 5 循環停止の際の注意点

- 脳保護は超低体温循環停止(DHCA)を用いることが多い。特に大動脈の性状が悪い症例では，**脳分離のカテーテルを挿入することによるリスクもあり**，DHCAを用いるほうがよいと思われる場合もある。この際，SVCの脱血管をスネアして，逆行性脳灌流を併用する。
- 吻合部の性状が悪い症例では，**断端を処理する必要がある**。粥腫の可及的除去，板状の石灰化の除去を必要とする場合もある(図3)。

### 図3　吻合部の石灰化内膜摘除

吻合部の石灰化内膜を，吻合部の幅で内膜摘除する必要があることもある。石灰化片の飛散に注意する。

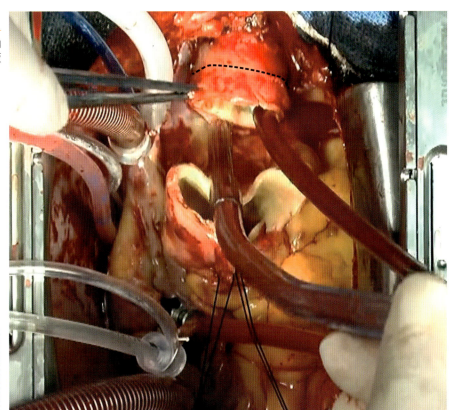

**One Point Advice**

大動脈内腔をよく観察し，粥腫・石灰化片の迷入に気をつける。

# 6 大動脈中枢側吻合

- 大動脈末梢側吻合が終了すれば，中枢側吻合に移る．末梢側吻合と同様であるが，**人工血管の長さの調節は重要**である．
- 人工血管が長くなりすぎると，術後屈曲し，溶血を起こすこともあり，やや短めにするほうが，吻合後の出来上がりは良いと思われる．
- STJが拡大し壁が脆弱なとき，再手術症例でSTJ上での吻合が必要な時などでは，**proximal stepwise法を行えば出血しにくく，確実**な方法と思われる．この場合，グラフト-グラフト吻合が必要となるが，先と同じく，グラフトの長さには注意が必要である**(図4)**．

### 図4 大動脈中枢側吻合

パラシュート法を用いて中枢吻合を行っている．末梢側吻合と同様に人工血管が内挿されるように吻合する．

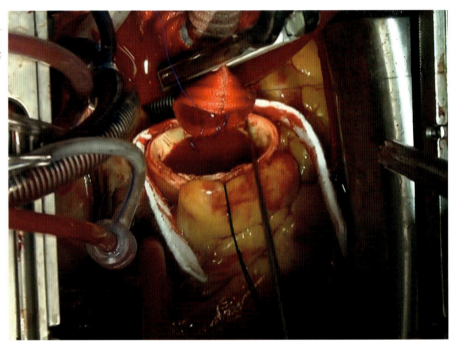

**One Point Advice**

一点支持法・パラシュート法いずれの吻合法でもよいが，縫合糸の緩みがないよう注意する．

## 7 大動脈遮断解除

- 遮断解除後出血の有無をチェックする。人工心肺中に出血を制御すべきであることはいうまでもない(図5)。

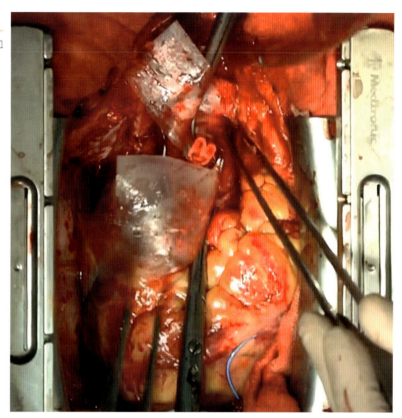

**図5 大動脈遮断解除**
吻合終了後。人工血管の針穴からの出血にはグルーの塗布が有効なことが多い。

## 3文まとめ

上行大動脈置換術で注意すべきことは，
①送血部位の選択，送血管挿入時の注意，
②石灰化片・粥腫の迷入を防止，
③確実な吻合・止血
である。

## III 術式を一通り押さえよう

# 7 標準的な腹部大動脈瘤手術

東京都済生会中央病院心臓血管外科　**藤村直樹**

- ▶ 腹部大動脈瘤に対する開腹人工血管置換術は，良好な長期成績が得られ，ステントグラフト内挿術（EVAR）が困難な症例や，EVAR後の瘤径増大にも対応できる点から，習得すべき重要な手技である。
- ▶ 腎動脈下の腹部大動脈に遮断鉗子をかけられる腎動脈下腹部大動脈瘤が95％であり，そのアプローチは，経腹膜経路，後腹膜経路の2つの方法がある。それぞれ利点があるが，本項では，より汎用性が高い経腹膜経路について説明する。
- ▶ 体位は仰臥位で，術後の疼痛管理を考慮し，可能であれば硬膜外麻酔併用の全身麻酔下に実施する。
- ▶ 消毒は胸部から両側鼠径部まで広範囲に実施し，緊急事態に対応できるようにしておく。

### 開腹人工血管置換術の手技は

❶ 開腹
❷ 視野展開・後腹膜の切開
❸ 中枢大動脈の確保
❹ 末梢吻合部の確保
❺ 大動脈遮断
❻ 瘤の開放・腰動脈の処理
❼ 人工血管中枢吻合
❽ 人工血管末梢吻合
❾ 後腹膜の閉鎖
❿ 閉腹

の順番で進める。

# 1 開腹

- 腹部正中切開で開腹するが，視野を十分に取るため，大動脈瘤の部位に応じて剣状突起下から恥骨上まで大きく切開する(図1)。
- 胸部から両側大腿まで広範囲に消毒し，血栓塞栓症が生じた際の総大腿動脈の確保など，緊急事態に備える。
- ドレーピングは各施設によって違うが，切開用ドレープ(Ioban™など)や創縁保護用のリングドレープなどを使用することもある。
- 正中切開では白線を切開することになるが，臍より下方ではわかりにくいことも多く，皮下脂肪が厚い症例などは，臍の上方から白線に到達する。
- 白線を切開し，腹膜前脂肪組織を切離すると腹膜に到達するが，腸管と癒着している可能性もあり，腹膜の切開はメスなど鋭的に行う。

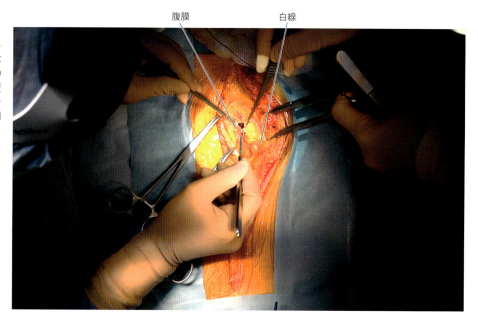

### 図1　腹部正中切開
剣状突起から恥骨までの間で大きな切開を置き，開腹する。皮膚切開の後は，臍上部で白線に到達し，開腹する。図では，白線をコッヘル鉗子で把持し，左右に展開後，腹膜を円刃メスで鋭的に切開している。

#### One Point Advice
「Big incision, big surgeon」の言葉のように，安全確実に手術を実施するためには，良好な視野が必要であり，切開を惜しんではならない。

## 1歩先行くテクニック

正確に正中で切開しないと，白線に到達できず，出血や，腹壁瘢痕ヘルニアなどの合併症に繋がることがある。正確なドレーピングと創の左右に均等に緊張をかけながら切開することが重要である。

# 2 視野展開・後腹膜の切開

- 小腸を右方によけ，大動脈瘤直上の後腹膜を露出するが，小腸バッグに入れ，腹腔外に出す方法と，濡れタオルなどで覆い，腹腔内に押し込み視野を展開する方法がある。
- オムニトラクト開創器やロブスター開創器など，開創器を使用すると視野展開が容易となる。
- Treiz靱帯左側で後腹膜を切開し，十二指腸を右上方に牽引し，大動脈の剥離に移る（図2）。

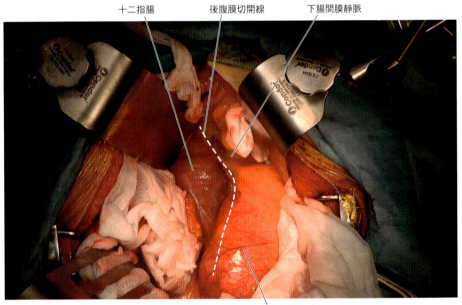

**図2 後腹膜の切開**
Treitz靱帯左側で後腹膜を切開し，十二指腸を右上方に牽引する。図に後腹膜の切開線のイメージを記載したが，この際に誤って，下腸間膜静脈を損傷しないようにする。

### One Point Advice
小腸バッグを用いると，腸管の血流障害をきたしたり，術後の腸管運動回復遅延に繋がることもあり，開創器および濡れタオルなどを用いて腹腔内に押し込むほうが最近は多い。

## 1歩先行くテクニック

後腹膜を切開する際には，十二指腸側に縫い代を残して切開しないと，後腹膜を閉鎖する際に，十二指腸の一時的な通過障害をきたすことがある。

# 3 中枢大動脈の確保

- 後腹膜を切開後，大動脈壁を露出するためには前面にある軟部組織を剥離する必要があるが，小血管やリンパ管があり，適宜結紮などの処理が必要となる。
- 大動脈前面に到達した後は，中枢に剥離を進め，左腎静脈を確認できる部位までの剥離で通常の手術は可能である。
- 大動脈をテーピングする方法（図3）としない方法があるが，テーピングをすることにより腰動脈を結紮処理しやすくなり，必要があれば大動脈遮断鉗子を横からかけることができる。

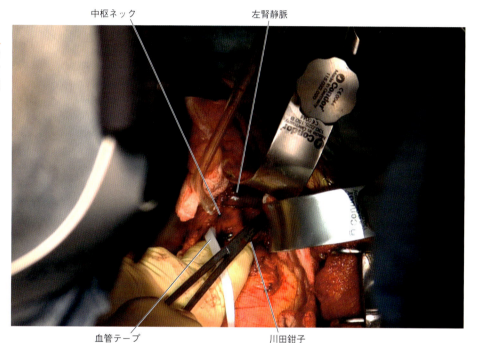

**図3　中枢大動脈の確保**
左腎静脈直下の大動脈でテーピングを実施する。図では術者が指をガイドに，大動脈の背側に川田鉗子を通し，血管テープを確保している。

### One Point Advice
テーピングを実施する際には，腰動脈の損傷だけでなく，特に左側においては左精巣（卵巣）動脈や，左腎静脈に流入することがある腰静脈などの損傷にも注意する。

## 1歩先行くテクニック

大動脈瘤の位置により，さらに中枢の視野が必要な際には，左腎静脈をテーピングし牽引すると，より中枢の視野が得られる。また副腎静脈や精巣（卵巣）静脈が開存していれば，左腎静脈を切離することもできるが，逆にこれらを切離処理することにより左腎静脈の牽引も容易となる。

# 4 末梢吻合部の確保

- 中枢大動脈を確保後，後腹膜の切開を尾側に延長していき，下腸間膜動脈や総腸骨動脈の露出確保を実施する（図4）。
- 通常，尿管は総腸骨動脈前面を走行しており，可能であれば同定・テーピングしておけば損傷は生じないが，後腹膜の切開を大動脈から総腸骨動脈前面まで進めていくと，通常は外側に避けることが可能である。
- 後腹膜の切開の際に，左総腸骨動脈側では，骨盤腔内では，S状結腸間膜に切り込み不用意な虚血を起こすことがあるので，S状結腸を左前方に牽引しておく必要がある。
- 右総腸骨動脈の背側を左総腸骨静脈が走行しており，右総腸骨動脈をテーピングする際には十分注意が必要である。
- 左総腸骨動脈の確保は正中の後腹膜切開から十分可能であるが，内外腸骨動脈に到達するためには，S状結腸を脱転し，左側の後腹膜を切開し，アプローチする必要がある。

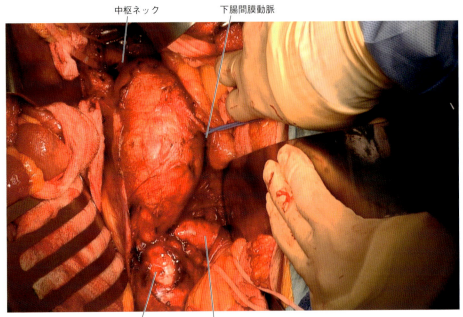

**図4　総腸骨動脈の確保**
後腹膜の切開を延長し，左右総腸骨動脈を確保する。本症例では，右総腸骨動脈も瘤化しており，外腸骨動脈，内腸骨動脈をそれぞれ確保した。

#### One Point Advice

右総腸骨動脈の背側で，左総腸骨静脈を損傷すると，止血に難渋し，大量出血に繋がることがあるため，癒着などで剥離困難な際には，無理をせずに，より末梢の外腸骨動脈，内腸骨動脈をそれぞれテーピングしたほうがいいことがある。

## 1歩先行くテクニック

大動脈周囲にはたくさんの神経叢があり，男性においては第1〜2腰椎の高さで交感神経障害をきたすと勃起障害に繋がり，大動脈分岐部周囲の上下腹神経叢の損傷で，逆行性射精をきたすため，後腹膜の切開の際に右方から切開し，大動脈前面の組織を左方に剥離したりし，可能な限り温存する。

# 5 大動脈遮断

- 中枢，末梢吻合部をそれぞれ確保後，ヘパリンを投与した上で，遮断鉗子を用いて血流を遮断するが，可能な限り石灰化や粥腫，壁在血栓がない部位を選択する（**図5**）。
- 遮断する際には，損傷しないよう可能限り愛護的に遮断鉗子を，大動脈瘤の拍動が消失するまでかけていくが，通常3〜4回かみ合わせを閉じることで十分である。
- 遮断鉗子の方向は，施設によって違うが，遮断部位に石灰化がある際には，可能であれば，石灰化の方向に合わせて遮断することにより，動脈壁損傷の可能性が低くなる（**図6**）。
- 縦に大動脈を遮断する際には，遮断鉗子が瘤後壁を遮断してしまうと，縫合できる部位がなくなるので，斜めに遮断しないようにする。
- 大動脈遮断により血圧が上昇するため，麻酔医と連携して，過度の上昇がないようにする。

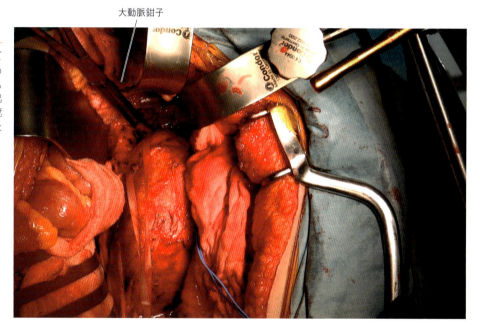

### 図5 中枢大動脈の遮断

可能な限り石灰化の方向に合わせて大動脈を遮断するが，縦に遮断する際には，遮断鉗子の先端に注意する。本症例では，大動脈瘤が前方に突出し，あまりスペースがなく，また遮断部位に石灰化も認めなかったため，直の大動脈鉗子で遮断した。

### 図6 大動脈遮断の方法

大動脈壁の石灰化の局在により，大動脈遮断の向きを変えると，不必要な大動脈壁の損傷を防ぐことができる。

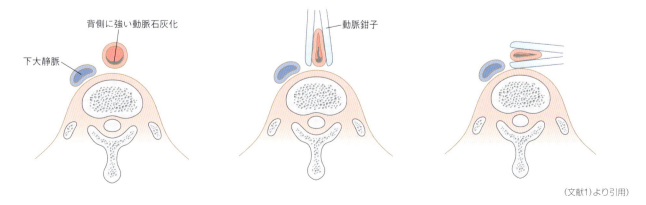

（文献1）より引用）

> **One Point Advice**
>
> 遮断前のヘパリンは，局所投与と全身投与する方法がある．全身投与ではヘパリンを3,000～5,000単位または100単位/kgを投与し，局所投与では1,000～2,000単位と，局所投与のほうが使用量が少なく，術中出血量が減るとされるが，瘤壁の穿刺により壁在血栓を飛ばすこともあり，注意が必要である．

## 1歩先行くテクニック

遮断部位に粥腫や壁在血栓が存在する場合には，末梢塞栓をきたす可能性が高くなるため，大動脈遮断前に内臓動脈や末梢動脈を遮断するなど保護することが必要である．

## 6 瘤の開放・腰動脈の処理

- 下腸間膜動脈を損傷しないように，正中より少し右側を直線状に切開することにより瘤を開放するが，瘤壁より出血するため，電気メスの凝固で切開する．
- 瘤を開放後，内腔にある壁在血栓や粥腫を可能な限り除去する．
- 瘤の内腔より，出血源となっている腰動脈の開口部に，2-0 ETHIBOND®など，大きな針の非吸収糸で全層マットレス縫合か，Z縫合をかけて止血する（図7）．
- 下腸間膜動脈も処理していない場合には，内腔より縫合止血する．
- 石灰化などにより内腔からの止血が困難な場合には，瘤の外側から止血することも考慮する．瘤を開放しているため，外側からのアプローチでも良好な視野の確保が可能なことが多い．

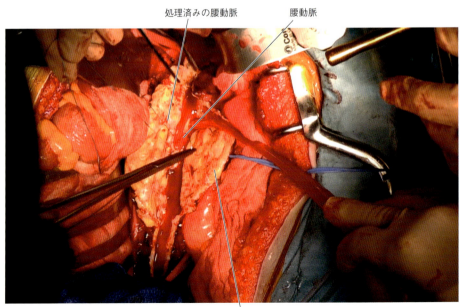

**図7 腰動脈の処理**

瘤を開放後，内腔より出血している腰動脈を縫合止血する．図では，術者が腰動脈の左右に2-0 ETHIBOND®で，Z縫合をかけようとしているが，最初にかけた1針を上方に牽引することにより，糸針をかけやすくしている．

> **One Point Advice**
> 壁在血栓や粥腫の除去が不十分な場合，開存している腰動脈を見落とすことがあり，遮断解除後や術後に出血の原因となることがあり，十分注意する必要がある。

## 1歩先行くテクニック

瘤壁の石灰化が高度な場合，腰動脈を縫合止血しても，縫合糸が切れたり，結紮が不十分となることがあるため，石灰化部をしっかりと摘除してから，縫合糸をかける。

## 7 人工血管中枢吻合

- 人工血管と中枢大動脈の吻合は端々吻合になるが，遺残大動脈が瘤化することがあるため，可能な限り腎動脈直下に吻合する（図8）。
- 吻合には，大動脈を完全に切り離す方法と，後壁を切離せずに残す方法（inclusion法）があり，それぞれ一長一短がある。

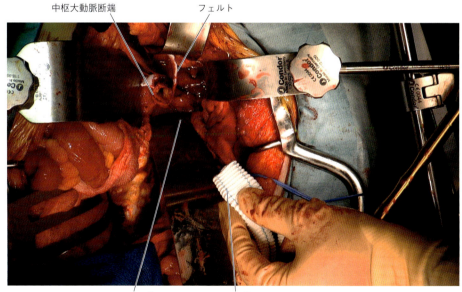

**図8 人工血管中枢吻合**
非吸収糸を用いた連続縫合で中枢大動脈と人工血管を端々吻合する。図では，中枢断端は完全に切離し，補強にフェルトを用い，4-0 PROLENE®による後壁からのパラシュート連続縫合で中枢吻合を実施している。

> **One Point Advice**
> 後壁を残す，残さないにかかわらず，後壁をしっかりと拾えているかどうかが出血しないための運針の肝であり，そのためには大きな針を用いることが多い。

- 完全に切り離す方法は，全周にわたり剥離をしっかりしないと吻合が難しくなるが，逆にしっかりと全層を確認しながら縫合することができ，縫合後の後壁からの出血にも対応が容易である．
- 後壁を残す方法は，剥離範囲が狭くなり，手技時間が短くなるが，後壁をしっかりと全層にわたり針を掛けることができないと，内膜だけ掛けることになり，遮断解除後に後壁から出血し，止血に難渋する．
- 縫合糸は非吸収糸を用い，後壁からの連続縫合をすることが多いが，原則として，人工血管側は針を外から内に通し，大動脈側は内膜が解離しないように，内から外に針を通す．
- 用いる人工血管にはwoven型とknitted型のdacron®，ePTFEがあるが，一般的にはknitted型のdacron®を用いることが多い．またY字型人工血管を用いる場合には，以前は胴体部分を可能な限り短くすることが多かったが，最近では将来的な中枢吻合部瘤や胸腹部瘤などに対するステントグラフト内挿術を考慮し，5cm以上残す場合がある．
- 吻合終了後は，遮断鉗子を外し，塞栓予防に内腔に溜まった血栓やアテロームを十分フラッシュする．また遮断鉗子を吻合部近傍の人工血管に移し，縫合線からの出血がないか十分確認し，必要があれば，この段階でしっかりと止血操作を実施する．

## 1歩先行くテクニック

大動脈を遮断して，瘤を開放すると血管径が小さく感じられるが，収縮していることも多く，人工血管径は18mmもしくは16mmで十分である．最近では，将来的なステントグラフト内挿術が必要そうな症例に関しては，少しでも太い脚を繋ぎたいため，可能限り最低でも18mm人工血管を用い，場合によっては20mm人工血管を吻合することもある．

# 8 人工血管末梢吻合

- 動脈瘤が大動脈分岐部までのときは直型人工血管を，より末梢まで存在する際にはY字型人工血管を用いるが，将来的な追加治療が不要なように，総腸骨動脈に瘤を認める際には，外内腸骨動脈分岐部近くまで置換するほうがよい（**図9**）．
- 吻合は中枢吻合と同様に非吸収糸を用いた後壁からの連続縫合が多く，後壁を切離するかどうかは術者の好みによるが，後壁と静脈が癒着をしている場合には，無理に剥離しない．また端側吻合か，端々吻合の選択は状況に応じて決める．
- 人工血管の長さが余ってしまうと，遮断解除後に曲がったり，ねじれたりすることがあり，将来的なステントグラフト内挿術が困難になることもあるため，可能な限り人工血管の脚を伸展した状態で長さを決める．
- 下腸間膜動脈を再建する際には，Carrellパッチを用いて，人工血管に端側吻合することが多い．
- 総腸骨動脈瘤や内腸骨動脈瘤を合併する際には，内腸骨動脈の再建を実施する．若年者で両側の総腸骨動脈瘤や内腸骨動脈瘤を合併している症例など，両側を再建することもあり，その場合は吻合部を減らし，手術時間を短縮するために，クアトログラフトが有用である．
- 閉塞性動脈硬化症などを合併している場合には，鼠径部に切開を追加し，人工血管を外腸骨動脈沿いに後腹膜を通し鼠径部まで誘導し，総大腿動脈と吻合する．

- 吻合終了前には，末梢塞栓予防のために，必ず内腔の血栓やプラーク，空気をしっかりと抜く必要があり，中枢のフラッシュおよび末梢からの逆流血を確認する。末梢からの逆流血が少ない場合には，塞栓を疑い，適宜処置を実施する。
- 遮断解除時には，血圧が下がることが多く，適宜用手的に血流をコントロールしながら，麻酔科医と連携することが必要である。

## 200字でまとめるKey sentence

### ●内腸骨動脈再建

骨盤内の血流は原則として，2本の内腸骨動脈，1本の下腸間膜動脈のうち1本があれば，十分とされるが，細い下腸間膜動脈よりは，最低どちらかの内腸骨動脈を確実に再建するようにする。再建方法は，人工血管と外腸骨動脈を吻合後に，人工血管脚からの枝と端々吻合したり，人工血管と内腸骨動脈を先に端々吻合し，外腸骨動脈を人工血管脚と端側吻合する方法などがあり，筆者は視野の問題や，外腸骨動脈のほうが授動が簡便で，吻合数が減るため，後者を好む。

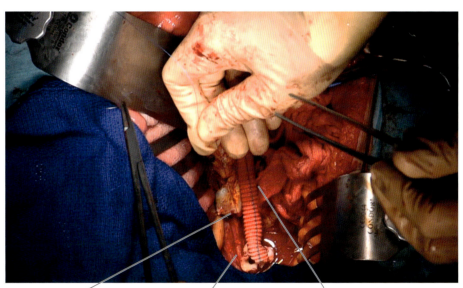

### 図9　人工血管末梢吻合

脚の長さが余らないように，そして可能な限り内腸骨動脈を温存するように吻合する。図では，右総腸骨動脈瘤を開放し，切離した内外腸骨動脈断端を眼鏡のようにグラフト右脚と吻合することにより，外腸骨動脈，内腸骨動脈それぞれを温存した。

4-0 PROLENE®　　切離された内外腸骨動脈分岐部　　グラフト右脚

### One Point Advice

末梢吻合部を外腸骨動脈や総大腿動脈に延長する際には，尿管と交差することになるが，尿管狭窄をきたさないように必ず尿管の背側を通す。

## 1歩先行くテクニック

内腸骨動脈瘤末梢が骨盤腔深くに位置し，再建を断念する場合でも，内腸骨動脈瘤の処理が必要となるが，末梢の枝を外側から処理できない場合，ある程度の出血を覚悟しながら，内腸骨動脈瘤を開放し，内腔より上臀動脈や下臀動脈を処理することがある。最近では，最初から再建しないと決めている場合には，術前や術中に内腸骨動脈瘤の末梢の枝をコイル塞栓することがあり，出血量や手術時間が減るため有用である。

## 9 後腹膜の閉鎖

- 遮断解除後,血流再開により吻合部以外の部位より思わぬ出血をきたすことがあり,丹念な確認および止血が必要である。特に腰動脈および瘤壁切開部は要注意であり,瘤壁切開部は電気メスで十分に焼灼する(図10)。
- 止血を確認後,1,000mL以上の温生食で人工血管周囲を含め,洗浄する。
- 術後の腸管人工血管瘻を防ぐために,可能な限り人工血管を残存した瘤壁でラッピングする。
- 同様に後腹膜も吸収糸を用い,連続縫合で閉鎖するが,十二指腸の通過障害をきたさぬよう,十二指腸に絶対に針は掛けない。

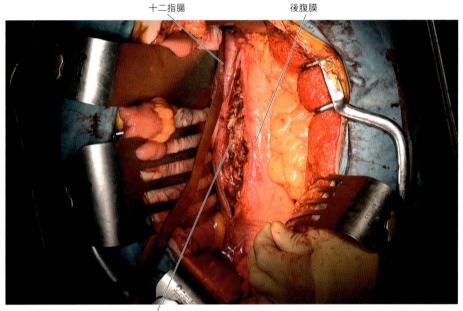

**図10 後腹膜の閉鎖**
止血を確認後,十二指腸に針を掛けないように連続縫合で,後腹膜を閉鎖する。図では,瘤壁でグラフトをラッピングした後に,後腹膜切開創の頭側と尾側から,吸収糸を用いた連続縫合で後腹膜を閉鎖している。

十二指腸　後腹膜

グラフトを被覆した瘤壁

> **One Point Advice**
> 腸管人工血管瘻は致命的な合併症となるため,後腹膜の閉鎖の際には,特に吻合部を中心に,比較的しっかりとした後腹膜組織も用い,確実に閉鎖する。

## 10 閉腹

- 閉腹の前に,大量の温生食で腹腔内をしっかりと洗浄し,手袋も交換する。また腸閉塞にならないように,存在する索状の癒着などはしっかりと解除し,また腸管も必要があれば並べ直す。
- 将来的な癒着防止のため,大網があればしっかりと腸管前面にかぶせ,セプラフィルムの使用も検討する。

- 用いる糸や閉腹方法は施設や術者により好みがあるが，筆者は腹膜筋膜には鈍針の太い吸収糸を用い，皮膚も吸収糸を用い，埋没縫合で閉鎖する（**図11**）。

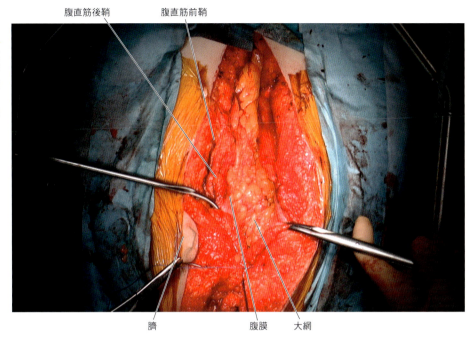

**図11 閉腹**
術後腹壁瘢痕ヘルニアにならないようにしっかりと腹膜筋膜をかけながら閉腹する。図では，吸収糸を用いた結節縫合で，腹直筋前鞘，後鞘，腹膜をしっかりと確認しながら，閉腹している。

### One Point Advice

腹部大動脈瘤の症例は，通常の症例と比較し，腹壁瘢痕ヘルニアの発生率が10倍とされている。吸収糸を用いた連続縫合が推奨されることも多いが，各施設で慣れた方法でしっかりと閉腹することが肝要である。

## 1歩先行くテクニック

皮下脂肪が厚い場合には，術後の縫合糸膿瘍（SSI）を予防する目的で，持続吸引型の閉鎖式ドレーンを留置する。筆者は皮下脂肪が2cm以上ある場合に留置している。

## 3文まとめ

腹部大動脈瘤に対する開腹人工血管置換術で注意すべきことは，
① 視野を十分に確保し，一つひとつ確実な手技を実施すること
② 術前のCT画像をしっかりと確認し，腰動脈の数，遮断部位や再建方法など事前に綿密にプランニングしておくこと
③ 開腹人工血管置換術の長期成績は良好だが，腸閉塞や腹壁瘢痕ヘルニアの問題があるため，最後まで気を抜かないこと

◆文献
1) 宮田哲郎 編：一般外科医のための血管外科の要点と盲点，198，文光堂，2010．

# III 術式を一通り押さえよう

## 8 ステントグラフト内挿術（1）腹部

神戸大学医学部附属病院放射線診断・IVR科　山口雅人・堀之内宏樹

- 腹部大動脈ステントグラフト内挿術（EVAR）の症例数は増加傾向にあり，若手心臓血管外科医にとって習得すべき術式である。
- 基本的なカテーテル・ガイドワイヤ操作を身につける必要があり，常に愛護的な操作を心がける。
- 患者や医療者への被ばくは必要最小限にしなければならない。
- 機種によりシステムやコンセプトが異なっており，その特徴を熟知する必要がある。デバイス選択を含めた術前計画が治療成績を左右する。

### EVARの手技は

1. 術前治療計画
2. 鼠径部切開
3. シース挿入
4. 大動脈造影
5. メインボディ留置
6. 対側ゲートの選択
7. 対側脚留置
8. タッチアップ（バルーン拡張）
9. 最終大動脈造影
10. 閉創

の順番で進める。

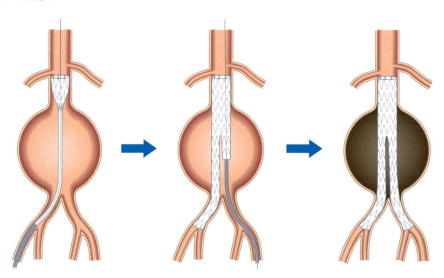

# 1 術前治療計画

- 造影CTでの評価が必要である。各機種で計測項目とIFU(instruction for use)があり，解剖学的適応を判断する。MPR(multi planar reconstruction)像にて詳細に計測する(**図1**)。
- ステントグラフト径は術前CTを基に決定しておく。血管径に応じて推奨サイズが設定されているが，中枢ネックが高度屈曲している場合やリバーステーパーの場合は，推奨よりも広径を選択する。

### 図1　EVARの術前治療計画

ワークステーション(Zio station®など)を用いて，術前造影CTの3DやMPR像を構築し計画・計測する。特に中枢ネックの径と長さは正確に計測する。

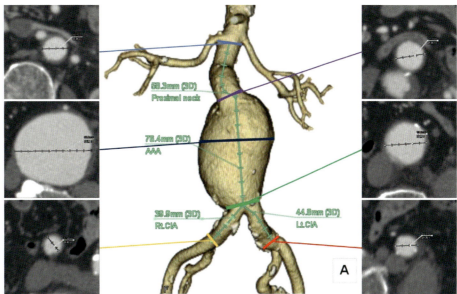

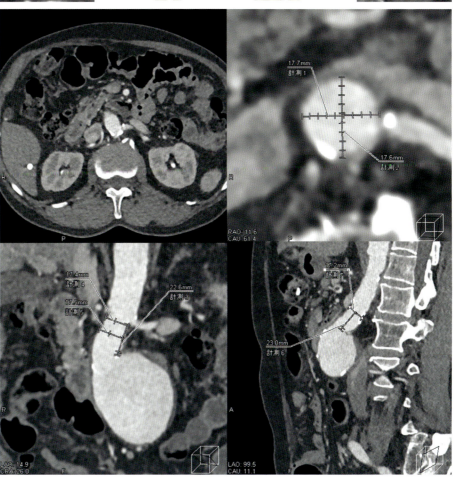

- ステントグラフト長は術中の計測で最終決定するため，異なる長さのデバイスを準備しておく。また，追加治療を想定してデバイスに不足がないようにする。
- メインボディ挿入側は中枢ネックの屈曲に合わせ，デバイスが大弯側へ沿う側を選択することが多いが，アクセスルートに狭小化や屈曲などの制限がある場合は，性状の良いほうを選択する。
- 術前CTでの計測を基にした適切なデバイス選択が，良好な治療成績に繋がる。

## 200字でまとめるKey sentence

- MPR(Multi Planar Reconstruction)
MPR(任意多断面再構成)は三次元画像データを任意の断面で切り出して再構成した画像である。MPRにより，軸位断だけでは評価しづらい屈曲した血管の正確な計測が可能となる。薄いスライス厚の画像データと画像処理を行うためのワークステーションが必要である。

# 2 鼠径部切開

- 当院では斜切開を主としている。血管径が十分で，石灰化がない性状の良い穿刺部を確保する。穿刺部には挿入シース径に応じたタバコ縫合をかけておく(**図2**)。
- 術前CTにて総大腿動脈の石灰化の程度，深大腿動脈の分岐位置を確認する。また，術前に触診やABIで末梢血流の評価をしておく。
- 総大腿動脈の性状が不良である症例については血管形成の必要があるため，縦切開も考慮する。

### 図2　鼠径部斜切開&タバコ縫合
総大腿動脈の性状の良い部分を選択し，外側に結紮部がくるように5-0ポリプロピレン系でタバコ縫合をかける。

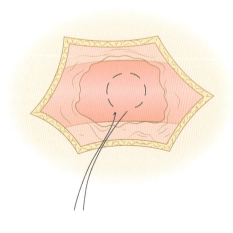
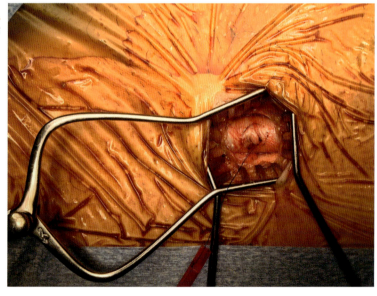

# 3 シース挿入

- タバコ縫合の中心部を前壁のみ穿刺し，十分な逆血により外筒先端が血管内に位置していることを確認する。透視下でガイドワイヤを挿入し，先端の挙動を見ながら進めていく。当院では，まず8Fr.ロングシースを両側より大動脈内まで挿入している。
- 血管損傷を防ぐために愛護的な操作が必須である。操作は手元での回転と押し引きの組み合わせで行うが，ガイドワイヤ先端を血管走行に沿わせて進めていく。
- 血管内での操作は必ず透視で先端部の挙動や走行を確認し，血管損傷や分枝への迷入に注意する（**図3**）。脳塞栓症を防ぐために，ガイドワイヤやカテーテルを弓部大動脈より中枢へは進めない。

### 図3 カテーテル先端の向き（シェファードフック型）

患者の右向きの状態から時計回しで右→腹側→左→背側，反時計回しで右→背側→左→腹側を向く。

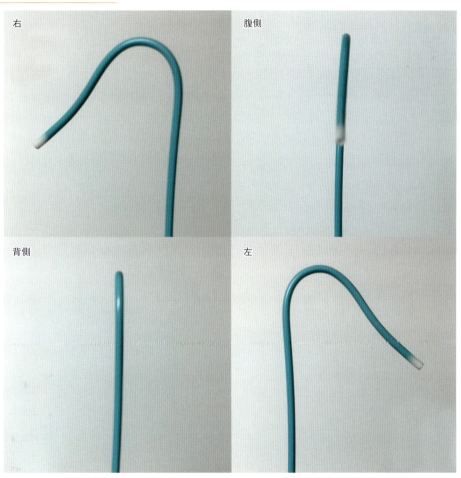

> **One Point Advice**
> 
> 透視画像は影絵のような二次元の情報であり，X線方向（正面視での腹背側方向）については透視画像だけでは判別困難である。手元の操作で先端の向きを把握し，三次元のイメージで血管走行に沿わせるように先端の向きを変えながら進めていく。

# 4 大動脈造影

- メインボディ挿入側（同側）より，胸部下行大動脈までカテーテルを誘導し，ハードワイヤに交換する。同側より計測用のマーカー付カテーテル，対側より造影用カテーテルを挿入する。
- 造影の目的は低位腎動脈から同側の内腸骨動脈までの距離の計測であり，各分岐位置を術前CTで確認しておき，過不足のない撮影範囲を設定する（図4）。
- 当院では造影剤注入速度10mL/秒，全量20mLで撮影しており，腎機能低下患者であれば，造影剤の希釈で減量を試みる。DSA（digital subtraction angiography）であれば希釈した造影剤でも十分な評価が可能である。
- DSAでの計測でステントグラフト長を最終決定する。ハードワイヤは屈曲に沿わず直線的に走行しているため，選択に悩む場合は長めのデバイスを選択する。

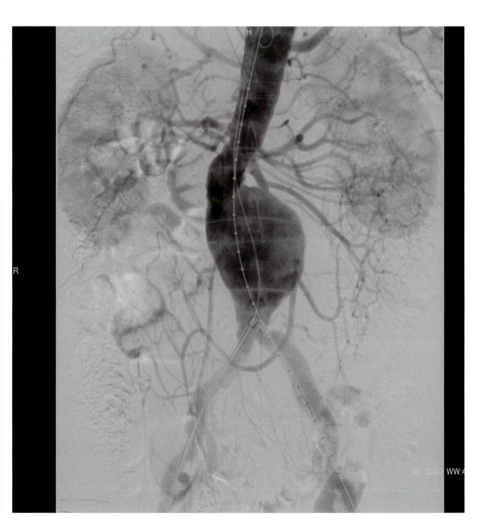

**図4 大動脈造影**
低位腎動脈から内腸骨動脈が入るように過不足のない範囲で撮影する。

## One Point Advice

腎機能低下例においては造影剤の減量に留意する。また，DSAでは高線量を必要とするため，被ばくの観点からも無駄な撮影はしない。医療者のためにも透視時間や範囲は最小限とする，照射野に手を入れない，検出器を患者に近づける，自動注入器や遮蔽板を使用し管球から距離を置くなどして被ばく低減に努める。

## 200字でまとめるKey sentence

- DSA（digital subtraction angiography）
  造影剤を使用する前の画像を引き算処理することで，造影効果だけを描出する技術である。骨や臓器と重なる血管や細枝まで明瞭に描出することができるが，動きには弱く，撮影中の呼吸停止が必要である。また通常の透視と比較し約27倍の線量を必要とする。

# 5 メインボディ留置

- ENDURANT®やExcluder®などのmodularタイプとAFX®のunitタイプがある。ここからはENDURANT®について基本的な手順を説明する。
- 挿入前に対側ゲートの向きを透視下で確認する。基本的には瘤腹側に内腔が広がるため、対側ゲートを瘤腹側（12時方向）からやや同側（10時〜2時方向）に向けることが多い。
- デバイスを挿入後、低位腎動脈分岐を正面視できる透視角度に装置を動かし、造影にて腎動脈との位置関係を確認する。中枢ネックと腎動脈の描出が目的であり、撮影範囲や造影剤量は必要最低限に再設定する。
- 中枢のランディングが手技的成否を決定する重要なポイントであり、理想的な位置になるまで位置調整を繰り返す。ENDURANT®であれば2ステント展開時までは微調整が可能である。中枢端の位置を決定したら、対側ゲートまでゆっくり展開し、腎動脈上ベアステントを開放する（図5）。
- 同側脚は内腸骨動脈が分離できる透視角度に装置を動かし、造影で確認し展開する。
- ENDURANT®ではデバイス回収時に先端チップが腎動脈上ベアステントと交錯することがあり、注意が必要である。

### 図5　展開直前（a）・ステント展開後（b）・対側脚展開後（c）・top cap展開後（d）

術前に設定した透視角度で低位腎動脈分岐とデバイスの位置関係を確認しながら展開していく。中枢の展開が終了するまでは透視装置は動かさない。

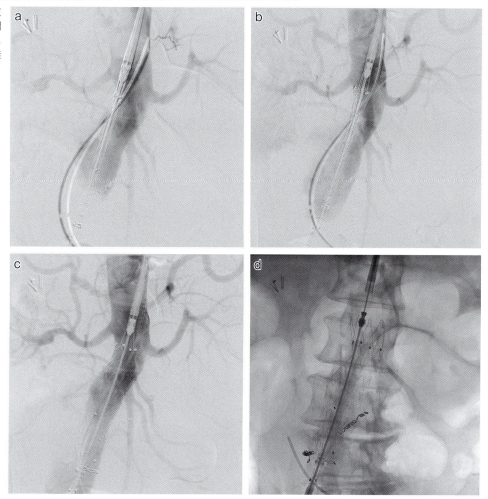

## 6 対側ゲートの選択

- カテーテル操作に慣れない外科医にとっては，対側ゲートの選択が技術的に最も難しいポイントと思われる．瘤内腔が大きい場合は選択に難渋することがある．
- まずは透視で対側ゲートの向きや位置関係を確認することが重要である．続いて，カテーテルの形状を利用し，ガイドワイヤで選択する(図6)．正しくゲートを選択できているかは，メインボディ内でカテーテルを制限なく回転できることによって確認する(回転テスト)．
- 対側からのアプローチで選択困難な場合は，同側もしくは上腕からのアプローチで対側脚を頭側より選択し，ガイドワイヤでpull throughを形成し，カテーテルを誘導する方法がある．

### 図6 対側脚の選択

a：カテーテル(KMP)が合わず対側脚の選択が困難．
b：シェファードフック型カテーテルに換えて，向きを合わせる．
c：ガイドワイヤのアングルを微調整して，対側脚を選択．

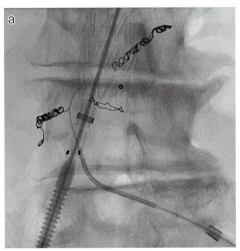
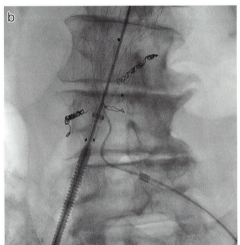
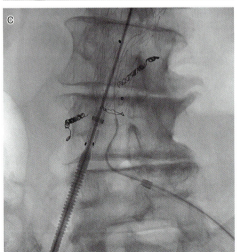

### 1歩先行くテクニック

対側ゲートとカテーテルとの位置関係から複数のカテーテルを使い分け，軸を合わせることが成功への近道となる．透視角度を変えて三次元での位置関係を確認する．無闇にガイドワイヤ操作に固執すると，時間を浪費し，被ばくも増加してしまう．中枢側を固定した状態で，メインデバイスを動かして，対側ゲートの位置を変えてみるのも一手である．

## 7 対側脚留置

- ハードワイヤに交換後，マーカー付カテーテルを挿入する。対側の内腸骨動脈が分離できる透視角度に装置を動かし，対側シースからの造影で計測する。
- 対側脚中枢端をメインボディ対側脚のマーカーに合わせる。透視装置は動かさず展開していく。
- 脚が過長である場合は，瘤内でたわみを作るように押し込みながら展開することで，末梢のランディング位置を微調整できる。

## 8 タッチアップ（バルーン拡張）

- バルーンカテーテルで中枢・末梢ランディング部・接合部にタッチアップする（図7）。
- シワを伸ばし，血管壁に圧着させることが目的であり，過度な拡張は解離などの血管損傷の原因となるので注意が必要である。メインボディと対側リムの接合部は直接血管壁に接しておらず，十分に圧着する。

図7　中枢（a）・末梢ランディング部（b）・接合部のタッチアップ（c）

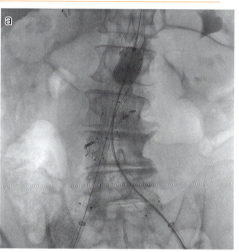
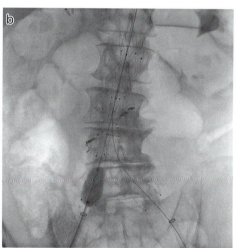
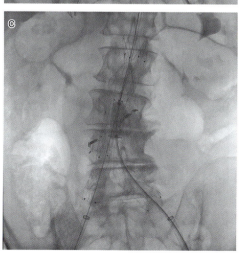

# 9 最終血管造影

- ハードワイヤを留置した状態では大動脈や腸骨動脈が直線化されているため，最終造影はハードワイヤをカテーテルなどに交換した状態で撮影する．治療を要するtype 1・3 endoleakだけでなく，低位腎動脈の閉塞やアクセスルートの損傷の有無も確認する（図8）．
- 広径シースが挿入されているので，両側シースを可及的末梢まで抜き，DSA中は空シリンジで吸引する必要がある．

### 図8 type 1a endoleakと鑑別困難なtype 4 endoleak

瘤口部付近のtype 4 endoleakはtype 1a endoleakとの鑑別が難しい．Type 4はtype 1aに比べタイミングが遅く，染み出すようなleakが鑑別のポイントである．

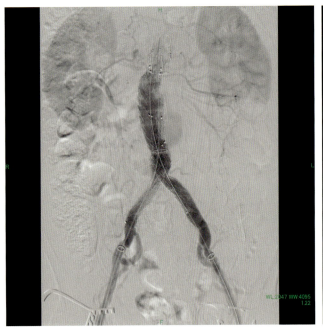
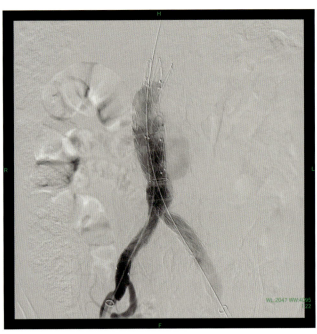

#### One Point Advice

大動脈造影でtype 4 endoleakとtype 1a endoleakの鑑別が難しい場合は，ステントグラフト内からのDSAで鑑別できることがあるが，両者が併存している可能性もあり，慎重な観察が必要である．

## 10 閉創

- シース抜去と同時にタバコ縫合を結紮し，止血を行う（図9）。
- 結紮後，末梢血流を触診などで術前と比較し，塞栓症や穿刺部の合併症を確認してから閉創する。

### 図9　シース挿入中（a）・シース抜去後（b，タバコ縫合後）

結紮部の拍動だけでなく，膝窩・足背・内顆などの末梢側血流を必ず触診で評価する。

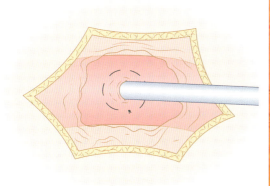
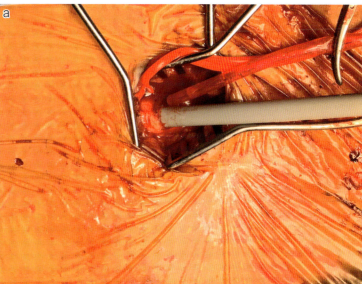
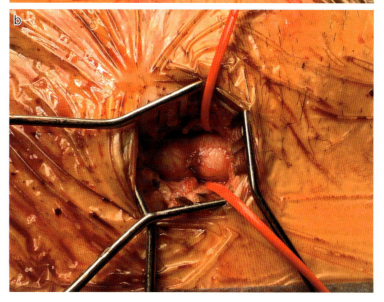

## 3文まとめ

EVARで重要なことは
①術前CTで綿密な治療計画を行い，最適なデバイスを選択すること
②各ステントグラフトの特徴を熟知し，計画通りに留置すること
③透視や血管造影の目的を意識し，必要最小限とすること
である。

# III 術式を一通り押さえよう

## 9　ステントグラフト内挿術 (2)胸部

埼玉医科大学国際医療センター心臓血管外科　吉武明弘

- TEVAR(胸部ステントグラフト内挿術)の適応は病型(真性瘤、解離)で異なり、それぞれの適応を理解する。
- CTでのメジャメントやステントグラフトの選択方法を理解する必要がある。
- Debranchingなどを併施しないTEVAR施行時の基本セッティングや手順を理解する。
- ハイブリッド手術においては腋窩動脈および総頸動脈の解剖や露出方法を理解しておく。
- TEVAR特有の合併症やその予防方法を理解する。

### ステントグラフト内挿術(胸部)のポイントは

❶ TEVARの適応
❷ ステントグラフトの種類と選択
❸ TEVARの実際
❹ 特殊なTEVAR
❺ TEVAR特有の合併症や術後管理の注意点

## 1 TEVARの適応

- 胸部大動脈瘤の手術適応，術式選択に関しては**病型（真性瘤，解離）によりそれぞれ異なる**。

### 真性大動脈瘤

- TEVARの真性瘤に対する手術適応は，瘤径に関しては瘤径60mm以上や急速拡大（半年で5mm以上）を認める症例である。ステントグラフトの各々のデバイスにおける**解剖学的基準（中枢側末梢側に2cm以上のlanding zoneが存在する場合）を満たし，外科的手術のハイリスク群に限り手術適応**である。一方，下行大動脈瘤などにおける開胸を伴うオープン手術と比べると術後のQOL（quality of life）も保たれるため第一選択とする意見も強い。
- また，TEVARの手術適応外は，瘤による食道や心臓などの圧迫症状を呈するものや大動脈食道瘻，感染瘤であるが，**破裂に伴うショック状態を呈する症例などでは，緊急回避的にTEVARを施行**される場合が多い。

### 大動脈解離

- 2014年11年には本邦初となる大動脈解離に対するステントグラフトが製造販売承認され，大動脈解離に対するTEVARが急速に広がっている。大動脈解離に対する治療は急性期（発症2週間以内），慢性期（発症2週間以降）により異なる。

#### 急性大動脈解離

- 大動脈解離に対するTEVARは，現在エントリー閉鎖が主流となっているが，その適応や留置のタイミング，使用デバイス等は施設により未だ一定していない。
- 2014年ヨーロッパ循環器病学会によるガイドライン[1]において，合併症を伴うStanford B型急性大動脈解離に対するTEVARはclass I（level C）であり，外科的手術はclass IIb（level C）となっている。また，エントリーが下行大動脈にある逆行性のStanford A型解離に対しても外科的手術の成績が不良なためclass IIa（level B）となっている。

#### 慢性大動脈解離

- 本邦のガイドライン[2]においては"解離に伴う合併症を有するStanford B型急性解離"がclass I，"外科手術適応を有するStanford B型慢性大動脈解離に対するステントグラフトによるエントリー閉鎖"がclass IIa（level B），"逆行性解離によるStanford A型急性大動脈解離に対するステントグラフトによるエントリー閉鎖"がclass IIa（level B）となっている。

# 2 ステントグラフトの種類と選択

- 現在本邦で利用可能な胸部ステントグラフトは5機種ある。C-TAG®(Gore社), Valiant™(Medtronic社), Relay Plus®(Bolton社), Zenith®(COOK社), Najuta(川澄化学工業)である。
- デバイスそれぞれの特徴は省略するが, 先端にbare stentがあるかないか, デリバリーシステム(シース)の口径, 適合血管径, ステント留置方法, radial force(拡張力), 治療長や血管径, 中枢や末梢留置の合わせやすさ, 機種への術者の慣れ, 等により機種を選択する。また大動脈解離の場合には薬事承認の有無を確認する。

# 3 TEVARの実際

## 準備(メジャメント, 図1)

- メジャメントは, 通常メーカーの発行するメジャメントフォームに記載し, デバイスの決定を行う。造影CTにおいてthin slice(1mm slice)で撮影することが望ましい。図1の項目を測定する。

### 図1 メジャメント

メジャメントはthin slice(1mm slice)のCT画像を元に, 血管の走行に垂直な断面で行う。デバイスにより血管の内径か外径かは異なる。

| | | |
|---|---|---|
| 径 | 中枢・末梢のランディング部位の内径 | A, B, D, E |
| | 動脈瘤最大径 | C |
| | アクセス血管の径(特に最小部位の径) | L, M |
| 長さ | 中枢および末梢のネック長 | G, H |
| | 動脈瘤の大弯側の長さ | F |
| | 治療長 | I |
| 角度 | 留置される大動脈の角度 | |
| 分枝までの長さ | 左鎖骨下動脈から動脈瘤中枢端までの長さ | J |
| | 動脈瘤下端から腹腔動脈までの長さ | K |

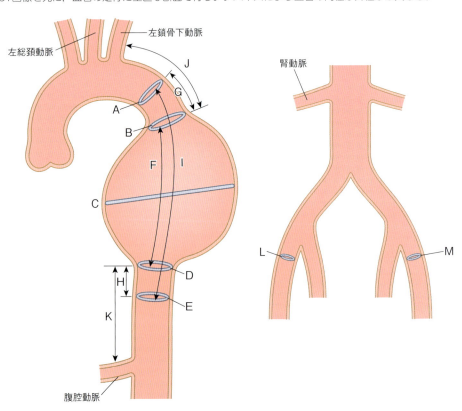

## セッティング(図2)

- 全身麻酔下仰臥位で行う。Cアームの可動域が制限されるため、腕は開かない。非常時に開胸できるように消毒は前胸部も含めて行っておく。造影用のカテーテルを挿入するために上腕動脈あるいは対側の大腿動脈に5Fr.のシースを挿入する。プルスルーにてデリバリーする場合には上腕動脈のシースを6Fr.のツインシースにしておく。**弓部に留置する際には右上腕が望ましい。**また、動脈ラインを対側の橈骨動脈に穿刺しておく。留置時に一時的ペーシングを行う際には右内頸静脈に7Fr.シースを穿刺しておく。
- メインアクセスは総大腿動脈を第一選択とする。左右のどちらを選択するかは血管の内径、屈曲の程度、石灰化、などを考慮して決定する。**総大腿動脈が適さない場合は腸骨動脈や腹部大動脈も選択される。**開腹せずに後腹膜腔からのアプローチ可能だが、**深い場合には人工血管(10mm)をconduitとして縫合して使用したほうがよい。**

## 大腿動脈の露出

- 鼠径靱帯より足側で皮膚切開を行う必要がある。
- 通常は3〜5cm程度の鼠径靱帯に平行な斜切開を置くが、再開創や石灰化の強い症例で鼠径靱帯よりも頭側でアクセスを行う可能性がある場合は縦切開を置く。浅大腿動脈からのカニュレーションは避けるべきであり、深大腿動脈の分岐部を確認し、そこよりも必ず中枢(総大腿動脈)でカニュレーションを行う。

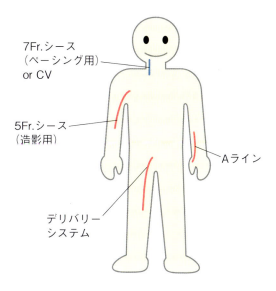

**図2　セッティング**

セッティングにより消毒の範囲や準備する機材が変わってくるので、術前に確認しておく必要がある。

## TEVARの実際(表1)

**表1 TEVARの手順**
①ヘパリン投与
②8Fr.シースを挿入
③ガイドワイヤ(Radifocus®など)を挿入
④カテーテル(KMPなど)をガイドワイヤに沿って挿入
⑤ガイドワイヤをstiffワイヤに交換
⑥デリバリーシースの挿入
⑦留置目的位置まで進める
⑧造影
⑨呼吸停止
⑩Deployment
⑪バルーンタッチアップ
⑫造影および閉創

### ①ヘパリン投与
- ヘパリンを50～70単位/kg投与し，ACTを250～300秒を目標にする。

### ②③8Fr.シース，ガイドワイヤを挿入
- 露出した大腿動脈へ8Fr.シースを挿入し，Radifocus®などのガイドワイヤを挿入する。

### ④⑤カテーテルをガイドワイヤに沿って挿入，ガイドワイヤをstiffワイヤに交換
- ガイドワイヤにKMPなどのカテーテルを通しstiffガイドワイヤに交換する。Stiffワイヤは硬い順にlunderquist, ultra stiff, super stiff, extra stiffとあるが，筆者はTEVARの際にはlunderquistを使用している。

### ⑥デリバリーシースの挿入
- Stiffワイヤを通してデリバリーシステム(イントロデューサーシース)を挿入する。

### ⑦留置目的位置まで進める
- ステントグラフトを留置目的位置まで進める。

### ⑧造影
- 造影用のカテーテルより造影を行う。この際**透視の角度をあらかじめCTより決めておく**。目的の位置はモニタ上でマーキングしておく。**造影を行った後は透視の位置や拡大は変えない**。

### ⑨⑩呼吸停止，deployment
- 呼吸を停止させ目的の位置でdeploymentを行う。心臓の拍動とともに末梢側へステントグラフトが移動することがあるので注意する。また，**migration予防にrapid pacing下(心拍数150程度)にてdeploymentを行うのも一つの方法**である。

### ⑪バルーンタッチアップ
- バルーンタッチアップはステントグラフトの機種によっては不要であり，また解離などの場合には行わない場合もある。タッチアップには30%造影剤/70%生理食塩水と希釈した造影剤を使用する。タッチアップの際には血流を受けステントグラフトがmigrationすることがあるので注意し，**ロングシースに入れ替えてバルーンの移動を抑えることも一つの方法**である。

### ⑫造影および閉創

- 留置位置の確認，エンドリークの有無などを確認する。
- シースの抜去は慎重に行う。シースの抜去を行ったあと，しばらくはガイドワイヤを残しておく。心配な際にはアクセスルートの造影を行うことが望ましい。シース抜去の後に挿入部を閉創する。**ドレーピングを剥がす前に刺入側の足背動脈が触れることを確認し**オペ終了とする。

## 4 特殊なTEVAR

- TEVARにおいて頚部分枝や腹部分枝などステントグラフトにて閉塞される分枝にいかに血流を維持させるかということが重要で，種々の術式が行われている。

### Debranching TEVAR

- 弓部大動脈に中枢ランディングを行う場合，部位によりzone 0〜4に分けている（石丸分類，図3）。Zone 0〜2にランディングを行う場合には閉塞血管に対するバイパス手術を併用したdebranching TEVARを行う。
- Zone 2にランディングする場合には右鎖骨下動脈-左鎖骨下動脈バイパス術を併用した1 debranching TEVARを行い，zone 1にランディングをする場合，左総頚動脈左鎖骨下動脈へバイパス手術を併用する（2 debranching TEVAR，図4）。

図3 石丸分類

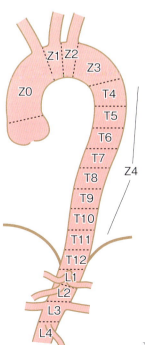

文献3）より引用

図4 2 debranching TEVAR

両鎖骨下動脈左総頚動脈バイパスした後にzone 1ランディングTEVARを行う。左鎖骨下動脈はコイルあるいはプラグで閉塞する。

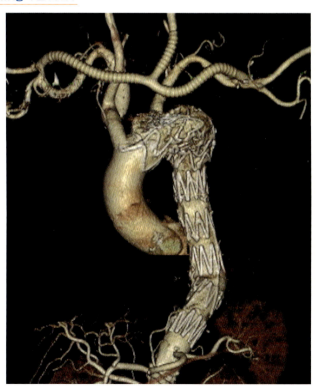

## Chimney法

- ステントあるいはステントグラフトを分枝動脈に挿入し，メインのステントグラフトと大動脈壁の間に平行に留置することで分枝血流を保つ方法である。

## Fenestrated graft

- 患者個々の弓部大動脈の形状に合わせ，頚部分枝にあたる部分を開窓させたカワスミNajuta胸部ステントグラフトシステム(川澄化学工業)がある。

## Debranching TEVARの実際

- Debranhing TEVARを行うにあたって，上記の大腿動脈(FA)に加え，腋窩動脈や総頚動脈の露出が必要になる。

### 腋窩動脈の露出

- 腋窩動脈は3つのsegmentに分けられる。第一肋骨外縁から小胸筋までのsegment 1，小胸筋下のsegment 2，小胸筋外縁から大円筋外側縁までのsegment 3。外側でのバイパスでは遠隔期に吻合部の離断の報告もあり，バイパス血管の吻合にはsegment 1で行う。**Segment 1と2との境界に胸肩峰動静脈がある**ため，肉眼的にはそこが目印となる。
- 皮切は鎖骨下約2cmの皮膚に約6cm程度の横切開(鎖骨と平行)を加える。腋窩動脈は瘦せている患者以外では通常は体表からは触れないが，**上腕骨頭の下端に向かって走行している**ので，それをイメージする(図5)。
- 腋窩動脈へのアプローチで重要なのが，筋膜の把握である。皮切ののち大胸筋を覆う胸筋筋膜があり，大胸筋を鈍的にスプリットした後に鎖骨胸筋筋膜を認める(図6)。鎖骨胸筋筋膜下に小胸筋が存在するので，**このレベルで剥離すると腋窩動静脈のある腋窩鞘(axillary sheath)に到達する**(図7)。外側の小胸筋のさらに後面に動静脈があるため，小胸筋が出るまでは気にせずに剥離を行える。

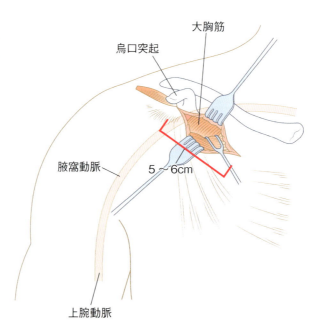

**図5　腋窩動脈：皮切**
鎖骨下約2cmの皮膚に，約6cm程度の横切開を加える。

**One Point Advice**
腋窩動脈の走行をイメージする。大胸筋は鈍的にスプリットできるため，大胸筋をスプリットした後に開創器をかける。

### 図6 鎖骨胸筋筋膜（clavipectoral fascia）

鎖骨胸筋筋膜を切開すると，小胸筋の内側縁に胸肩峰動静脈を認める。その内側には外側胸筋神経 cepahlic veinがあり，損傷に注意する必要がある。Segment 1は胸肩峰動静脈より内側であるため，この位置での腋窩動脈を剥離する必要がある。

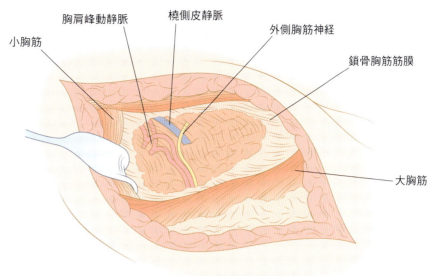

文献4)より引用

> **One Point Advice**
> 大胸筋背面に達した後鎖骨胸筋筋膜を切開し小胸筋を確認する。この層までは注意すべき脈管はなく迅速に行える。

### 図7 腋窩鞘（axillary sheath）

腋窩動脈は腋窩静脈の頭側背面に存在する。

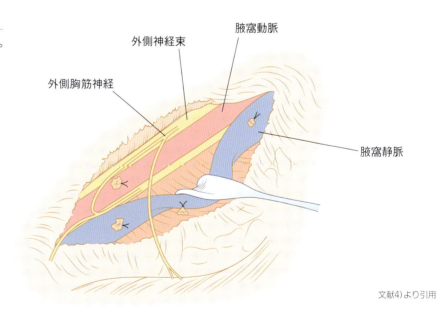

> **One Point Advice**
> 胸肩峰動脈を中枢へ剥離すると腋窩動脈に達する。

文献4)より引用

### 総頚動脈の露出

- 肩枕を入れ，頭を切開側と反対側に回し頸を進展しておく。胸鎖乳突筋の前縁に沿って，鎖骨の胸骨端より約二横指上方より約4cmの切開を加える**(図8)**。広頚筋(薄い)を切開し，胸鎖乳突筋の前縁で深頚筋膜の被包葉を開く。胸鎖乳突筋をその内側縁にて鋭的に剥離し，下にある血管鞘から分離する。胸鎖乳突筋の内側を剥離した後には，動脈を触知することができるため，その直上で血管鞘を開くと動静脈が露出でき，総頚動脈にテーピングを行う。迷走神経は通常は総頚動脈の後方にあるが，時としてこの動脈の前や横にあることがあり，**損傷しないように注意する**必要がある**(図9)**。

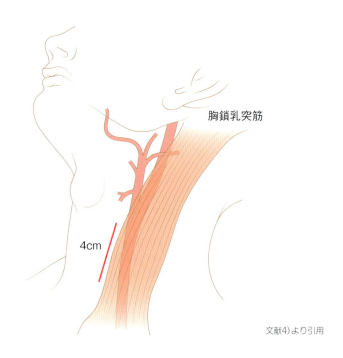

**図8　総頚動脈露出：皮切**
胸鎖乳突筋の前縁に沿って皮切し，筋肉の内側に向かって剥離すると動脈を触れることができる。

文献4)より引用

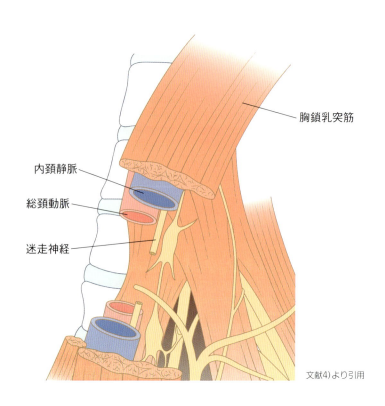

**図9　頚部：動静脈神経**
脳梗塞のリスクがあるので，剥離は最小限に丁寧に行う。

文献4)より引用

# 5 TEVAR特有の合併症や術後管理の注意点

- TEVARは開胸手術に比べて低侵襲といわれるが，術中術後に特有の合併症を起こすことがある。

## 脳梗塞

- 術中カテーテルやステントグラフトが血管内を通過することで，さまざまな塞栓症を引き起こす。特に脳梗塞は重篤な合併症であり，弓部大動脈瘤における上記のような頸部分枝バイパスを併用したハイブリッド手術においては0〜13%の発症率の報告があり看過できない。**Shaggy aortaを認めるハイリスク症例に対してはTEVARよりもOPEN手術を第一選択とすべき**である。

## 脊髄障害

- 脊髄梗塞に関しては，ステントグラフトがアダムキュービッツ動脈を閉塞することがあり，1〜5%程度の確率で起こるといわれている。術中術後の低血圧には注意する必要があり，**遅発性対麻痺を起こさないようにする**ことが重要である。周囲の側副血行路からの血流を絶やさないように術中術後体血圧を平均血圧で80mmHg以上にする。また貧血を改善させること，OPEN手術と同様にCSF(cerebro spinal fluid)ドレナージを併用することも，対麻痺予防の手段となると思われる。

## エンドリーク

- TEVARで特徴的な合併症にエンドリーク(血流の瘤内への漏れ)がある。位置，形態からtypeⅠ〜Ⅳの4種類に分けられる**(図10)**。エンドリークの診断は術後のフォローアップCTにて行う。typeⅡおよびtypeⅣは予後に大きな影響を及ぼさないとの報告が多いが，**typeⅠおよびtypeⅢは明らかに予後不良であり，適切な処置が必要**とされる。

### 図10 エンドリーク

Type Ⅰ～Ⅳに分類される。

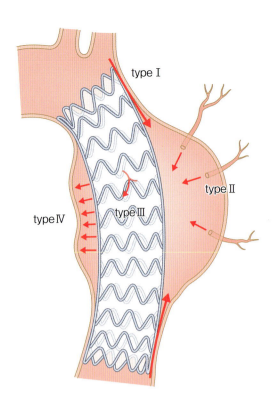

## ステントグラフトのmigration（位置の移動）

- ステントグラフト中枢部の大動脈やエンドリークにより，大動脈瘤それ自体が拡大することや，血流により遠隔期にステントグラフトがずれる場合がある。**通常のX線撮影で診断できる**ことが多い。

## RTAD, SINE

- ステントグラフト中枢端や末梢端が大動脈壁を損傷することにより起こる合併症である。特にRTAD（retrograde type A dissection）は重篤となる。約1%前後に起こるといわれており，死亡率は30～40%と高率である。SINE（stentgraft induced new entry）も含め，ステントグラフトのサイズや留置位置の決定に留意する。

## 3 文まとめ

ステントグラフト内挿術（胸部）で注意すべきことは
①TEVARにおいてはCTから正確なメジャメントおよび最適な治療方針，グラフト選択が重要である。
②TEVARではオペ室でのセッティングや手順を確実に理解しておく必要がある。
③Debranching TEVARでは分枝の解剖を理解し，迅速に露出することが必要である。

◆文献

1) Erbel R, Aboyans V, Boileau C, et al：2014 ESC Guidelines on the diagnosis and treatment of aortic diseases：Document covering acute and chronic aortic diseases of the thoracic and abdominal aorta of the adult. The Task Force for the Diagnosis and Treatment of Aortic Diseases of the European Society of Cardiology (ESC). Eur Heart J 35 (41)：2873-2926, 2014.
2) Group JJW：Guidelines for diagnosis and treatment of aortic aneurysm and aortic dissection (JCS 2011). Circ J 77：789-828, 2013.
3) Ishimaru S：Endografting of the aortic arch. J Endovasc Ther 11 (Suppl 2)：II62-71, 2004.
4) Gray G.Wind, R. James Valentine：Axillary artery. Anatomic exposures in vascular surgery, 3rd ed, 155-170, Lippincott Williams&Wilkins, 2013.

## 術式を一通り押さえよう

# 10　心房中隔欠損閉鎖術

京都府立医科大学小児医療センター小児心臓血管外科　山岸正明

- ▶超音波検査，CT検査等の術前検査により欠損孔の位置（病型），サイズを同定しておく。
- ▶静脈洞欠損型が疑われる場合は，脱血管の挿入位置に注意！
- ▶心房切開の際には洞房結節，sulcus terminalisに注意！
- ▶心房内の重要構築物（冠静脈洞，Koch三角，tendon of Todaro：Todaro腱）をまず同定すること。
- ▶仰臥位では，水平線上で欠損孔上端が一番高い位置にある。このため，縫合は下縁から開始し，最後に欠損孔上端付近で左房からの空気抜きを行う。
- ▶下縁欠損型では最下端でZ縫合を用いた下縁形成を行う。

### 心房中隔欠損症の手技は

❶ 送血管の挿入
❷ 脱血管の挿入
❸ 心房切開
❹ 心房内形態（重要構築物）
❺ 病型の同定（静脈洞欠損型，二次孔欠損型，一時孔欠損型）
❻ 直接閉鎖術
❼ パッチ閉鎖術

の順番で進める。

# 1 送血管の挿入

- 上行大動脈にタバコ縫合を二重にかけて，送血管を挿入する(**図1**)。送血管の先端が腕頭動脈に入らないよう留意する。

**図1　右房形態**

大血管，右房外表面の形態と下大静脈脱血管挿入部位，心房切開線を示す。

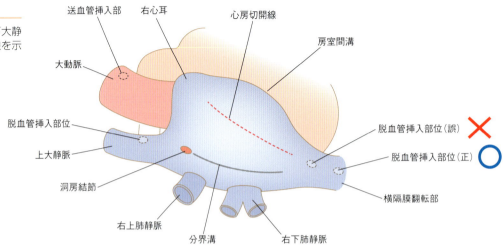

#### One Point Advice

術前にASD下縁の形態診断ができていない場合もある。下大静脈脱血管挿入部位は，下大静脈と横隔膜付着部位の結合組織をしっかりと剥離して，できるだけ下方で行うこと。

# 2 脱血管の挿入

- 上行大動脈テーピングの際に，右上肺静脈の還流異常(部分肺静脈還流異常症)が合併していないことを確認する。
- 上大静脈への脱血管挿入は基本的に右心耳からストレート脱血管を挿入する。
- 上部静脈洞欠損型ではL字型の脱血管を上大静脈へ直接挿入を行う。
- 下大静脈への脱血管挿入部位は下大静脈-右房接合部よりやや下大静脈側で行う。下部静脈洞欠損型ではさらに下方の横隔膜翻転部直上の下大静脈にL字型脱血管を直接挿入する(**図1**)。

## 3 心房切開

- 心房切開は房室間溝(atrio-ventricular groove；AV groove)と分界溝(sulcus terminalis)の中間点付近でA-V grooveに平行に，右心耳基部から下大静脈脱血管挿入部位に向かって切開する(図1)。
- 切開線は洞房結節(sino-atrial node)には絶対に近づかないこと。分界溝にも近づかないこと。
- 切開線下端は下大静脈脱血管挿入部位に過度に近づかないこと(遠隔期心房性不整脈回避のため)。
- 切開口下端中央部を右側の心膜に牽引・固定する。これにより術者側の視野が展開される。
- 心房切開は必要最小限に留める。

## 4 心房内形態

- まず，欠損孔，冠静脈洞，三尖弁輪を確認し，さらにTodaro腱，膜性中隔を確認して，房室結節の位置を同定する(図2)。

図2 心房内形態

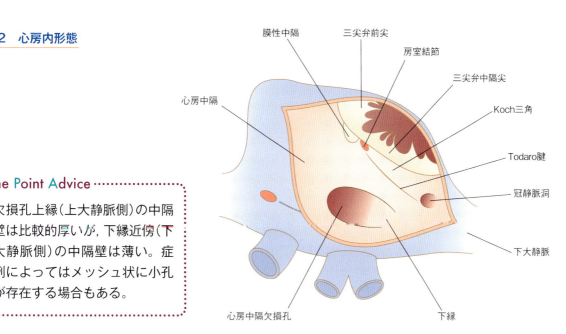

**One Point Advice**

欠損孔上縁(上大静脈側)の中隔壁は比較的厚いが，下縁近傍(下大静脈側)の中隔壁は薄い。症例によってはメッシュ状に小孔が存在する場合もある。

### 200字でまとめるKey sentence

冠静脈洞，Todaro腱，三尖弁輪で囲まれる領域をKoch三角という。その頂点(膜性中隔手前)には房室結節が存在する。心房中隔欠損前縁(三尖弁側)に縫合糸をかける際には刺激伝導障害を回避するために，絶対にKoch三角内には刺入しないように留意すべきである。

# 5 病型の同定

- 欠損孔の形態(上部静脈洞欠損型,二次孔欠損型,卵円孔開存,下部静脈洞欠損型,一次孔欠損型)を確認する.
  - ・上部静脈洞欠損型(**図3**)
  - ・二次孔欠損型(卵円孔開存)
  - ・下部静脈洞欠損型(下縁欠損型)(**図4**)
  - ・一次孔欠損型

図3 上部静脈洞欠損型

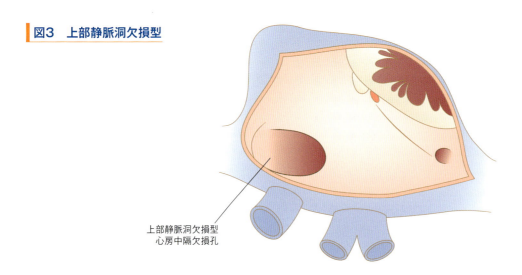

上部静脈洞欠損型
心房中隔欠損孔

図4 下縁欠損型

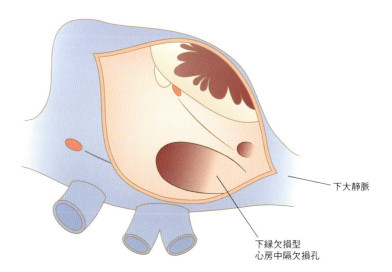

下大静脈

下縁欠損型
心房中隔欠損孔

# 6 直接閉鎖術

- 複雑な手技を要する一時孔欠損型以外では，心停止時間が比較的短時間であることから，左心系に空気が混入することを可及的に避けるために左房ベントを使用していない。欠損孔は水平面とほぼ平行になっているため，吸引管での左房内血液吸引のみで視野展開が可能である。
- 吸引管は左房内に深く挿入しないように留意し，左房内血液液面は視野が確保できる程度に維持する。
- まず，上縁に5-0ポリプロピレン糸をU字状にかける（図5）。この際，左房側の心内膜からしっかりと刺入することが肝要である。数針進んだ後，糸を頭側に牽引しておく。これにより左右のASD辺縁が引き寄せられて縫合しやすくなる。
- 欠損孔下縁の縫合を行う。下縁欠損型の場合は下縁形成を行う。
- 下縁形成（図6）：下部下縁欠損型では，最下端でZ縫合を用いた下縁形成を行う。
- 欠損孔下縁から上縁に向かって，順手で連続縫合を進めていく。この際，辺縁をしっかりと取るように留意する。ただし，上縁近傍では房室結節に近づかない。一次中隔と二次中隔の移行部ではリークが生じないように両方の中隔をしっかりと取るようにする。
- 縫合が終了したら，麻酔科医に依頼して肺を膨張してもらい，左房より脱気を行うと同時に縫合糸の結紮を行う。
- 欠損孔が大きい場合や辺縁壁が薄くて脆弱な場合ではプレジェット付5-0ポリプロピレン糸によるマットレス縫合を用いて数カ所補強を行う。
- 縫合部からのリークがないことを確認する。特に下縁形成を行った症例では下縁部分からのリークを確認する。

### 図5　二次孔欠損型の直接閉鎖術

上縁と下縁に縫合糸をかけ，下縁から上縁に向けて連続縫合していく。欠損孔が大きい場合にはプレジェット付縫合糸によるマットレス縫合を用いて1～2カ所で補強を行うことが望ましい。

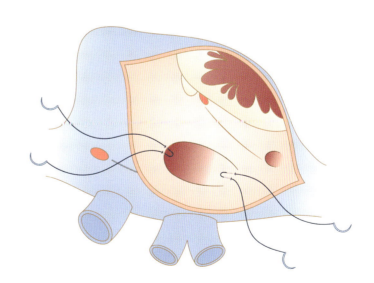

### 図6　下縁欠損型における下縁形成術

左房壁をしっかりと取って，Z縫合により下縁を形成する。リークがないように留意すべきである。この部分に遺残短絡があると，下大静脈血が直接左房に還流し，動脈血酸素飽和度の低下をきたす。一方，あまり幅広く縫合し過ぎると下大静脈開口部の狭窄を惹起するので留意すべきである。

#### One Point Advice

- ▶下縁形成術の際，Z縫合の幅が広すぎると下大静脈開口部の狭窄となる。
- ▶下縁部分にリークが残存すると，下大静脈血が左房に流入（右-左短絡）し，動脈血酸素飽和度が低下する。

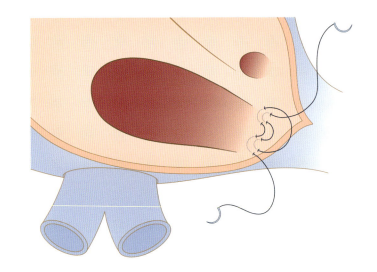

## 7　パッチ閉鎖術

- ●欠損孔の大きさに合わせたパッチ（自己心膜，GORE-TEX® patch）を準備する。
- ●まずパッチを舌状にトリミングする。図7に示ように欠損孔下縁（A点），前縁中点（B点），後縁中点（C点）をanchoringする。5-0ポリプロピレン糸で下縁から上縁に向かってパッチを欠損孔辺縁に縫着していく。B点，C点まで縫い上がってきたら，残りの欠損孔の大きさに合わせてパッチの最終的なトリミングを行う。欠損孔最上部（頭側）まで縫い上がってきたら，空気抜きを行う。

### 図7　パッチ閉鎖術

最初にパッチをトリミングするよりも，下半分を縫着してから上半分のトリミングを行ったほうがきれいな形のパッチになる。特に自己心膜のようなやわらかい素材の場合はこの方法が推奨される。

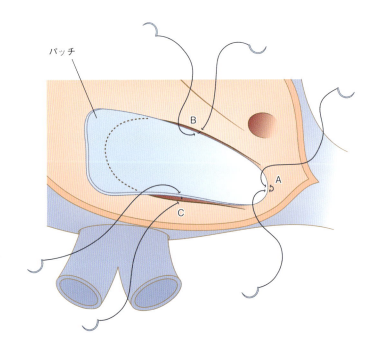

#### One Point Advice

GORE-TEX® patchを使用する場合は，0.4mm厚patchを用いる。

## 1歩先行くテクニック

心房中隔欠損手術ではさまざまな到達方法が報告されている[1]。後側方開胸アプローチを示す（図8）。中腋下線付近から肩甲骨下角へ向けて斜切開し，第4肋間開胸で胸腔内へ到達する「右後側方切開法」は美容的観点から創痕が目立たない有用な到達法である。幼児から学童例に推奨される。成人例では困難である。

体位は左側臥位，ほぼ真横。右腕はやや前方に牽引して固定。左腋下に枕を入れる。皮膚切開は肩甲骨下角よりも1〜1.5横指尾側の部位（A点）から皮膚割線に沿って前方は中腋下線まで（B点），後方（C点）はA点より背側に3〜5cm延長する。皮膚切開直下の前鋸筋，小胸筋を切開し肋骨上面に到達する。大胸筋，広背筋は温存できる。肩甲骨下角の直下付近にある第4肋間を切開し，胸腔内に到達する。

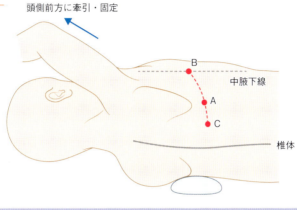

図8　後側方開胸アプローチ

## 3文まとめ

心房中隔欠損手術で注意すべきことは，
①下大静脈脱血管はできるだけ横隔膜付着部位近辺から挿入すること
②Koch三角には絶対に縫合糸をかけないこと
③心房中隔は脆弱な場合があり，しっかりと心房中隔全層に縫合糸をかけること
である。

◆文献

1) Stark J, Tsang VT : Surgical Approaches. Surgery for Congenital Heart Defects (Stark J, de Leval M, Tsang VT, ed), 3rd ed, 239-247, John Wiley & Sons, Ltd, 2006.

# Ⅳ

## 緊急対応

# IV 緊急対応

## 1　腹部大動脈瘤破裂

兵庫県立淡路医療センター外科・救急科　**坂平英樹**

▶腹部大動脈瘤破裂の治療には，未破裂動脈瘤と同様に開腹人工血管置換術とステントグラフト内挿術（EVAR）の2種類がある。

▶腹部大動脈瘤破裂は出血性ショックを伴うことが多く，バイタルサインによって可能な術前検査が決まる。比較的安定していれば造影CTを撮影することができるが，重篤なショックを併発している場合はCT撮影すら困難な場合もあり，開腹手術を選択せざるを得ない。

▶出血に対応するには速やかな大量輸血が必要であり，凝固異常の是正を意識した輸血療法を行う。緊急度の高い場合，異型輸血を躊躇してはならない。重症腹部外傷による大量出血と同様の初期対応をとる。

▶術後abdominal compartment syndrome（ACS）の合併に気を付けなければならない。放置しておくと致命的になるので，適宜腹腔内圧（膀胱内圧）を測定，ACSと診断したら直ちに開腹，open abdomen management（OAM）とする。

---

**出血性ショックを伴った腹部大動脈瘤破裂の初療・手術・管理は**

❶ First call医師の対応
❷ 救急外来で行うべきこと
❸ 手術室で行うべきこと
❹ 止血後の管理
❺ 閉腹に向けて

に留意し進める。

---

## 1　First call医師の対応

- 出血性ショックの場合，ほとんどは救急車で来院する。**突然の腹痛でショックバイタルであれば，まず腹部大動脈瘤破裂を疑い**，人を集めておく。
- 来院後，全身の服を裁断する。採血（術前検査一式），末梢ラインを2ルート確保，細胞外液を投与する。収縮期血圧80台の低血圧は**許容**する（permissive hypotension）。腹部エコーにて腹部大動脈瘤破裂の診断を行うのが理想的である。

- 直ちに心臓血管外科医・救急外科医・麻酔科医・放射線科医などを召集し，手術室にも連絡する。可能ならば，透視下手術が可能で人工心肺を回せる手術室を用意しておく。当院では，初療のコマンダーは救急外科医，人工血管置換術は心臓血管外科医，EVARは放射線科医が（心臓血管外科医と協同して）行っている。下行大動脈遮断しても血圧がわかるように，橈骨動脈もしくは上腕動脈でA-lineを確保する。
- 濃厚赤血球（RBC）・新鮮凍結血漿（FFP）・血小板濃厚液（PLT）を10単位ずつオーダー，**ショックであれば異型輸血での大量輸血療法を開始**する。当院ではO型Rh（＋）のRBC10単位とAB型Rh（＋）のFFP10単位を院内に常備，オーダーがあればすぐに輸血部から救急外来に下ろせるようにしている。クロスマッチが完了すれば血液型を合わせた輸血に切り替える。

## 200字でまとめるKey sentence

- **低血圧許容（permissive hypotension）**
  重症外傷や腹部大動脈瘤破裂などの出血性ショックにおいて，止血が完了していない時点で急速輸液を行うと，血圧上昇と希釈性の凝固障害からさらに出血する。したがって脳血流と冠動脈血流が保たれるだけの血圧があればよい。当院では収縮期血圧を80台に保つようにしているが，もっと低くてよいという意見もある。

- **大量輸血療法**
  もともとは重症外傷時にRBC：FFP：PLT＝1：1：1で準備し，受傷早期から投与する方法のこと。凝固異常の是正に重点を置いている。戦地において生命予後を改善するとのデータがでており，最近平時の重症外傷や内因性の大量腹腔内出血においても導入している救命センターが多い。異型輸血を行う場合，本来はO型Rh（－）RBCを投与すべきであるが，本邦ではRh（－）の血液は希少でありO型Rh（＋）RBCで代用している。FFPとPLTはAB型Rh（＋）を使用する。

## 2 救急外来で行うべきこと

- 大量輸血を行うために，ブラッドアクセスを留置する。留置場所は大腿静脈・内頚静脈・鎖骨下静脈のどこでも構わない。できる限り**凝固因子の補充**（FFP輸血やPLT輸血）**に努め**，晶質液は最低限の投与を行う。輸血によってCaイオンがキレートされるため，適宜カルチコール®を投与する。
- 体温が低下するとさらに凝固異常が悪化して出血を助長させるため，**保温に努める**。当院では救急外来内の空調を暖房に切り替え，さらにBair Hugger™にて保温している。輸血ラインを加温してもよい。
- 造影CTを撮影する。少しでも時間的余裕があれば，単純・動脈層・静脈層の3層で撮影するが，余裕がなければ動脈層のみでも構わない。**絶対に心停止を起こさないように注意する**。CT撮影後はそのまま手術室に移動する。
- CT撮影後，速やかにステントグラフト実施医にて読影，EVARが施行可能か判断する。ただし，**出血性ショックのときにEVARにこだわって，いたずらに時間を費やすべきではない**。来院後1時間以内に手術開始することを目標とする。

## 1歩先行くテクニック

輸血しているにもかかわらず収縮期血圧が70未満の場合は，CTを撮影せずに速やかに手術室に移動するべきである。もしくは，**左開胸下行大動脈遮断（図1）**を初療室で行って手術室に移動してもよい。左開胸下行大動脈遮断を行うことで，一時的に腹部への血流を全遮断し血圧の上昇が得られるが，上腸間膜動脈（SMA）の血流遮断を伴うため，30分以内に遮断解除すべきである。心停止になる前に下行大動脈遮断を行うことが救命に重要である。切迫した状況下では救急外来で挿管，挿管時の鎮静は最低限にとどめる。当院ではミダゾラムとエスラックス®のみを使用，ノルアドレナリンは鎮静開始とともに持続投与している。

### 図1　左開胸下行大動脈遮断

左第4肋間もしくは第5肋間で胸骨左縁から中腋窩線まで皮膚切開，肋間筋が露出されるまで肋骨上縁に沿ってメスで素早く切開する。クーパーで鈍的に開胸し肋間筋を切離，開胸器で少しずつ拳一つ分が入る程度まで開創する。右手で肺を頭側に圧排，(盲目的に)左手を背側の肋骨に沿わせて胸腔内に入れ，椎体手前の最初に触知する索状物が下行大動脈である。心停止になる前なら拍動が触れる。すぐ腹側にある食道と間違えないようにしなければいけない。大動脈は胸膜に覆われているため，大動脈から離れないように指で鈍的に剥離，大動脈遮断鉗子にて椎体に押し付けるようにして遮断する。

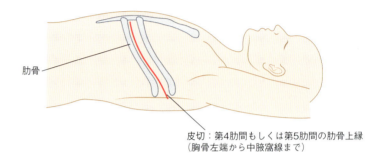

皮切：第4肋間もしくは第5肋間の肋骨上縁（胸骨左端から中腋窩線まで）

肋骨

開創したところ（実際は開創器がかかっている）
頭側によけた肺（左手でよける）
大動脈の腹側やや奥に食道が走行
下行大動脈
遮断鉗子（大動脈を遮断）
椎体
肋骨

#### One Point Advice

開胸を行わなければいけないようなショックの状態では，ほとんど出血しないため，電気メスで止血を行う必要はない。開胸器を勢いよく回すと肋骨が折れるので気を付ける。慣れれば，皮膚切開を開始して大動脈遮断するまで30秒以内で行える。

## 3 手術室で行うべきこと

- 手術台に移動した後，消毒は胸部から鼠径部まで広く行う（左前側方開胸・開腹・鼠経切開ができるように）。両上肢は出しておく。
- 麻酔科医がすぐに来院できない場合，外科医もしくは救急医が麻酔をかけなければならない。バイタルがきわめて悪い場合は，**蘇生のための麻酔と割り切って最低限の鎮静にとどめる**。鎮静鎮痛はミダゾラムとフェンタニル，慣れていればケタラール®も使用してよい。アルチバ®やプロポフォールは，ある程度血圧が落ち着くまでは使用しない。セボフルランは最低限のみ使用可としている。**収縮期血圧は，止血が完了するまで90以上に上げないようにする。**
- **透視下で大腿動脈からREBOA（resuscitative endovascular balloon occlusion of aorta）（図2）を挿入，バルーンを胸部下行大動脈に留置して大動脈遮断を行う**。出血制御には5〜10mLの生食によるパーシャルインフレートで十分である。**REBOA留置に時間がかかりバイタルが悪化するようなら，速やかに開胸大動脈遮断に移行する。**
- 手術手技は，開腹人工血管置換術でもEVARでも未破裂動脈瘤と基本的に同じであり，詳細はそちらを参照されたい。**EVARに時間がかかるようなら開腹移行を常に念頭に置いておく。**
- ショックにおける開腹は通常と異なり，**基本的に剣状突起下より恥骨上までの大開腹を行う**。ゴッセもしくはオムニトラクトで開創，吸引2本と滅菌タオルで腹腔内出血を吸引，小腸は頭側右側の創外に出して視野を確保する。
- 標準的な腎動脈下の腹部大動脈瘤破裂の場合，**Treiz靱帯から後腹膜を切開，後腹膜血腫を吸引しながら十二指腸の第3部と第4部を受動，左腎静脈と大動脈を確認する**。血腫でわかりにくいことも多く，大動脈を指で触りながら確認する。大動脈の前面から側面を指で鈍的剥離，左腎静脈を損傷しないように大動脈瘤の中枢側のネックを遮断する。
- 開胸大動脈遮断を解除，もしくは大動脈バルーンをデフレートする。この際，腸間膜と腸管に一気に血流がとられて血圧が急降下するので，**遮断解除するときは必ず麻酔科医に声をかけて，一時的に輸血のポンピングと昇圧剤投与を行う。**
- ここまで来れば，末梢側からのバックフロー出血はまだあるが，腸管血流を温存した上で中枢側の出血コントロールができているため，落ち着いて末梢側の左右総腸骨動脈を露出する。
- 大動脈分枝部から後腹膜を左右に切開，**内外腸骨動脈分枝部あたりには尿管が横切っており，損傷させないように注意する**。血腫でわかりにくいときは，総腸骨動脈の前面を指で触りながら確認，側面を剥離して遮断する。**背側に総腸骨静脈が走行しており，損傷させないように注意する。**
- 周囲の癒着や動脈の石灰化が高度の場合は，総腸骨動脈を切開して末梢側にバルーンカテーテルを挿入，インフレートして出血コントロールしてもよい。

### 図2 REBOA

当院では，東海メディカルプロダクツのRescue Balloon®を使用している。大腿動脈よりアプローチ，ガイドワイヤを使用してバルーンが確実に横隔膜を超えるように留置する。スタイレットを挿入してバルーンをインフレートすると，だいたい1～2椎体分，尾側に流される。そのほか，腋窩動脈から胸部下行大動脈に大動脈バルーンを留置する方法もある。

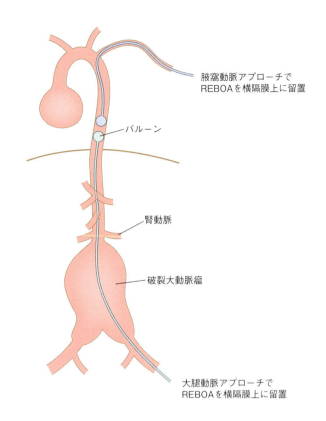

a. 東海メディカルプロダクツ社製Rescue Balloon®

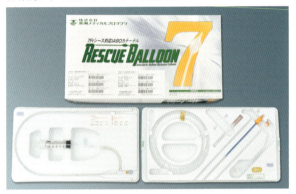

> **One Point Advice**
> 外回りの医師が麻酔科医・術者に声をかけながらバルーンをインフレートする。インフレートするvolumeは血圧を見ながら決めればよく，血圧が上がりすぎれば適宜デフレートを行い，腸管壊死のリスクを減らす。

## 4 止血後の管理

- 手術終了後，**腹腔内圧（膀胱内圧で代用）を測定する（図3）**。腸管浮腫や後腹膜の大量血腫などにより腹腔内圧は上昇し，**腹腔内圧が20mmHg以上になるとabdominal compartment syndrome（ACS）を引き起こしうる**。
- 開腹人工血管置換術において，**ACSのリスクが高い場合は閉腹せずにopen abdomen management（OAM）を行う（図4）**。EVARの場合は術後に臍上下で開腹，出血が続いているようなら，破れている瘤壁を縫合閉鎖してガーゼパッキング，OAMとする。OAM中は−50～−100mmHgで吸引，鎮静鎮痛は深くする必要があるが，筋弛緩薬は必ずしも必要不可欠ではない。

1 腹部大動脈瘤破裂

### 図3　膀胱内圧の測定法

ウロバッグのサンプルポートに三方活栓を取り付け，生食20mLで満たしたシリンジと，あらかじめ中腋窩線の高さでゼロ点補正をした圧ラインを付けておく。ウロバッグのチューブをクランプして膀胱内に生食20mLを注入，圧ラインを開放して膀胱内圧を測定する。

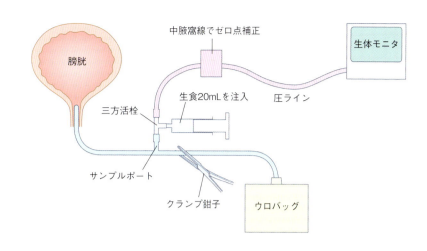

> **One Point Advice**
> 圧ラインに三方活栓を付けておけば，生食を注入することで何度でも簡便に測定できる。

### 図4　Open abdomen management

ミクリッツガーゼの片面にイソジンドレープを貼り付け，腹水が通るようにメスで多数の穴を開けておく。イソジンドレープ側を腹腔側になるようにミクリッツガーゼを腹腔内に挿入，腸管を保護する。ドレーンを2本ミクリッツガーゼに固定，その上からさらに1枚ミクリッツガーゼを置いて，最後にイソジンドレープで腹壁を覆う。ドレーンを−50〜−100mmHgで吸引する。

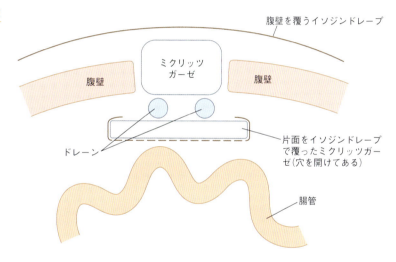

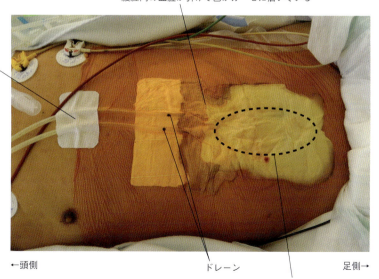

> **One Point Advice**
> ドレーンが詰まっていないか適宜チェックする。腹壁に貼るドレープとドレーンの隙間からエアが入ると効果的に吸引できないため，隙間を作らないようにドレープを貼る。

## 200字でまとめるKey sentence

- **Abdominal compartment syndrome**
 重症外傷・腸管虚血・腹部大動脈瘤破裂などで腹腔内圧が上昇し，尿量低下・血圧低下・一回換気量の低下などの症状を示す。腹腔内臓器の灌流圧は**平均血圧－腹腔内圧**で示される。腹腔内圧が上昇すると臓器灌流圧が低下，臓器虚血に陥るため，緊急開腹して腹腔内圧を下げる必要がある。

## 5 閉腹に向けて

- 閉腹するために，**水分出納をアウトバランスにもっていく**（臓器虚血を起こさないように注意）。ICUにて**積極的に利尿薬を使用**するか（ラシックス®持続注射など），**CHDFを導入して積極的に除水**を行ってもよい。
- 再出血しないように凝固異常の補正をめざした輸血を行う。当院では，血清fibrinogen値180以上，Hb値8.0以上，血小板数8万以上を目標にしている。**体温の積極的保温，アシドーシスの改善**にも努める。
- OAM中は適宜膀胱内圧を測定して，ACSの悪化がないかよく観察する。
- 初回の手術から48時間以内に手術室で腹腔内を観察（セカンドルック），万が一腸管壊死に至っていれば腸切除を行う。腹腔内洗浄後，膀胱内圧を見ながら定型的閉腹ができそうなら閉腹する。まだ膀胱内圧が20mmHg以上あるようなら，この段階での閉腹はあきらめて，再度48時間後の閉腹に向けてOAM管理を継続する。これでも閉腹できない場合は，いろいろな方法が他の文献で示されているので，そちらを参照されたい[1]。

## 3文まとめ

腹部大動脈瘤破裂の治療で気を付けなければならないことは，
①速やかに診断をして，大量輸血（の準備）を行うこと
②いつでも開胸大動脈遮断，開腹止血ができる準備をしておくこと
③Abdominal compartment syndromeに気をつけること
である。

◆文献
1）小川太志：腹部外傷の合併症と長期フォロー．救急・集中治療 22：767-780, 2010.

緊急対応　まずはこれをしよう

## 2　A型急性大動脈解離に対する人工血管置換術

神戸市立医療センター中央市民病院心臓血管外科　小山忠明

- A型急性大動脈解離は緊急手術を行わないと48時間以内に約半数の患者が死亡する，緊急手術が大前提の疾患である。
- 術前から大動脈解離により心タンポナーデ，大動脈弁閉鎖不全症，臓器血流障害といった致命的な合併症を引き起こしている場合も少なくなく，術前評価と治療戦略が重要となる。
- 解離した大動脈はきわめて脆弱であり，出血をさせない吻合が手術を成功させる重要なポイントとなる

### 人工血管置換術の手技は

❶ 術前評価
❷ 胸骨正中切開から人工心肺セットアップ
❸ 手術手技の決定
❹ 上行大動脈置換
❺ 弓部大動脈置換
❻ オープンステントを用いた弓部大動脈置換

の順番で進める。

# 1 術前評価

## 画像評価

- CTで見るべきポイントは
  ①心嚢液貯留の有無と程度，大動脈の最初の内膜亀裂（primary tear，エントリー）の場所
  ②主要分枝（冠動脈，弓部3分枝，腹腔動脈，上腸間膜動脈，腎動脈，総腸骨動脈から総大腿動脈）への解離の進展と血流障害（malperfusion）
  ③左右鎖骨下動脈，左椎骨動脈の起始異常の有無

> **One Point Advice**
>
> ▶ **A型急性大動脈解離で保存的加療が選択されるのは**
> ・解離腔が血栓閉鎖している
> ・上行大動脈の最大径が50mm以下でかつ解離腔の厚みが10mm以下
> ・心嚢液および臓器還流異常を認めない
> ・痛みがコントロールできる
> 以上をすべて満たした場合である。
>
> ▶ **心エコーで見るべきポイントは**
> ・大動脈弁逆流の程度と他の弁膜症の合併
> ・左室壁運動異常
> ・心嚢液の有無と変化

## 身体所見

- 痛みの評価は重要であり，痛みがコントロールできない場合は血圧の上昇による破裂のリスクが高まるため，鎮痛を強化する。
- 四肢の動脈拍動を評価し左右差がないかを確認して，拍動がない場合は色調と運動障害，感覚障害を評価する。

## 治療戦略

- 心タンポナーデによるショック症例では一刻も早く手術室へ搬送し人工心肺を確立する必要があるが，最低限の血行動態も保てない場合は救急外来でエコーガイド下に心嚢穿刺でドレナージを行う。
- 冠動脈左主管部への解離の進展によるショック症例では，血行動態が保てない場合は経皮的心肺補助装置を導入して，手術室に向かう前にカテーテルによる血行再建で左冠動脈の血流を確保すべきである。
- 下肢血流障害では人工心肺を確立後も虚血肢の血流が改善しない場合は，虚血肢の大腿動脈へ小口径（12〜15Fr.）の送血管を挿入するか，6Fr.のシースを末梢側に向かって挿入し，人工心肺の側枝と接続して血流を送る。

- 脳血流障害による意識障害合併例では年齢，意識障害の程度によっては手術適応を慎重に判断する必要がある。ミッドラインシフトを伴うような脳梗塞，出血性脳梗塞，重度の意識障害例では術後重篤な脳障害を高頻度で合併する。手術をする場合はprimary tearを含めた人工血管置換を速やかに行う必要がある。救急外来で大腿動脈から内頸動脈へのシャントを確立したり，人工心肺確立後に弓部分枝の脳分離送血を確立することも報告されているが，解離がそれより末梢に及んでいる場合は有効とはいえない。

# 2 胸骨正中切開から人工心肺セットアップ

## 胸骨正中切開

- 急性大動脈解離では，発症から人工心肺確立までの時間短縮が生命予後に大きく関わってくる。普段より胸骨正中切開から人工心肺導入までの時間短縮に心掛けることが重要である。
- 人工心肺回路は皮膚切開と同時に術野に上げて開始できる準備をする。心嚢液貯留例では静脈圧が上昇しており，胸骨上縁を横走する静脈の処理には注意が必要である。心タンポナーデによるショック症例では胸骨正中切開後，まず心膜に5mm程のピンホールを空けて，血圧の上昇を見ながらゆっくり心嚢液のドレナージを行う。血圧が100mmHg程度に上昇すれば，それ以上の心膜切開はその時点では行わないで胸骨切開部の止血を行い開胸器を装着する。

### One Point Advice

心タンポナーデでの心膜開窓を行う直前に，麻酔科医にカテコラミン使用の有無を確認し，使用している場合はそれ以上の増量，ショットによる静注を行わず，開窓後は速やかな減量を依頼する。そうでないとタンポナーデ解除後に著明な血圧上昇をきたし，大動脈破裂を引き起こす危険がある。

## 送血路の決定

### 大腿動脈送血

- 血管露出が容易であり，心タンポナーデ，破裂等でのショック症例では第一選択となる。
- 逆行性送血による偽腔送血を引き起こすリスクがあり，送血圧の上昇，臓器虚血には注意が必要である。その場合は以下に挙げる順行性送血に切り替える必要がある。
- 大腿動脈の血管径が細い場合は，両側からカニュラのサイズを下げて送血するか大腿動脈に8mm人工血管を吻合するなどの対応策が必要である。

### 腋窩動脈送血

- 小胸筋より遠位で露出する場合は，上肢を挙上する体位を取る必要がある。皮下の浅い部位に動脈があるため露出は容易であるが，血管径は細く，この部位だけで人工心肺の送血流量を出すのは困難である場合が多い。

- 小胸筋より近位で露出する場合は，通常三角筋と大胸筋の筋間からアプローチすると，筋肉を損傷することなく動脈に到達することが容易となる。鎖骨下静脈を尾側へ引き下ろすとその下に動脈を確認することができる。この部位は比較的皮膚から深く，直接送血カニュラを挿入すると解離を引き起こすリスクがあり，筆者は必ず8mmの人工血管を吻合している（図1）。

### 図1 右腋窩動脈への送血用人工血管の吻合

右腋窩動脈のsecond portionへ8mmの人工血管を端-側で吻合する。

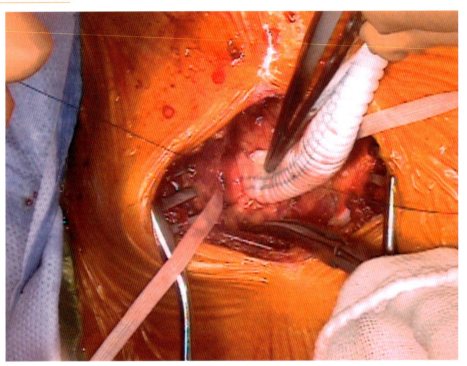

### 上行大動脈送血

- 上行大動脈からセルジンガー法で真腔にガイドワイヤを挿入して送血管を挿入する。送血管挿入後，直ちに人工心肺装置を開始できるように，まず脱血管を挿入しておくほうがよい順行送血であり，体温冷却の効率もよいが，ガイドワイヤを真腔に挿入するのが困難な症例もある。
- 通常，上行大動脈小弯側は真腔であることが多く，主肺動脈と接する部位で大動脈壁からの直接エコーガイド下に穿刺し，ガイドワイヤを真腔へ挿入する。通常穿刺前の止血用の糸かけは行わず，送血管を挿入して人工心肺開始後に血圧が下がった状態で，外膜が比較的しっかりしていれば固定用の糸を掛けてもよいが，冷却まで第一助手に送血管を支持してもらってもよい。

### 心尖部送血

- 急性解離で確実に順行性に真腔へ送血できる方法である。可能なら大腿動脈送血，右房脱血で人工心肺を低灌流量で確立しておいてから行うほうがよい。
- 送血管は20または22Fr.のストレートの脱血管を用いて，それに左室ベントカテーテル用の金属製のスタイレットもしくは挿管チューブ用のものを挿入してU字に曲げておく。心尖部を左手で挙上し，実際の心尖部よりやや側壁寄りの前面にメスで小切開を加えてケリー鉗子で切開孔を拡大し，U字に曲げておいた脱血管を上行大動脈まで挿入する（図2）。

### 図2 心尖部送血

20または22Fr.のストレートの脱血管に，左室ベントまたは挿管チューブで用いるスタイレットを挿入して，U字に曲げて心尖部から上行大動脈まで挿入する。

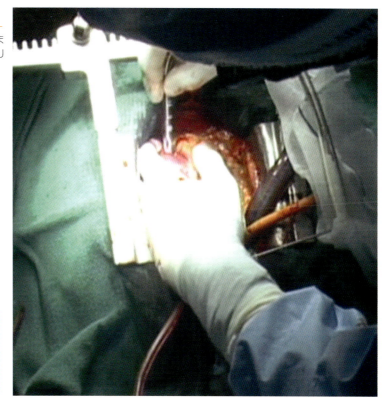

> **One Point Advice**
> スタイレット挿入部の脱血管にガーゼを詰めておくと，挿入時の逆血がコントロールできる。

- あらかじめ経食道心エコーの長軸像で左室流出路から上行大動脈を描出してもらっておくと，送血管が大動脈弁を通過するのがわかるので通過して5cmほど進めておけばよい。心尖部の脱転を解除して送血管を横隔膜面に固定しておく。

## 脳保護

- 脳保護には超低体温循環停止と順行性脳循環および逆行性脳循環による保護があるが，現在多くの施設が順行性脳循環による脳保護を用いており，その有用性も立証されているので，ここでは順行性脳循環での脳保護について述べる。

### 順行性脳循環の確立

- 目標体温に到達した時点で軽くTrendelenburg体位として，筆者らは脱血管から全身逆行性に500mL/分で送血を行いながら弓部を切開し，腕頭動脈から逆行性に血液が還ってきていることを確認して，15Fr.のフレキシブルカニュラを挿入して順行性脳循環を開始し全身逆行性送血を中止する。次いで左総頸動脈，左鎖骨下動脈の順に12Fr.のフレキシブルカニュラを挿入して，流量を身長に対する標準体重で換算して15m/kgで順行性脳循環を確立する。腕頭動脈にカニュラを挿入する際には慌てずに，入口部に粥腫等の病変がないことを確認する。
- 右鎖骨下動脈からの一側送血で行う場合は，弓部3分枝を起始部で遮断して，送血に用いた右鎖骨下動脈に吻合した8〜10mmの人工血管より送血する。手技が簡便で，術野に送血回路を取りまわす必要がないが，急性解離のように術前にWillis ringを確認できていない場合は不完全な脳循環となるリスクがある。また椎骨動脈系の血流が不十分となり脊髄保護効果も低下する。

### 温度と流量

- 温度モニタリングは直腸温または膀胱温で腹部臓器,脊髄温を代用し,鼓膜温または咽頭温で脳組織温度を代用している。筆者らは上行置換の場合は直腸温30℃,弓部置換では28℃で脳分離循環を確立している。送血流量は標準体重換算で15mL/kg/分で行い,送血の上限を1,000mL/分としている。

### 下半身循環停止

- 脳分離循環開始と同時に下半身循環停止となるが,温度による下半身循環停止時間の安全域に関するデータは乏しく[1],実際には臨床での経験則によるところも大きい。筆者らは過去の経験から直腸温30℃で60分,28℃で90分を下半身循環停止の安全限界と考えている。

## 3 手術手技の決定

- 基本的には上行に解離のエントリーがある場合は上行置換,それより遠位にエントリーがある場合は弓部置換を行うのが望ましい。筆者らは70歳以下ではエントリーの位置にかかわらず,解離が弓部大動脈以遠に及んでいる場合は弓部置換を第一選択としている。70歳以上ではエントリーの位置によって上行にある場合は上行置換,それより遠位では弓部置換としている。ただし急性大動脈解離は救命が第一の手術であり,術前状態が不良である場合はこの限りでなく,上行置換にとどめる場合もある。

## 4 上行大動脈置換

### 末梢側吻合

- 脳分離循環を確立した後,腕頭動脈分岐の1〜2cm中枢側で断端形成を行う。解離では血腫等で外膜とその周囲の層が不明瞭な場合も少なくないが,剥離の段階で吻合部以遠の外膜を損傷してしまうと術式の変更を余儀なくされるので注意が必要である。吻合予定の部位で内膜は離断し,外膜はそれより5〜10mm長く残して離断する。内膜側と外膜側にフェルトの帯を幅10mmで当てて,4-0ポリプロピレン糸で水平マットレス縫合を置いてフェルトを固定する。筆者らは内側のフェルトは外膜側と比較して肉薄のものを使用している。
- 人工血管は側枝付きの人工血管を用いて,側枝から2cmほど末梢で離断する。筆者らは4-0ポリプロピレン糸のU字縫合で4点固定してその間を連続縫合する。この際人工血管を1cmほどのbiteでとり,人工血管を外側に折り返す形で結紮し,縫合ラインが厚い面で形成されるように縫合する[2]。術者側の上1/4は縫合しないで残しておき,この部位から脳分離循環用のカニュラを出しておく。最後に人工血管の側枝へ送血管ラインを接

続して，500mL/分程度のlow flowで送血を開始して空気抜きを脳分離用のカニュラの出ている部位から行い，その後第3分枝から順に脳分離カニュラを抜去する。側枝からの送血をlow flowで行いながら残りの吻合を行い，終了後の側枝からの送血をfull flowとし復温を開始する。

## 中枢側吻合

- 異論はあるが，中枢の断端形成を筆者らは偽腔が血栓閉鎖していない場合は人工心肺開始後，ある程度冷却が進んだ後に上行大動脈を遮断して行っている。中枢側の断端形成は肺動脈と上行大動脈の間に血種が存在し，外膜と肺動脈の境界が不明瞭で，この部位の剥離には細心の注意が必要である。やや肺動脈寄りで血種の層を割っていきながら外膜の層を見つけて，少し距離を置きながら剥離するのがよい。
- Sino-tublar junction(STJ)の2～3cmほど末梢側で大動脈を離断し，解離腔に残存血栓がある場合はそれを完全に除去する。大動脈の内腔に1/2ガーゼを詰めておき，解離腔の壁にバイオグルーを刷毛タイプのアプリケーターを使用して薄く塗り，鑷子で外膜と内膜を圧着する（図3）。このときバイオグルーを過剰に注入すると解離腔で厚く固まってしまい壁の接着が不良となり，再解離のリスクも出てくる。
- 大動脈交連部まで解離が及んでいる場合は，バイオグルーで内膜と外膜を接着した後交連の直上を5-0ポリプロピレン糸のフェルト付きのU字縫合で固定し大動脈弁交連部のつり上げを行う（図4）。この後内側と外側に帯状フェルトを巻いて，4-0ポリプロピレン糸の水平マットレスと連続縫合の2層で断端形成を行う。この長く残した外膜が内反すると，より強固な断面を形成することができる（図5）。
- 人工血管の長さ決定は，末梢側を吻合した人工血管の中枢端を鉗子で遮断し，人工血管に圧をかけて引き延ばした状態で中枢側断端形成部の前面を基準に長さを決定し，人工血管の離断は斜め方向に前面に比して後面を短くするように行うと，遮断解除後の人工血管の折れ曲がりを防ぐことができる。
- 吻合は4-0ポリプロピレン糸を用いて後面をパラシュートで連続縫合し，そのまま術者サイドと反対方向に縫い上がっていく。このとき人工血管が中枢の断端形成した大動脈へ内挿する形で吻合すると止血効果が高い（図6）。

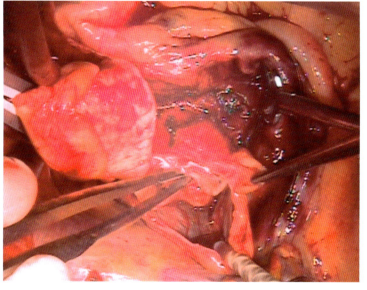

### 図3　大動脈基部の解離腔へのバイオグルー塗布

刷毛タイプのアプリケーターを用いて，解離腔の外膜側へバイオグルーを薄く塗り付ける。

### 図4　大動脈弁のつり上げ

5-0ポリプロピレン糸フェルト付きを用いて，解離した大動脈弁交連部を外膜と固定する。

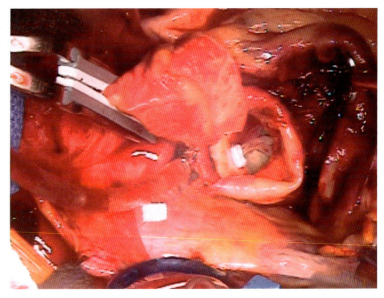

### 図5　中枢側断端形成

外膜を大動脈内腔側に折り返すように連続縫合して，強固な断端面を形成する。

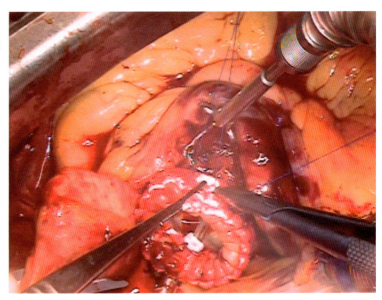

### 図6　中枢吻合

人工血管を断端形成した中枢側に内挿するように縫合する。

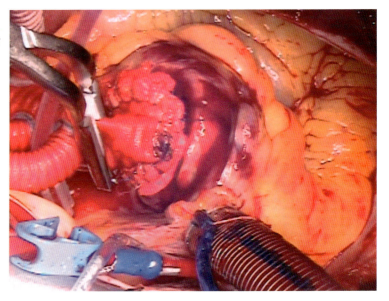

## 5 弓部大動脈置換

### 末梢側吻合

- 急性解離では弓部置換での末梢吻合部位は左鎖骨下動脈のすぐ末梢となる。末梢側を離断するとき，大弯側は左鎖骨下動脈の末梢直後で，小弯側はそれより少し手前で行う。解離では常に大動脈断端部は外膜に少し余裕をもって離断することで止血効果の高い断端面を形成することができる。筆者らは急性解離の弓部置換での末梢吻合はmodified elephant法[3]を用いている。弓部の4分枝人工血管の本管を7cmほど離断し，それを約半分の長さで内反させて下行大動脈に挿入する。外膜側は帯フェルトを巻き，最初に4-0ポリプロピレン糸のU字縫合を均等に4点かけて結紮する。このとき内層された人工血管が大動脈壁と均等に接着していることが重要であり，接着が不十分である場合はU字縫合を追加する。1/4周ずつ連続縫合して4点それぞれで結紮して糸を変える。縫合線を観察し接合が不十分を思われる箇所に追加縫合を行い，内挿した人工血管を引き出す（**図7a，b**）。この吻合では吻合ラインを邪魔するものがなく，人工血管と大動脈は均一な面で接着されるため止血効果はきわめて高い。
- 内挿した人工血管を引き出し4分枝付き人工血管と吻合する。このとき人工血管第3分枝からの距離を長くとりすぎると中枢吻合で上行大動脈部位の人工血管が折れ曲がることになるので，できるだけ短くしておくほうがよい。吻合は3-0ポリプロピレン糸の撚糸での連続縫合を行っている。この吻合が終了後，人工血管の側枝より下半身循環を再開する。通常筆者らはfull flowの70％前後で開始している。

### 弓部分枝再建

- 先に大動脈中枢吻合を行って，心拍動再開して弓部分枝の再建を行う施設もあるが，弓部分枝の吻合を先に行っても心停止時間は十分許容範囲にあり，筆者らはよほどの低左心機能症例を除いて弓部分枝再建を先行している。分枝再建の第3分枝は胸郭の深い症例では奥深く，また性状が不良である場合も少なくなく注意が必要である。外側に帯フェ

### 図7 末梢側modified elephant法

あらかじめ内反した人工血管を離断した下行大動脈内腔へ挿入し，4点固定した後，その間を連続縫合する。吻合が終わると内反した人工血管を外に引き出す。

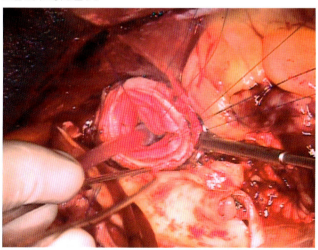
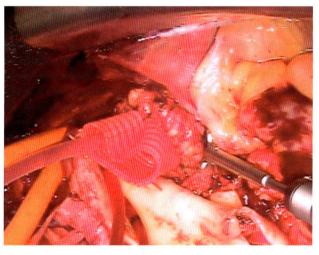

ルトを巻き人工血管を内層するよう後壁に1針U字縫合を置いて両サイドを連続で吻合する。第3分枝再建後に復温を開始し第2，1分枝と同様にして再建を行う。第1分枝では人工血管のサイズが通常10mmであり腕頭動脈はそれよりかなり大きな場合が多く，人工血管の後面を長くする舌状として吻合すると口径差を解消でき，人工血管のねじれを防ぐことができる（図8）。

## 中枢側吻合

- 中枢吻合は部分弓部置換と同様である。

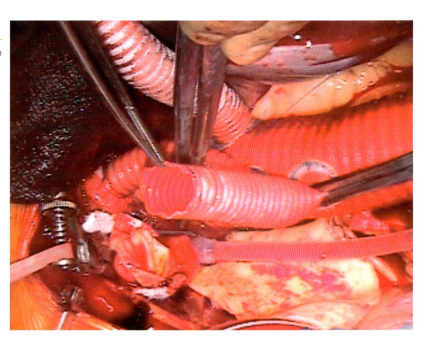

**図8　腕頭動脈の再建**
人工血管弓部分枝用側枝の後面が長くなるように斜めに切開して腕頭動脈との口径差をなくし，なおかつ吻合部の屈曲を防ぐことができる。

# 6 オープンステントを用いた弓部大動脈置換

- オープンステント（フローズンエレファント）は主にA型急性解離に対する弓部置換術の一部として加藤らによって1996年に報告されたが[4]，商業ベースの製品が発売されてからはその使用頻度は飛躍的に増加している。ただし従来の弓部置換に比べて注意すべき点もある。

## 術前準備

- 通常，鎖骨下動脈分枝のすぐ末梢からステントグラフトをランディングさせるが，吻合想定ラインより少なくとも1cm程度，非ステント部が必要である。ステント部の末梢は下行大動脈ができるだけストレートに降りてくる部位が少なくとも3cm程度確保できる部位であることが望ましく，そこまでの長軸の長さを測定して必要なステントの長さを決定する。ただし，末梢のランディングの高さが第8椎体のレベルを超えると対麻痺の

頻度が高くなるとされている。基準となるのは大動脈弁の高さで，これを超える高さまで挿入することは避けるべきである。ステントのランディング部位下行大動脈の偽腔も含めた径を測定し，それに対して90～100％の径のサイズを選択する。

## 末梢側吻合

- 弓部大動脈を第2と第3分枝の間で離断する場合は，あらかじめ左腋窩動脈をsecond portionで露出し，同部へ8mmの人工血管を端-側で吻合して前縦隔へ誘導しておく。大動脈を離断したらステントグラフトの先端を緩やかに曲げて，遠位弓部から下行大動脈のカーブに沿ってステントグラフトを挿入する。このときステントグラフトの位置決定にはさまざまな方法がある。経食道エコーガイド下に決定する場合は大腿動脈よりlow flowで送血を行いながら挿入する。大腿動脈からガイドワイヤを弓部まで挿入して，ステントグラフトにガイドワイヤを通してpull throughとして挿入する場合は透視下に行う場合が多い。筆者らは透視，エコーを用いないで，直視下で内膜に愛護的に挿入している。
- 挿入後は非ステント部を離断した大動脈より2cmほど長めに切り離して，外反して外膜に当てた帯フェルトとともに4-0ポリプロピレン糸の連続縫合で固定する（図9）。断端形成部に分枝付き人工血管を吻合し，側枝より下半身循環を再開する。

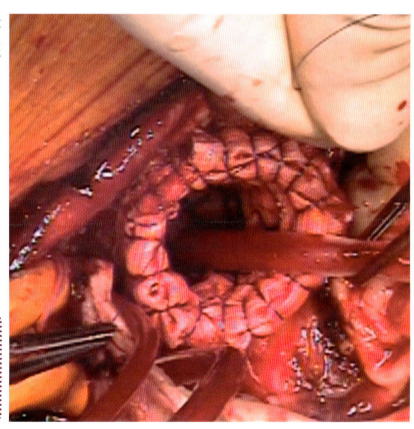

**図9 ステントグラフト末梢側断端形成**
ステントグラフト非ステント部を3分割して，離断した大動脈の外側へ折り返し，4-0ポリプロピレン糸で連続縫合して固定する。

### One Point Advice
4-0ポリプロピレン糸の連続縫合は外→内で運針すると，非ステント部の人工血管がきれいに外反できる。

## 弓部分枝再建

- 左鎖骨下動脈の再建は，通常の弓部置換と同様に再建する場合と，あらかじめ吻合した左腋窩動脈への人工血管と弓部人工血管の第3分枝と吻合する場合がある．後者の場合，人工血管の走行が蛇行して折れ曲がるリスクがある．筆者らは人工血管からの送血に第2分枝を使用し，人工血管の送血用の側枝を左鎖骨下動脈の人工血管と吻合している．これにより左鎖骨下への人工血管と胸骨との間に距離ができ，走行がスムーズとなる．この場合，左総頸動脈は人工血管の第3分枝と吻合し，腕頭動脈と人工血管の第1分枝を吻合する．

## 3 文まとめ

急性大動脈解離手術で注意すべきことは
①術前CTで内膜エントリーの位置，心嚢液の有無，主要分枝の血流をチェックし，人工心肺の送血路と術式を決定する
②診断から人工心肺開始までの時間をできるだけ短くする
③外膜をしっかり残して大動脈断端形成を行うことが出血しない吻合に繋がる
である．

### 参考文献

1) Englum BR, Andersen ND, Husain AM, et al：Degree of hypothermia in aortic arch surgery-optimal temperature for cerebral and spinal protection: deep hypothermia remains the gold standard in the absence of randomized data. Ann Cardiothorac Surg 2 (2)：184-193, 2013.
2) Tamura N, Komiya T, Sakaguchi G, Kobayashi T：'Turn-up' anastomotic technique for acute aortic dissection. Eur J Cardiothorac Surg 31：548-549, 2007.
3) Watanuki H, Ogino H, Minatoya K, et al：Is emergency total arch replacement with a modified elephant trunk technique justified for acute type A aortic dissection? Ann Thorac Surg 84：1585-1591, 2007.
4) Kato M, Ohnishi K, Kaneko M, et al：New graft-implantation method for thoracic aortic aneurysm or dissection with a stented graft. Circulation 94 (Suppl)：II188-193, 1996.

緊急対応　まずはこれをしよう

## 3　術後急変
（集中治療室における外科的対応）

北海道循環器病院　津久井宏行

▶心臓手術後の心肺停止への対応は，通常の心肺停止時の対応と異なるため注意が必要である。迅速な診断とBSL，緊急再開胸を日頃より学習しておくことが重要である。

**集中治療室における術後急変への外科的対応は**

❶ 心臓手術後の心肺停止への対応
❷ Basic life support(BSL)
❸ 緊急再開胸
(❹ 術後出血)
　　　　　　　の順番で進める。

## 1　心臓手術後の心肺停止への対応

- 心臓手術後心肺停止の発生率は，0.7～8.0％と報告されている(STS)。その内訳は，心室細動(VF)と心室頻拍(VT)が70％を占め，心停止(Asystole)が17％，無脈性電気活動(PEA)が13％である[1]。2017年にSociety of Thoracic Surgeonsより，心臓手術後の心肺停止に対する蘇生法(cardiopulmonary resuscitation；CPR)に関するexpert consensusが発表された[2]。**心臓手術後特有の状況に対するCPRは，通常のCPRと手順が異なるので注意が必要である。**
- これまでのガイドラインでは，心臓手術後のVF発症時には，胸骨圧迫による心マッサージ(external cardiac massage；ECM)施行後，除細動を1回試み，不成功の場合，再度，ECMと除細動を2分ごとに行うことが推奨されていた[3]。しかしながら，今回のexpert consensusでは，心臓手術後においては，心タンポナーデと出血に伴う循環血液量の低下が心肺停止の原因となることが多いため，ECMは無効として，5分以内の緊急再開胸の重要性が強調されている。ECMは，除細動やペーシングが速やかに(1分以内)に開始できない場合に，緊急再開胸までのbridgeとしての役割として捉える必要がある。

- 心臓手術後の心肺停止状態は，モニターのアラームによって発見されることがほとんどである。心肺停止状態が疑われた場合，心電図，動脈圧波形等を観察し，病態を把握する必要がある。VFもしくはVT，心停止もしくは高度徐脈，PEAの異なる3つの病態ごとに蘇生法のアルゴリズムが推奨されており，**図1**に示した。

### 図1　心肺停止状態が疑われた場合に推奨される蘇生法アルゴリズム

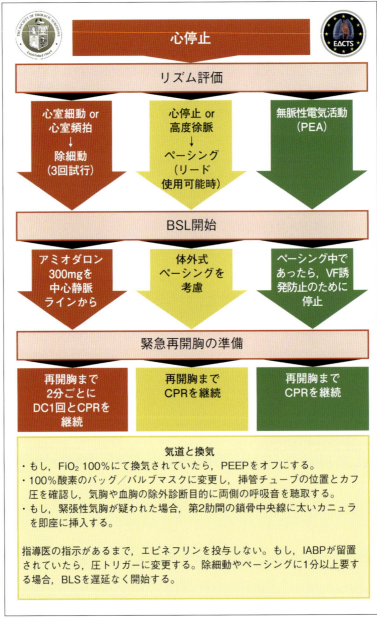

文献2)より引用，日本語訳は筆者による

## VF/VT

- VF/VT発生時には，除細動を連続3回まで施行し，無効の場合にECMを開始する．その後，アミオダロン300mgを中心静脈ラインから投与した後，緊急再開胸とする．再開胸できるまでの間は，2分ごとに除細動1回とECMを継続する．

## 心停止/高度徐脈

- 心臓手術後はペーシングリードが留置されていることが多いため，心停止/高度徐脈発生時には，ペーシングを試みる．DDDペースメーカを使用して，ペーシングレートは80〜100/分，出力は最大とする．ペースメーカ使用開始までに1分以上要する場合や，ペーシング無効時にECMを開始する．ペーシングリードが留置されていない場合には，体外式ペーシングを考慮するとともに，緊急再開胸とする．

## 無脈性電気活動(PEA)

- 無脈性電気活動(PEA)発症時には，ECMを開始する．ペースメーカが正しく機能していたにもかかわらず，PEA状態となることがある．ペーシングは継続されているため，心電図上，ペーシングスパイクが観察され，正しく機能しているかのように見えるが，VFを発症していることがある．この場合，一時的にペーシングを中止して，VFの有無を確認する必要がある．その後，速やかに緊急再開胸に踏み切る．
- 今回のexpert consensusでは，ECMよりも先に除細動とペーシングを優先すべきとされている点が特徴といえる．

## 除細動は何回まで試みるべきか？

- 緊急再開胸に踏み切るまでに，除細動は3回まで試みることが推奨されている．その理由としては，初回，2回目，3回目の除細動率は，それぞれ，78%，35%，14%と回を追うごとに低下するため，4回以上の除細動は効果が期待できないとされている[7]．

## ペーシング

- 心臓手術後はペーシングリードが留置されていることが多いため，心停止/高度徐脈発生時には，ペーシングを試みる．DDDペースメーカを使用して，ペーシングレートは80〜100/分，出力は最大とする．ペースメーカ使用開始までに1分以上要する場合や，ペーシング無効時にBLSを開始する．ペーシングリードが留置されていない場合には，体外式ペーシングを考慮する．
- ペースメーカが正しく機能していたにもかかわらず，PEA状態となることがある．ペーシングは継続されているため，心電図上，ペーシングスパイクが観察され，正しく機能しているかのように見えるが，VFを発症していることがある．この場合，一時的にペーシングを中止して，VFの有無を確認する必要がある．

# 2 Basic life support (BLS)

## 胸骨圧迫による心マッサージ(ECM)

- 心臓手術後における心肺停止時には，心タンポナーデと出血に伴う循環血液量の低下が原因となることが多いため，ECMは無効である。そのため，ECMは除細動やペーシングが速やかに(1分以内)に開始できない場合，緊急再開胸までのbridgeとしての役割として捉える必要がある。除細動やペーシングが無効な場合には，ECMを開始する。胸骨圧迫は100〜120回/分で行い，収縮期血圧が60mmHg以上になるように圧迫する。

## 気道確保

- 心臓手術後では気管内挿管中に心肺停止をきたすことが多いが，挿管されていない場合，直ちに挿管して，100%酸素の投与を開始する。同時に胸腔内圧を低下させ，静脈還流を容易にするため，呼気終末陽圧(positive end-expiratory pressure；PEEP)を中止する。挿管チューブの位置やカフ圧が適性であることを確認する。両肺野を聴診して，気胸や血胸の除外診断を行う。もし，気胸が疑われる場合，速やかにドレーンを挿入し，脱気する。

## 心臓手術後の心肺停止では，エピネフリン投与は推奨されない

- 心臓手術後心肺停止時においては，エピネフリン投与は推奨されていない。その理由として，エピネフリン投与後の高血圧が，さらなる出血を惹起する可能性があるためである。

## 大動脈内バルーンポンプ挿入下における心肺停止時の対応

- 心肺停止時には，心電図トリガーが無効となるため，圧トリガーに変更し，1：1アシストとする。

## 心肺停止時の人員配置 six key roles

- 心肺停止時には，以下の"six key roles"の役割分担を行った上で，BLSを行うことが推奨されている(図2)。事前にICUスタッフとともにトレーニングを行っておく必要がある。

## 図2 six key roles

① 胸骨圧迫による心マッサージ(external cardiac massage)
② 気道確保と呼吸(airway and breathing)
③ 除細動(defibrillation)
④ チームリーダー(team leader)
⑤ 薬物投与(drug administration)
⑥ ICU coordinator

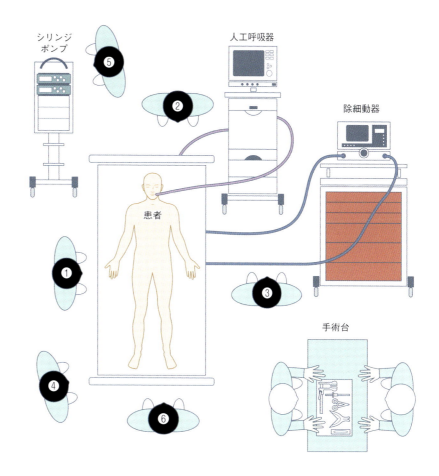

# 3 緊急再開胸

- 緊急再開胸は，心肺停止後の患者の20～50％に必要とされると報告されている。そのため，緊急再開胸が速かに施行できるように，常時，滅菌された緊急開胸セットをICUに準備しておく必要がある。緊急開胸セットには，メス，ワイヤ持針器，ワイヤカッター，開胸器，吸引チューブなどが最低限の備えられているべきである。
- 緊急再開胸は，表1の手順にて速やかに行う。

### 表1 緊急再開胸の手順

① 2～3名が清潔な術衣と手術用手袋を清潔操作にて着用する。Closed-glove technique を行うことで，通常の手洗いは省略しても構わない。
② ドレープを掛ける準備が整ったら，ECMを中止し，清潔操作にてドレープを掛ける。
③ 清潔野からのECMを再開する。
④ 手術器械の準備が整ったら，ECMを中断し，メスで皮膚切開し，胸骨に到達する。
⑤ すべての胸骨ワイヤをワイヤカッターで切断し，ワイヤ持針器で除去する。
⑥ 縦隔内の血腫を吸引にて，除去する。
⑦ 開胸器をかけて，胸骨を左右に開く。ここまでで心拍出が回復した場合，治療効果があったと判断する。
⑧ 心拍出が回復しない場合，バイパスグラフトの位置などの注意しながら，両手で用手的心マッサージ(internal cardiac massage)と，パドルを心臓に直接当てて，除細動を行う。
⑨ 心膜が閉鎖されている場合，注意深く，ゆっくりと切開し，心臓を目視できるようにする。
⑩ 上記の処置を行っても，心拍出量が回復しない場合は，体外循環の確立を行う(PCPS, IABP留置の項を参照)

# 4 術後出血

- 術後出血に伴う再開胸の発生率は，2.2～4.2％と報告されている。危険因子として，高齢，低体表面積，体外循環時間の延長，緊急手術などが指摘されており，再開胸を要した患者の予後は不良で，再開胸非施行症例と比較して，死亡率が通常の2～6倍に増加する[4]。再開胸を躊躇し，施行時期が遅延すると（術後12時間以上），死亡率が上昇することが指摘されているため，的確な判断が必要とされる[5]。

- 再開胸施行の判断基準として，KirklinとBarratt-Boyesによるドレーン出血量が参考になる（**表2**）[5]。しかしながら，ドレーン出血が収まった場合においても，心タンポナーデや胸腔内への血液流入が継続している可能性があるため，血行動態（血圧，中心静脈圧，心係数）や血液検査結果（血算，凝固因子），心エコー，胸部X線写真などにより，確実な診断を下すことが重要である。

- 術後出血の原因としては，外科的出血（surgical bleeding）と凝固因子破綻に伴う出血（coagulopathic bleeding）があり，その発症率は，それぞれ，56％と42％となっている[4]。実際の臨床現場では，その双方が同時に発症している場合もあることを認識する必要がある。

- 凝固因子破綻に伴う出血では，血液検査結果（血小板数，PT-INR，APTT，ACT，fibrinogen）を基に，プロタミンの追加投与，止血剤，血小板，凝固因子（FFP，遺伝子組換え活性型第Ⅶ因子製剤）の補充を適正に行うことで，止血を期待できる。プロタミンには抗凝固作用があるため，過剰投与には注意を要する。一方，外科的出血では，静脈からの出血であれば，経過観察にて止血できる可能性があるが，動脈性出血では自然止血は期待できないため，早急に再開胸する判断が必要となる。出血部位としては，カニレーション部位，術中切開部位（大動脈，心房），吻合部位，心外膜ペーシングリード刺入部位，内胸動脈採取部位，胸骨ワイヤ刺入部位，骨髄，心膜などが考えられる。閉胸の際には，これらの部位の止血確認を十分に行う必要がある。出血時に輸血製剤の使用による止血効果を期待して，大量輸血を行うと，それ自体が死亡率を上げること，出血継続中の不安定な血行動態に伴う多臓器不全の併発を考慮することが必要である。術後出血は，起こさないことが望ましいが，発生してしまった場合，遅延なく対応することが重要である。

**表2 Kirklin/Barratt-Boyesによる出血に対する再開胸基準**

1. ドレーン量
   - 術後最初の1時間で500mL/時間以上
   - 術後最初の2時間で400mL/時間以上
   - 術後最初の3時間で300mL/時間以上
   - 術後最初の4時間で合計1,000mL/時間以上
   - 術後最初の5時間で合計1,200mL/時間以上
2. 外科的要因が示唆される極端な出血の再開
3. 突然の大出血

文献5)より引用

◆文献

1) Ngaage DL, Cowen ME：Survival of cardiorespiratory arrest after coronary artery bypass grafting or aortic valve surgery. Ann Thorac Surg 88：64-68, 2009.
2) Society of Thoracic Surgeons Task Force on Resuscitation After Cardiac Surgery: The Society of Thoracic Surgeons Expert Consensus for the Resuscitation of Patients Who Arrest After Cardiac Surgery. Ann Thorac Surg 103：1005-1020, 2017.
3) Neumar RW, Otto CW, Link MS, et al：Part 8: adult advanced cardiovascular life support: 2010 American Heart Association Guidelines for Cardiopulmonary Resuscitation and Emergency Cardiovascular Care. Circulation 122 (18 Suppl 3)：S729-767, 2010.
4) Kristensen KL, Rauer LJ, Mortensen PE, et al：Reoperation for bleeding in cardiac surgery. Interact Cardiovasc Thorac Surg 14：709-713, 2012.
5) Čanádyová J, Zmeko D, Mokráček A：Re-exploration for bleeding or tamponade after cardiac operation. Interact Cardiovasc Thorac Surg 14：704-707, 2012.

## 緊急対応　まずはこれをしよう

# 4　経皮的補助循環装置（ECMO・IABP）の導入

九州大学病院心臓血管外科　牛島智基
九州大学大学院医学研究院循環器外科学　塩瀬　明

- 心臓外科医がECMO（extracorporeal membrane oxygenation）やIABP（intra-aortic balloon pumping）を必要とする場合は，時として緊急事態であることが多い。そのような場面では，適切かつ確実にECMO・IABPを導入し，一刻も早く循環の安定化を達成することが，救命の第一歩である。いざというときのために知識と心の準備をしておくことが必要である。

- ECMO・IABPに代表される補助循環治療は，有効な治療デバイスである一方で，その管理方法や合併症など，知っておくべき事柄も多い。補助循環装置の特徴を知り，そして使いこなすことができるようになって初めて一人前の心臓外科医であるといえる。

- 近年のECMO治療では，VAD（ventricular assist device）へのブリッジを考慮する症例や段階的離脱を試みる症例も増えており，より補助循環装置の果たす役割が拡大している。

### 経皮的補助循環装置の導入は

❶ IABPを使いこなす
❷ ECMOを使いこなす
❸ ECMO離脱困難症例への次の一手

に分けて解説する。

## 200字でまとめるKey sentence

● PCPSかVA-ECMOか
　本邦では，主に循環補助を目的とした動静脈アクセスによる遠心ポンプと人工肺を備えた閉鎖回路の循環補助装置がPCPS（percutaneous cardiopulmonary support）と広く呼ばれている。一方で，同装置を呼吸補助を目的として静脈アクセスで使用する場合には，ECMO（extracorporeal membrane oxygenation）と呼ばれる。しかし，国際的にはアクセス方法にかかわらず同装置をECMOと呼んでおり，本邦と海外では混乱が生じていると言わざるを得ない現状がある。本項では，国際的に活躍する若手医師が出現することを願い，ECMOという語に統一して進めたい。

# 1 IABPを使いこなす

## IABPを知る

- 詳細は成書に譲るとするが，IABPは次の2つの効果により，10～20％程度の心拍出量の増加を期待できるといわれる**(図1)**。
  ① **Diastolic augmentation**：拡張期のバルーン拡張により，大動脈圧拡張期圧を上昇させて冠血流を増加させる。
  ② **Systolic unloading**：拡張末期のバルーンの急速な収縮により，後負荷の軽減を図り，心仕事量と心筋酸素消費量を軽減させる。

図1　理想的なIABPによる大動脈圧波形

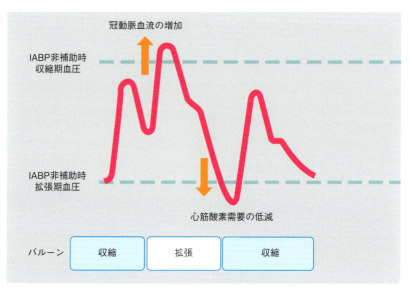

（ゲティンゲグループ・ジャパン株式会社提供資料より）

## IABPを導入する

- 可能な限り透視下で安全にバルーン先端が左鎖骨下動脈起始部遠位側に来るように留置する**(図2)**。
- 経食道エコーガイドも有効である。その際には，ガイドワイヤが確実に下行大動脈内にあることを確認し，大動脈バルーンを挿入する。エコーガイド下に先端位置も決定する。
- 術前CTで，大動脈の走行・動脈硬化の程度を把握し，左右どちらの大腿動脈にアプローチしたほうがよいかを検討しておく。併せて，解離性病変や大動脈瘤のないことを確認しておくことも重要である。有意な大動脈弁閉鎖不全症の合併も，IABPの禁忌である。

### 図2　適切な位置に留置されたIABP

矢印：先端マーカー

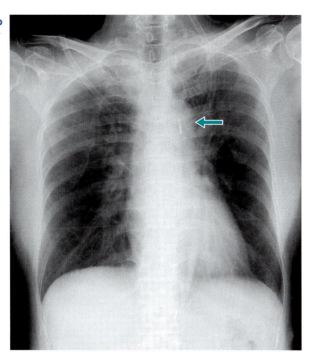

> **One Point Advice**
>
> IABP用の大動脈バルーンには複数のサイズと長さがある。サイズミスマッチは腹部臓器血流不全をきたす可能性もあり注意を要す。

## 1歩先行くテクニック

ハイリスク症例においては，手術に先立ち，大腿動脈に圧ラインを確保し，いざという時にガイドワイヤを用いて入れ替える準備を検討しておく。症例によっては大腿動脈へのアプローチ自体が不適切/不可である症例もあろう。そのような場合には上肢からのアプローチもあらかじめ念頭に入れておく必要がある。

## IABPから離脱する

- 離脱基準は，成書や各施設の基準に譲ることとする。離脱に際し，通常はカテーテル抜去後に刺入部を十分に圧迫止血することで止血可能である。しかし，1週間以上のIABP管理例では，圧迫止血では抜去後に刺入部の仮性動脈瘤を形成することが懸念されるため，外科的血管修復を考慮する。

# 2 ECMOを使いこなす

## ECMOを知る

- ECMOを導入するにあたり，呼吸・循環補助の目的に合わせてVA-ECMOとVV-ECMOを選択する。これらの特徴を以下にまとめる(**表1**)。ECMOに関する各種ガイドラインがELSO(Extracorporeal Life Support Organization)のホームページで紹介してあり，参考にするとよい[2]。

### 表1 VA-ECMOとVV-ECMOの特徴

|  | VA-ECMO | VV-ECMO |
| --- | --- | --- |
| 目的 | 呼吸・循環両方の補助が可能 | 呼吸補助のみ |
| 適応病態 | 循環不全・低心拍出状態 | 重症呼吸不全 |
| 送血側カニュレーション部位 | 動脈：大腿動脈・鎖骨下動脈・総頚動脈など | 静脈：大腿静脈・内頚静脈・鎖骨下静脈など |
| 脱血側カニュレーション部位 | 静脈：大腿静脈・内頚静脈・鎖骨下静脈など | 静脈：大腿静脈・内頚静脈・鎖骨下静脈など |
| 全身血流 | ECMO流量＋自己心拍出量 | 自己心拍出量のみ |
| 心臓への補助効果 | 右室前負荷の軽減と左室後負荷の増大<br>送血部位や補助流量により冠血流の酸素飽和度が異なる | 心臓への前負荷・後負荷は変わらない<br>冠動脈へは酸素化血を含んだ血液が流れる |
| 脳循環への影響 | 送血部位や補助流量により脳血流の酸素飽和度が異なる | 自己心拍出に由来する血液が灌流する |

VA-ECMO：Veno-arterial ECMO　　VV-ECMO：Veno-venous ECMO

### One Point Advice

大腿動脈送血によるVA-ECMOでは，逆行性に送血されるECMO血流と自己心から拍出される血流が，両者のバランスにより混合する位置(**mixing point**)が変わる(図3)。ECMO補助中であっても，必要に応じ，人工呼吸器設定を調整する必要がある。特に，高度の呼吸不全を合併した場合では，大動脈中枢側からの分枝(特に冠動脈血流と脳血流の一部)には酸素化不良な血液が灌流するので，注意を要する。

### 図3 VA-ECMOのmixing point

a. 大動脈弓部でECMO血流と自己心拍出の血流が混合する場合。
b. 低心機能例。上行大動脈内で血流が混合する。脳血流はECMO血流優位となる。
c. 心機能回復例。下行大動脈内で血流が混合する。脳血流は自己心拍出の血流が優位となる。冠血流のほとんどは自己心拍出の血流に由来する。

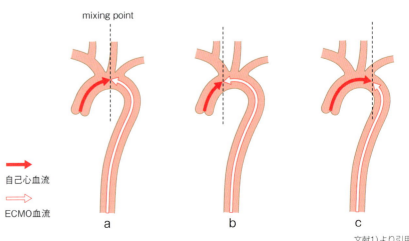

文献1)より引用

## ECMOを導入する

- ECMO導入にあたり，最も重要なことはカニュラサイズの選択とカニュレーションである。

### カニュラサイズの選択

- 体表面積や年齢，性別などに合わせて症例ごとに適切なカニュラを選択する。
- 各施設で使用可能なカニュラのサイズ（外径と長さ，側孔の位置）を知っておくことが重要である。
- 標準使用するカニュラサイズを決めておくと緊急時にも慌てなくてすむ。
- 術前検査の時点で大腿動静脈の径を知っておくとカニュラ選択の参考となる。

### カニュレーションとカニュラ先端位置の決定（図4・5）

- 透視下またはエコー下にガイドワイヤが血管内にあることを確認する。
- ダイレーター操作のたびに，ワイヤをスムーズに動かすことができるのを確認することを忘れてはならない。ワイヤがねじれたり折れ曲がったりした場合には，ワイヤの交換を考慮すべきである。
- VA-ECMOの動脈カニュラの先端位置は総腸骨動脈領域で十分であり，逆に深すぎると，動脈屈曲に当たってしまい送血圧が高くなってしまうこともある。静脈カニュラは可能な限り右房内（または上大静脈）まで進めると良好な脱血が得られる。

### 図4　VA-ECMOのカニュラ位置

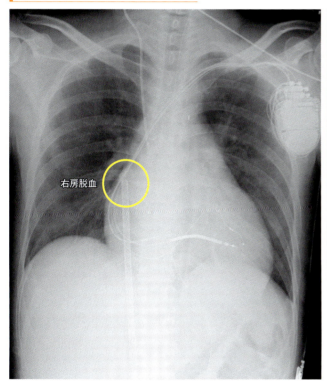
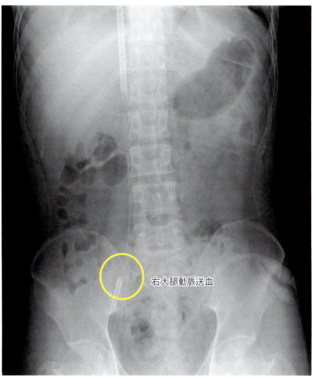

### One Point Advice

- ▶腸骨動脈の蛇行が強い場合や石灰化が強い場合に，動脈カニュラを深く挿入することによる血管損傷の懸念があるため，カニュラの側孔が血管内に入る位置まででとどめたほうがよいことがある。
- ▶カニュラの位置調整に際し，内筒を抜いた状態でカニュラを先進させることは決して行ってはならない。血管損傷や心臓損傷の原因になり得ることを知っておくべきである。

### 図5 VV-ECMOのカニュラ位置

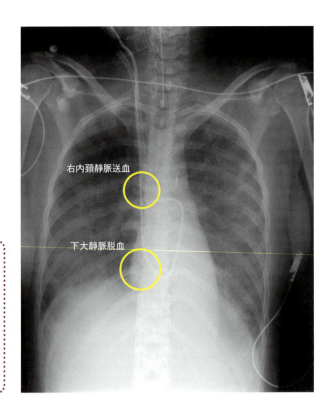

**One Point Advice**

リサーキュレーションを避けるために，カニュラ間の距離を十分にとることが重要である。カニュラ間の距離を10〜12cm以上となることを目安にしている。

---

## 200字でまとめるKey sentence

● リサーキュレーション re-circulation

　VV-ECMOにおいて，ECMOから送血された血液と全身からの静脈血とが混合し，再び脱血カニュラから脱血されることをリサーキュレーションという。リサーキュレーションの割合が多いと，ECMOによる補助効率が低下する。リサーキュレーション率は以下の理論式で導かれる。

> リサーキュレーション率
> ＝（脱血側酸素飽和度－混合静脈血酸素飽和度）／（1－混合静脈血酸素飽和度）

通常のリサーキュレーション率は30〜50％程度が目安である。

---

## 1歩先行くテクニック

　ECMO導入時に，全身状態や緊急度によっては経皮的に血管にアクセスできないことがある。その際にはカットダウン法により血管に到達することを試みることを躊躇してはならない。救命のためには，一刻も早い補助循環装置の確立が求められる。皮膚切開のみでも，触診で血管を感じることができることもしばしばである。まずは，鼠径部の解剖に精通しておくことも，心臓外科医の心得のひとつであるといえる。また，心肺蘇生中では，静脈圧も上昇しており，動脈か静脈か迷うことがあり注意が必要である。

## ECMOを管理する

- ECMOを管理する上でポイントとなる点を列挙する。

### 流量

- VA-ECMOでは，全身管理に必要十分なECMO血流を確保することが重要である。一般に混合静脈血酸素飽和度が75％を超える体灌流が最低限必要であり，かつ多臓器不全をきたさない流量を出す必要がある。至適流量は，ビリルビン値，腎機能/尿量，乳酸値などから総合的に判断する。肝不全・腎不全・感染を合併すると，より多くの流量が必要である。
- 前述のmixing pointを念頭に置いた流量バランスを設定することが重要である。

### 下肢虚血

- 動脈カニュラ挿入側の末梢側下肢の虚血が疑われる場合には，回路側枝からの順行性下肢送血をすることを躊躇してはならない。通常は4〜6Fr.シースを用いる。
- 静脈カニュラ挿入側の末梢側下肢で，静脈うっ滞により循環不全をきたすことがある。下肢径や色調を慎重に観察することが重要である。

### 溶血

- 高度の溶血では，ヘモグロビン尿となりピンク色〜褐色を呈する。LDHの上昇もよい指標であるが，溶血以外の要因でも上昇するため注意が必要である。血漿遊離ヘモグロビン値の測定は溶血の有無の診断に有効である。カットオフ値を超える場合には，溶血の原因を検索するべきである。

#### One Point Advice

ECMO作動中の出血性合併症は，管理を不安定化させる最大の要因となる。積極的に止血を試みるべきであり，止血困難な状態が続くことはECMO管理を維持できないことを意味する。

## トラブルシューティング

### 十分な流量が出せない場合にどうするか

- 流量が出せない原因が，脱血側か送血側か，またはポンプかを評価する。

### 1歩先行くテクニック

送血側や脱血側の回路内圧のモニタリングが，不安定なECMO流量の原因検索に役立つことがしばしばである。至適回路内圧の目安を知っておくことが重要である。

| 至適送血側回路内圧 | 250〜300mmHg |
|---|---|
| 至適脱血側回路内圧 | −50〜−100mmHg |

- まずは，ポンプが正常に動作していること，機械的閉塞などの回路トラブルのないことを確認する．次いで，循環血液量が不足していないかどうかを評価する．循環血液量不足は，多くの場合でチャタリング（回路が揺れる現象）が生じるため，容易に判断できる．
- 次いで，循環血液量が十分であるのに，流量が出ない場合は脱血カニュラのサイズ不足（もしくは脱血カニュラ先端の血栓閉塞）を考える．脱血カニュラのサイズ不足の場合には，サイズアップもしくはカニュラ追加を行うことで解決する．
- 必要流量を出すのに送血側回路内圧が高値である場合には，サイズアップもしくはカニュラ追加を検討する．送血側回路内圧が上限以上である場合には，しばしば溶血を伴う．

### VV-ECMO中のリサーキュレーションが多い場合にどうするか

- カニュラ間の距離を離すことで解決することが多い．その他，過剰なECMO流量や過度の頻脈，心拍出量の低下によってもリサーキュレーションが増加する．原因検索を行い，適切な治療を行う．

#### One Point Advice
ECMO作動中に中心静脈にアクセスする手技では，空気を引き込まないように細心の注意を払う必要がある．ダイレーションやカニュラの挿入時には，ECMO流量を一時的に低流量にすることを勧める．

## ECMOから離脱する

- 一般に，ECMOによる補助が完全補助の30％未満となれば，理論上はECMOからの離脱が可能である．
- 動脈カニュラは，経皮的カニュレーション・カットダウン法にかかわらず，外科的抜去および血管修復を行うことを勧める．ここでも，鼠径部の解剖に精通しておくことが重要である．同時に血栓除去術を行い，末梢側への血流に問題のないことを確認する．
- 静脈カニュラは，原則，経皮的に抜去が可能である．静脈血管が露出している場合には，purse-string sutureによる抜去部閉鎖によりカニュラを抜去する．

#### One Point Advice
心臓に注目してしまう傾向にあるが，肺の評価を忘れてはならない．肺機能の回復が心機能に遅れているようであれば，VV-ECMOへの移行も考慮する．

### VA-ECMOからの離脱
- 心機能の回復が前提であることはいうまでもない．強心薬・昇圧薬の投与のもと，慎重にECMOからの離脱に向けてオフテストを行う．IABPのみの循環補助に移行することが多く，段階的に補助循環からの離脱を計画する．

### VV-ECMOからの離脱
- 原則，心機能には問題がないため，離脱のためには自己肺のガス交換能を評価すればよい。適切な人工呼吸器設定のもと，スウィープガス流量を最低流量もしくは停止させ，酸素化能と換気能を評価する。

## 1歩先行くテクニック

カニュラ抜去と同時に末梢側下肢の血栓除去術を行うことを躊躇してはならない。虚血や血液うっ滞により小血栓を形成していることをしばしば経験する。

## 3 ECMO離脱困難症例への次の一手

- VA-ECMOからの離脱が困難もしくは長期管理が必要となる場合には，開胸手術によるcentral ECMOもしくはVADへの移行を検討する。
- 検討するタイミングのおよその時期は，VA-ECMO導入から5～10日を目安とする。
- 原則，人工心肺使用に耐えうる全身状態かどうか，脳合併症や出血性合併症を有していないかにより，次の一手をVADかcentral ECMOかを総合的に判断する。
- さらに，本邦においてもImpella®が使用可能となり，経皮的補助循環装置の選択も多岐にわたり，症例に応じた治療戦略が重要となる。

## 3文まとめ

経皮的補助循環装置(ECMO・IABP)の導入では，
①ECMO管理の成功には，全身管理に必要十分なECMO流量を確保することが第一である
②効率のよいECMOによる循環補助を実現するためには，適切なカニュラサイズとカニュラ位置が不可欠である。
③ECMO管理中の出血性合併症に対しては積極的に止血を図るべきである。

◆文献

1) 赤嶺 斉, 新見能成：ECMOの生理学：心肺補助における呼吸循環生理の理解が不可欠. INTENSIVIST 5：274, 2013.

2) Extracorporeal Life Support Organization Guidelines. (https://www.elso.org/Resources/Guidelines.aspx)

# 謝辞

　多忙を極めるなか，実践的マニュアルに相応しい内容の執筆を担当して下さった共著者の皆様に心から感謝いたします。さらに，度重なる内容チェックに最後までお付き合いいただき，ありがとうございました。教科書ではなく現場で役立つ本を作りたいという編者の意図をよく理解して，オリジナリティのある内容を提供してくださいました。各自の日常プラクティスがそのまま記された貴重な資料として，修練医の愛読書となることでしょう。企画から発刊まで時間がかかり，お蔵入りするんじゃないかとご心配をおかけしましたが，皆様のご尽力でここまでたどり着きました。

　また，さまざまな施設の心臓血管外科医や麻酔科医，そして日本心臓血管外科学会U-40のメンバーから本書がより実践的な内容になるための貴重なご助言やアイデアをいただきました。この本は心臓血管外科医療の発展を真剣に考える我々のソサエティの熱い思いが結実したものです。

　私が心臓血管外科の素晴らしい修練を受け，患者さんに喜んでもらえる医療を提供できるのは，海外の病院を含め，いままでお世話になったすべての同僚や指導者の皆さんのお陰です。働いた施設は違っても，研究会や学会，あるいは論文や教科書を通じて，沢山の方が私の先生となってくださいました。そして今も沢山のことを学び続けています。皆様のこれまでのご厚意に感謝しつつ，今後のご愛顧を改めてお願い申し上げる次第です。

　この本を企画し，さまざまな困難を乗り越えて粘り強く編集作業を担当して下さった，メジカルビュー社編集部の高橋範子氏，間宮卓治氏に御礼を申し上げます。慣れない編者の気儘なリクエストにかなり柔軟に対処して下さったお陰で，一風変わった面白い実践書が出来上がりました。

　最後に，いつも刺激と安らぎに満ちた幸福を与えてくれる，友美と理奈に最大の感謝を述べるべきでしょう。二人の笑顔は私の活力です。これからも，この本と同じく「一風変わった」人生が待ってますので，引き続きお付き合いをよろしくお願い申し上げます。

2019年1月　神戸にて
岡本一真

# 索引

## あ-お

| | |
|---|---|
| 石丸分類 | 239 |
| 医療従事者指導 | 91 |
| 右冠動脈末梢への吻合 | 170 |
| 右心耳 | 27, 30 |
| 右房形態 | 246 |
| 右房切開 | 201 |
| 右房閉鎖 | 205 |
| 永久ペースメーカ植込み術 | 92 |
| 腋窩鞘 | 241 |
| 腋窩動脈 | 123, 124, 240, 263 |
| エコーガイド下穿刺 | 60 |
| 枝処理 | 139 |
| 枝の分岐形態 | 132 |
| エンドリーク | 243, 244 |

## か-こ

| | |
|---|---|
| 開胸器の装着 | 8 |
| 回旋枝への吻合 | 170 |
| ガイドワイヤの扱い | 73 |
| 開腹人工血管置換術 | 212 |
| 下縁欠損型 | 248 |
| ――における下縁形成術 | 250 |
| 各吻合時の無血視野確保 | 171 |
| 下肢虚血 | 285 |
| 下肢静脈瘤手術 | 58 |
| 画像評価 | 262 |
| 下腿3分枝以遠 | 75 |
| 下大静脈 | 27, 30 |
| カテーテル先端の向き | 227 |
| カテーテル挿入 | 61 |
| カニュラ抜去 | 13, 14, 37 |
| カニュレーション | 25, 29, 40 |
| 下半身循環停止 | 266 |
| 冠動脈の確認 | 168 |
| 冠動脈バイパス術 | 166 |
| ――におけるドレーン留置デザイン | 50 |
| ――の投薬 | 145 |
| 顔面静脈の結紮・切離 | 125 |
| 機械弁 | 185, 187, 188 |
| 気道確保 | 276 |
| 基本貼付薬 | 144 |
| 基本点滴薬 | 144 |
| 基本内服薬 | 144 |
| 逆行性心筋保護 | 33 |
| 救急外来で行うべきこと | 255 |
| 急性大動脈解離 | 261 |
| 弓部大動脈置換 | 269 |
| オープンステントを用いた―― | 270 |
| 弓部分枝再建 | 269, 272 |
| 胸郭外穿刺 | 97 |
| 胸骨圧迫による心マッサージ(ECM) | 276 |
| 胸骨下(前縦隔ドレーン)のデザイン | 48 |
| 胸骨下ドレーン側孔 | 51 |
| 胸骨骨折面からの出血 | 42 |
| 胸骨骨膜の止血 | 8 |
| 胸骨周辺の止血確認 | 16 |
| 胸骨正中切開 | 2, 263 |
| 胸骨切開部の確認 | 42 |
| 胸骨縦切開 | 6 |
| 胸骨閉鎖 | 18 |
| ――後の出血量確認 | 44 |
| 胸骨ワイヤ | 19, 43 |
| 胸腺の分離 | 9 |
| 胸部ステントグラフト内挿術(TEVAR) | 234, 238, 243 |
| 胸膜 | 129 |
| 局所麻酔 | 82, 94 |
| 緊急再開胸 | 277 |
| 空気除去 | 36 |
| グラフト | 107, 175 |
| ――血流測定 | 115 |
| 経食道心エコーによるチェック | 198, 205 |
| 頸切痕上部の剝離 | 4 |
| 頸動脈 | 124 |
| 経皮的補助循環装置 | 279 |
| 血管評価 | 81 |
| 血管部位別のカテーテル選択 | 72 |
| 血管部位別の血栓除去 | 74 |
| 血管吻合 | 111, 114 |
| 血管攣縮 | 97 |
| 血管露出 | 70 |
| 血腫で圧迫されたときの対処法 | 97 |
| 血流再開 | 115 |
| 血流遮断 | 112 |
| 剣状突起背部の剝離 | 5 |
| 抗凝固のタイミング | 148 |
| 後尖側の糸かけ | 184 |
| 後側方開胸アプローチ | 251 |
| 高度徐脈 | 275 |
| 後腹膜 | 214, 222 |

## さ-そ

| | |
|---|---|
| 再灌流症候群 | 77 |
| 最終血管造影 | 232 |
| 採取姿勢 | 128 |
| 鎖骨下クラッシュ症候群 | 103 |
| 鎖骨下静脈造影 | 93 |
| 鎖骨下動脈 | 123 |
| 鎖骨胸筋筋膜 | 241 |
| 左房切開 | 177, 191 |
| 左房閉鎖 | 188, 198 |
| 三尖弁 | 202 |
| ――への人工弁輪縫着 | 204 |
| 三尖弁形成術 | 200 |
| 三尖弁輪への糸かけ | 203 |
| シース挿入・抜去 | 97, 227, 233 |
| ジェネレータ接続 | 100 |
| 自家静脈を用いた末梢動脈バイパス術 | 104 |
| 止血 | 7, 13 |
| 止血後の管理 | 258 |
| 止血薬の比較 | 40 |
| 膝窩動脈 | 75, 120 |
| 遮断解除 | 111 |
| 視野展開 | 155, 158, 180, 191, 201, 214 |
| シャント血流を遮断する行為 | 90 |
| シャント作製 | 81 |
| シャント造設術 | 79 |
| 手術終了後のグラフトサーベイランス | 116 |
| 出血コントロール | 74 |
| 出血に対する再開胸基準 | 278 |
| 術後圧迫 | 65 |
| 術後急変 | 273 |
| 術後出血 | 278 |
| 術後の心房細動 | 149 |
| 術中出血のコントロール | 38 |
| 主要血管のテーピング | 23 |
| 循環停止の際の注意点 | 209 |
| 順行性心筋保護 | 33 |
| ――カニュラ抜去部からの出血 | 41 |
| 順行性脳循環の確立 | 265 |
| 上行大動脈 | 24, 29 |
| ――送血 | 264 |
| ――置換術 | 206, 266 |
| 焼灼 | 62 |
| 上大静脈 | 27, 30 |
| 消毒 | 94 |
| 上部静脈洞欠損型 | 248 |
| 静脈グラフト | 108, 113 |
| 静脈血の瀉血 | 78 |
| 静脈側の吻合口を整える | 113 |
| 静脈の経路作成 | 109 |
| 静脈表面外膜剝離 | 86 |
| 静脈瘤切除 | 64 |
| 除細動は何回まで試みるべきか？ | 275 |
| ジルチアゼム | 149 |
| 心機能評価 | 80 |
| 心筋保護 | 153, 177, 191, 201 |
| ――液 | 34 |
| ――カニュラ留置 | 33 |
| 神経ブロック | 82 |
| 人工血管 | 88 |
| 人工血管置換術 | 261 |
| 人工血管中枢吻合 | 219 |
| 人工血管末梢吻合 | 220 |
| 人工心肺 | 22, 31, 36, 208, 263 |
| 人工弁 | 161, 163, 185, 187 |
| ――への糸かけ | 162, 186 |
| 人工弁(輪)縫着 | 163, 186, 197, 204 |
| 人工弁輪のサイズ選択 | 196, 204 |
| 心室リード | 97, 98 |
| 真性大動脈瘤 | 235 |
| 心尖部送血 | 264 |
| 心臓血管外科周術期の投薬 | 143 |
| 心臓後面の出血確認法 | 39 |
| 心臓手術後の心肺停止への対応 | 273 |
| 深大腿動脈 | 74 |
| 心停止 | 275 |
| 心嚢腔ドレーン | 46, 51 |
| 心嚢内洗浄 | 17 |
| 心肺停止時 | 276 |
| 心房・心室の最終的なリード位置 | 102 |
| 心房切開 | 247 |
| 心房中隔欠損閉鎖術 | 245 |
| 心房内形態 | 247 |
| 心房リード留置 | 99 |
| 心膜切開 | 10 |
| ――とつり上げ | 11, 167 |
| 心膜閉鎖 | 17, 175 |
| スケルトナイズ | 130 |
| スタチンの使い方 | 148 |
| スタビライザーの固定 | 170 |
| ステントグラフト | 236 |
| ――内挿術 | 224, 234 |
| ――のmigration | 244 |
| 脊髄障害 | 243 |
| 切開線での出血コントロール | 74 |
| 前尖部弁輪への糸かけ | 183, 184 |
| 浅大腿動脈 | 74, 119 |
| 前壁血管への吻合 | 171 |
| 造影用ルート | 76 |
| 総頸動脈の露出 | 242 |
| 送血管の挿入 | 246 |
| 送血管留置部への糸かけ | 26 |
| 送血路の決定 | 207, 263 |
| 総大腿動脈 | 117, 118 |
| 総腸骨動脈の確保 | 216 |
| 僧帽弁 | 191, 192 |
| ――形成術 | 190 |
| ――前尖の切除 | 180 |
| ――置換術 | 176 |
| 僧帽弁輪とヒンジの関係 | 193 |
| 足背動脈との末梢吻合の実際 | 114 |

## た-と

| 項目 | ページ |
|---|---|
| ターゲット血管の出し方 | 117 |
| 体外循環確立 | 153, 177, 191, 201 |
| 体外循環戦略の策定 | 23 |
| 体外循環離脱 | 165, 189, 199, 205 |
| 大胸筋三角筋溝の脂肪組織 | 96 |
| 対側脚留置 | 231 |
| 対側ゲートの選択 | 230 |
| 大腿静脈からの瀉血 | 77 |
| 大腿深動脈 | 119 |
| 大腿動脈遮断における遮断鉗子の使い方 | 110 |
| 大腿動脈送血 | 263 |
| 大腿動脈の露出・剥離 | 106, 237 |
| 大動脈解離 | 235 |
| ——手術の投薬 | 146 |
| 大動脈遮断 | 34, 208, 217 |
| ——解除 | 35, 211 |
| 大動脈切開 | 154 |
| 大動脈造影 | 228 |
| 大動脈置換術の投薬 | 146 |
| 大動脈中枢側吻合 | 210 |
| 大動脈の露出 | 174 |
| 大動脈閉鎖 | 164 |
| 大動脈弁狭窄症 | 156 |
| 大動脈弁置換術 | 152 |
| 大動脈弁の切除 | 157 |
| 大動脈弁のつり上げ | 268 |
| 大動脈弁閉鎖不全症 | 156 |
| 大動脈末梢側吻合 | 208 |
| 大伏在静脈 | 107, 109, 135 |
| 脱血管の挿入 | 246 |
| タッチアップ | 231 |
| タバコ縫合 | 226 |
| 単純X線写真による石灰化評価 | 112 |
| 中枢側断端形成 | 268 |
| 中枢側動脈の血栓除去 | 75 |
| 中枢側の処理 | 141 |
| 中枢側吻合 | 110, 173, 174, 207, 267, 268, 270 |
| 中枢大動脈 | 215, 217 |
| 中枢動脈露出 | 105 |
| 中枢皮下組織の剥離 | 84 |
| 中枢部採取 | 128 |
| 直接閉鎖術 | 249 |
| 追加縫合 | 15 |
| 動静脈確保（手関節部） | 84 |
| 動静脈吻合 | 85 |
| 橈側皮静脈カットダウン | 95, 96 |
| 動脈血栓除去術 | 68 |
| 動脈遮断 | 110 |
| 動脈のテーピング・切開 | 71, 111 |
| ドレーピング | 3 |
| ドレーン抜去のタイミング | 55 |
| ドレーン留置 | 15, 45 |

## な-の

| 項目 | ページ |
|---|---|
| 内胸動脈 | 126 |
| 内シャントチューブの挿入 | 172 |
| 内側アプローチ | 119, 121 |
| 内腸骨動脈再建 | 221 |
| 内服薬の確認 | 93 |
| 二次孔欠損型の直接閉鎖術 | 249 |
| 脳梗塞 | 243 |
| 脳神経合併症予防 | 147 |
| 足背動脈バイパス術 | 104 |
| 鼠径部切開 | 105, 226 |
| 蘇生法アルゴリズム | 274 |
| 脳保護 | 265 |

## は-ほ

| 項目 | ページ |
|---|---|
| バイパスグラフト採取 | 126, 135 |
| 剥離 | 139 |
| パッチ閉鎖術 | 250 |
| バルーン拡張 | 231 |
| バルーン遮断 | 112 |
| 皮下組織の切開 | 3 |
| 皮下ドレーンの留置 | 21 |
| 膝上膝窩動脈 | 119 |
| 膝下膝窩動脈 | 121 |
| 左開胸下行大動脈遮断 | 256 |
| 左線維三角への運針 | 196 |
| 皮膚切開 | 3, 70, 83, 95, 105, 106, 136 |
| 病型の同定 | 248 |
| 標的血管の確認 | 167 |
| 復温 | 208 |
| 腹部正中切開 | 213 |
| 腹部大動脈ステントグラフト内挿術（EVAR） | 224 |
| 腹部大動脈瘤手術 | 212 |
| 腹部大動脈瘤破裂 | 254 |
| 不整脈手術の投薬 | 147 |
| プロタミン投与 | 37 |
| 吻合口作製 | 85 |
| 吻合後の作業 | 115 |
| 吻合部位の固定 | 169 |
| 吻合部位の選定 | 110, 112 |
| 吻合部動脈切開 | 113 |
| 吻合部の確認 | 39 |
| 吻合部の石灰化内膜摘除 | 209 |
| 閉胸 | 12, 175 |
| 閉創 | 20, 87, 142, 233 |
| 閉腹 | 222, 260 |
| ペーシング | 275 |
| ペースメーカ本体の固定 | 101 |
| ペースメーカリード | 35, 40 |
| ヘパリン投与 | 25, 110 |
| 弁カッターによる弁破砕 | 109 |
| 弁形成術の投薬 | 145 |
| 弁尖切除 | 156, 180 |
| 弁置換術の投薬 | 145 |
| ベントカニュラ留置 | 32 |
| 弁輪への糸かけ | 160, 182, 193, 194, 202 |
| 縫合 | 39, 101 |
| 膀胱内圧の測定法 | 259 |
| 縫着糸の糸かけ | 157, 182 |
| ポケット作成 | 95 |
| ポケット内洗浄 | 100 |

## ま-わ

| 項目 | ページ |
|---|---|
| 麻酔 | 82 |
| 末梢側modified elephant法 | 269 |
| 末梢側血管吻合 | 172 |
| 末梢側の切離 | 138 |
| 末梢側吻合 | 112, 207, 216, 266, 269, 271 |
| 末梢動脈の露出 | 107 |
| 末梢部分 | 133 |
| 右側左房切開 | 178 |
| 右線維三角への運針 | 195 |
| 右内胸動脈採取展開図 | 127 |
| 未分画ヘパリン使用方法 | 147 |
| 無脈性電気活動（PEA） | 275 |
| メインボディ留置 | 229 |
| メジャメント | 236 |
| 溶血 | 285 |
| 腰動脈の処理 | 218 |
| リサーキュレーション | 284 |
| 理想的なIABPによる大動脈圧波形 | 280 |
| 利尿薬 | 149 |
| 瘤の開放 | 218 |
| 流量 | 285 |
| ルーズピン | 103 |
| ワイヤ刺入後の確認 | 43 |
| 腕頭動脈の再建 | 270 |

## A-N

| 項目 | ページ |
|---|---|
| Abdominal compartment syndrome | 260 |
| BLS | 276 |
| Chimney法 | 240 |
| Completion angiography | 115 |
| Composite graft | 173 |
| Debranching TEVAR | 239, 240 |
| DSA | 228 |
| Dubost切開 | 178 |
| ECMO | 279, 282, 286 |
| EHIT分類 | 66 |
| Endothoracic fascia切開 | 130 |
| EVAR | 224 |
| Everting mattress | 159, 161, 182 |
| EVH | 137, 140 |
| Fenestrated graft | 240 |
| First call医師の対応 | 254 |
| Fogarty® Cathetersの選択・扱い | 72 |
| GSV焼灼 | 63, 66 |
| IABP | 279, 280 |
| in-situ法 | 108 |
| intra-annular position | 159 |
| Mattress縫合 | 157 |
| MPR | 226 |
| Non-everting mattress suture | 182 |
| Non-reversed法 | 107, 108 |
| No touch aortic technique | 174 |

## O-Z

| 項目 | ページ |
|---|---|
| Open abdomen management | 259 |
| OVH | 137, 139 |
| PCPS | 279 |
| REBOA | 258 |
| Reversed法 | 107, 108 |
| RTAD | 244 |
| Sequential吻合 | 172 |
| Simple interrupted縫合 | 160 |
| SINE | 244 |
| six key roles | 276 |
| Sondergaard's plane | 177 |
| Superior trans-septal approach | 179 |
| Supra-annular position | 157, 161 |
| SVG拡張 | 138 |
| TLA麻酔 | 61, 62 |
| Unroof | 137 |
| U字縫合 | 43 |
| VA-ECMO | 279, 282 |
| VF/VT | 275 |
| VV-ECMO | 282, 284, 286 |
| Waterstone's groove | 177 |
| Z字縫合 | 43 |

## 数字・記号

| 項目 | ページ |
|---|---|
| 2点支持血管吻合 | 86 |
| β受容体遮断薬 | 148 |

## 心臓血管外科手術のまずはここから

2019年2月20日　第1版第1刷発行
2021年11月10日　　　　第3刷発行

| ■編　集 | 岡本一真　おかもと　かずま |
|---|---|
| ■発行者 | 三澤　岳 |
| ■発行所 | 株式会社メジカルビュー社<br>〒162-0845 東京都新宿区市谷本村町2-30<br>電話　03(5228)2050(代表)<br>ホームページ http://www.medicalview.co.jp/ |
| | 営業部　FAX 03(5228)2059<br>　　　　E-mail　eigyo@medicalview.co.jp |
| | 編集部　FAX 03(5228)2062<br>　　　　E-mail　ed@medicalview.co.jp |
| ■印刷所 | 公和印刷株式会社 |

ISBN978-4-7583-1955-3 C3047

ⓒ MEDICAL VIEW, 2019. Printed in Japan

・本書に掲載された著作物の複写・複製・転載・翻訳・データベースへの取り込みおよび送信(送信可能化権を含む)・上映・譲渡に関する許諾権は，(株)メジカルビュー社が保有しています．

・ JCOPY 〈出版者著作権管理機構 委託出版物〉
本書の無断複製は著作権法上での例外を除き禁じられています．複製される場合は，そのつど事前に，出版者著作権管理機構(電話 03-5244-5088，FAX 03-5244-5089，e-mail：info@jcopy.or.jp)の許諾を得てください．

・本書をコピー，スキャン，デジタルデータ化するなどの複製を無許諾で行う行為は，著作権法上での限られた例外(「私的使用のための複製」など)を除き禁じられています．大学，病院，企業などにおいて，研究活動，診察を含み業務上使用する目的で上記の行為を行うことは私的使用には該当せず違法です．また私的使用のためであっても，代行業者等の第三者に依頼して上記の行為を行うことは違法となります．